Claudia Kapschi … r

1001 Rezepte für eine schöne Haut

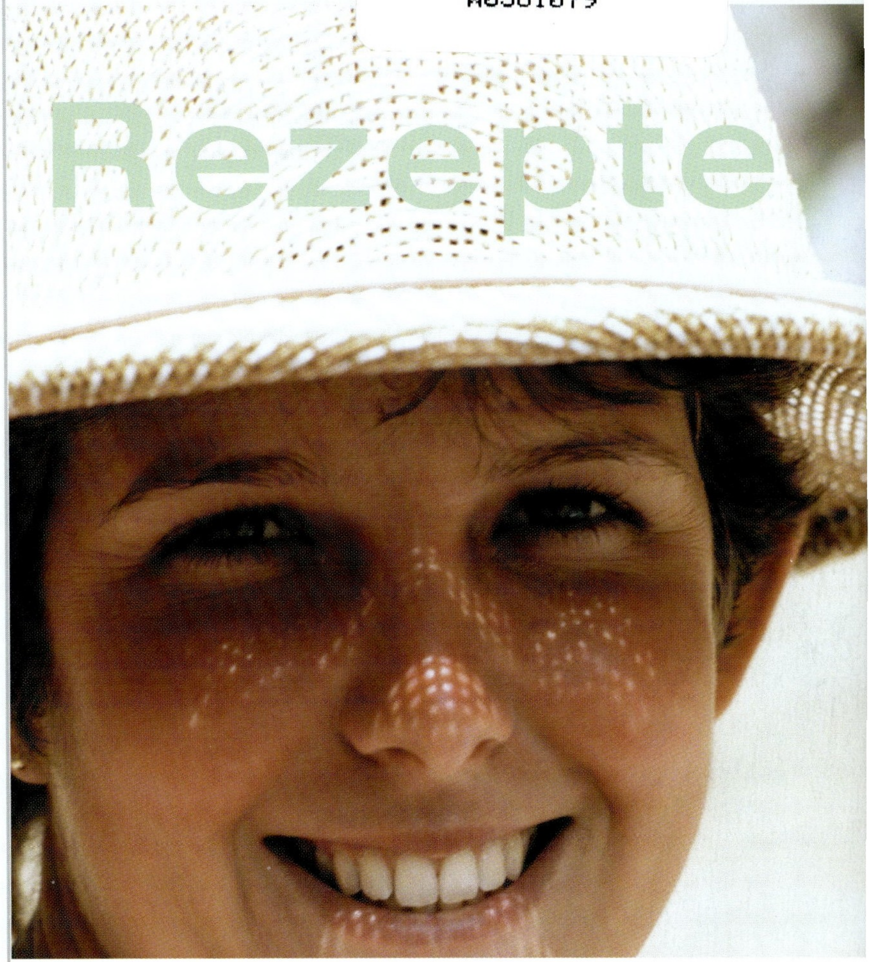

Naturkosmetik selbst gemacht!

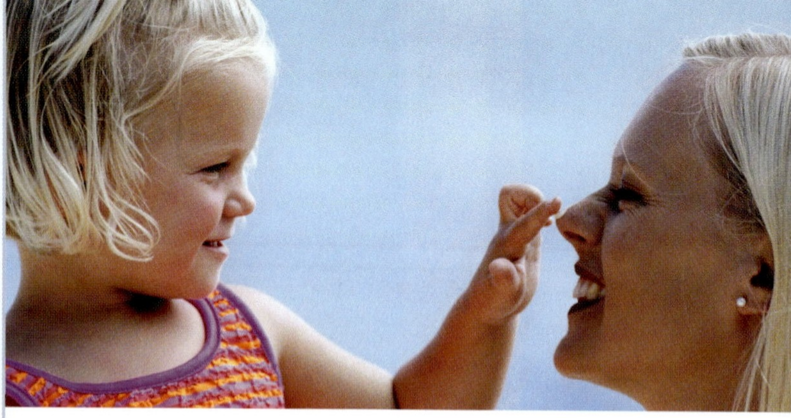

Inhalt

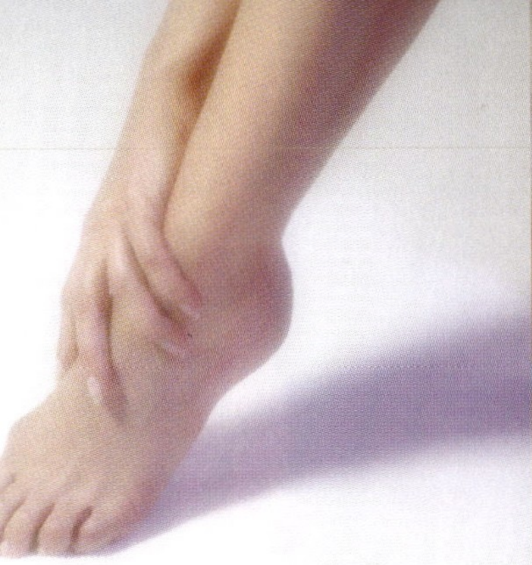

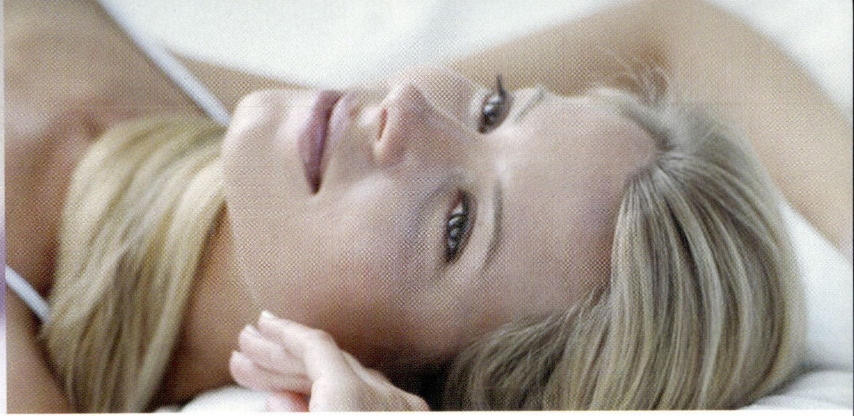

Inhalt

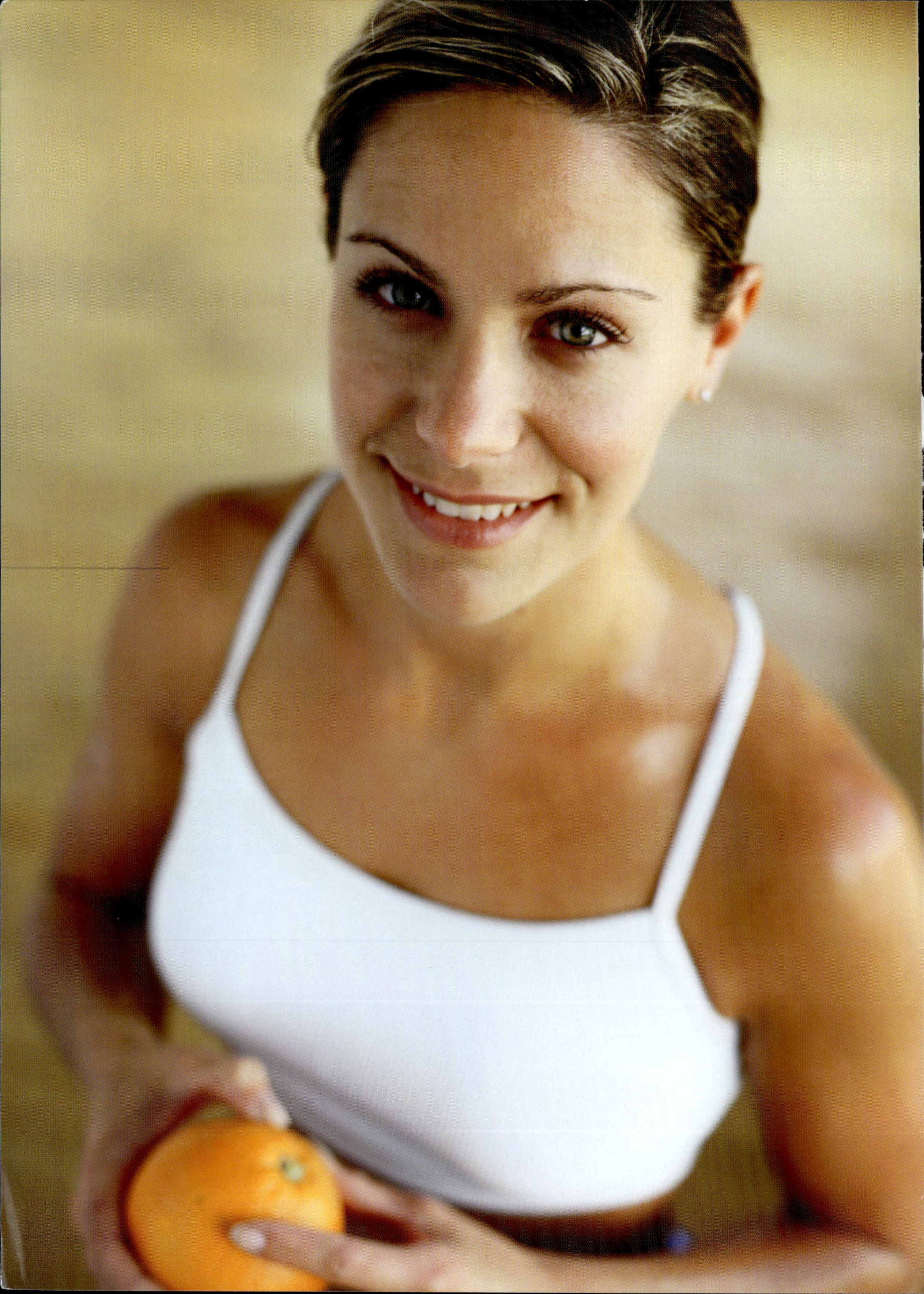

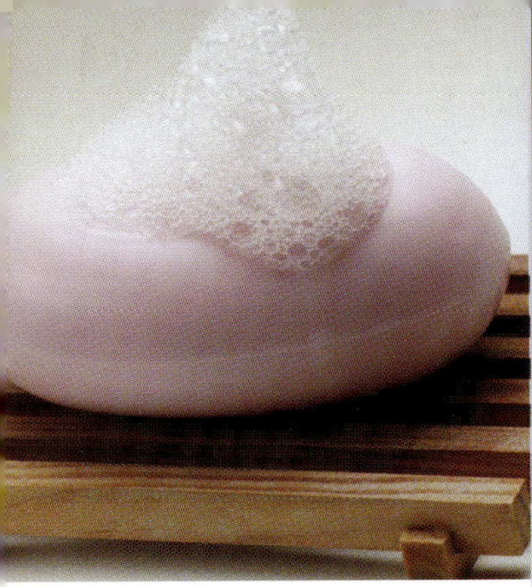

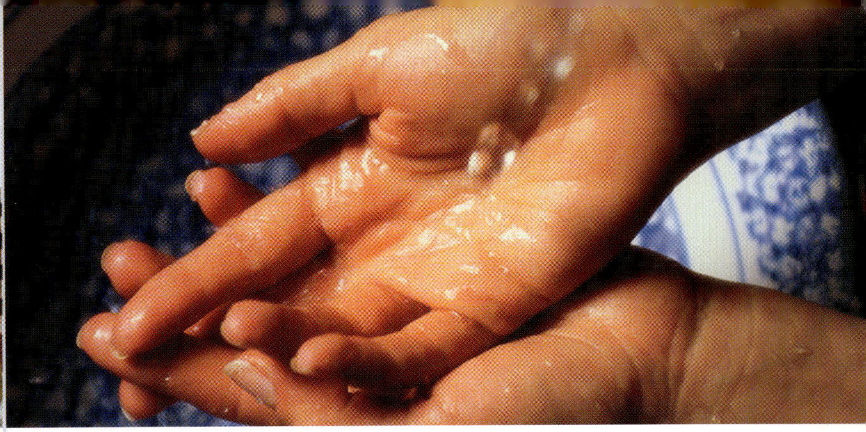

DIE HAUT

Unsere schützende Hülle

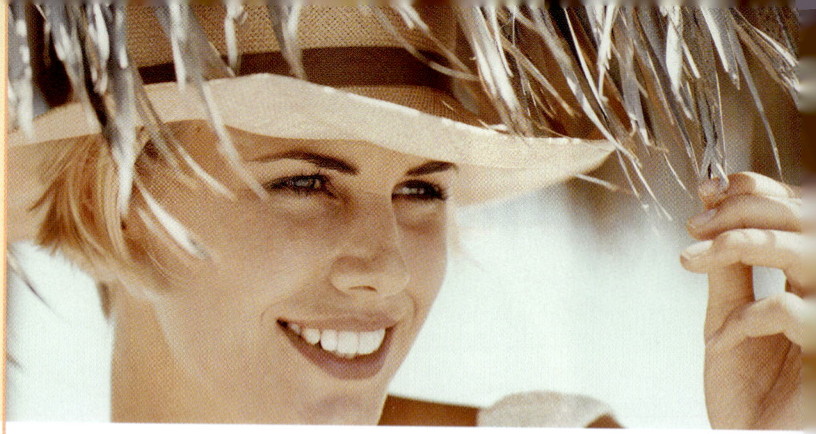

Eine makellose, faltenfreie Haut ist der Wunschtraum vieler Menschen. Leider sieht die Wirklichkeit oft anders aus. Zu welchem Hauttyp man gehört wird durch die Vererbung festgelegt. Die richtige Pflege der Haut, eine vollwertige, vitaminreiche Ernährung und eine gesunde Lebensweise sind Faktoren, die jeder selbst beeinflussen kann.
Unsere Haut spiegelt unser Seelenleben wider. Sie reagiert, wenn wir gestresst, glücklich oder unglücklich sind. Hautprobleme treten meistens dann auf, wenn wir aus dem inneren Gleichgewicht kommen. Die Haut reagiert empfindlich oder durch Pickelbildung. Durch richtige Pflege kann die Haut zwar beruhigt werden, aber die Ursache für das Hautproblem ist damit nicht gefunden. Hautpflege kann äußerlich Einfluss nehmen, aber innerliche Probleme nicht lösen.
Hautprobleme können aber auch durch falsche Pflege der Haut auftreten. Eine gesunde, gepflegte Haut, in der man sich wohl fühlt, ist unabhängig vom Alter immer eine schöne Haut. Falten haben wir in unserem Leben erworben, sie haben unsere Lebensgeschichte mitgeschrieben und wir sollten lernen, sie zu akzeptieren.
Dieses Buch soll Ihnen dabei helfen, Ihre Haut besser kennen zu lernen und Ihnen zeigen, wie die Haut richtig gepflegt wird, damit sie gesund und funktionstüchtig bleibt.

Funktionen der Haut

Die Haut, unser größtes Organ, hat viele wichtige Aufgaben zu erfüllen. Sie ist die Grenzfläche zwischen innen und außen und schützt so den Körper vor schädlichen Einflüssen, wie Sonne, UV-Strahlen, Hitze, Kälte, Wasser, Bakterien und vielem mehr. Durch Ausscheidung von Schweiß und Schlackenstoffen sorgt sie für eine Entgiftung des Körpers. Bei einer Verletzung oder Infektion der Haut ist sie die erste Abwehrfront des Immunsystems. Sie ist Speicherorgan für schlechte Zeiten und schützt den Körper durch das Unterhautfettgewebe vor Stößen und Verletzungen. Sie reguliert den Wasserhaushalt. Die Haut hat eine Größe von 1,6–1,8 m^2. Eine gesunde und funktionstüchtige Haut ist eine wichtige Voraussetzung für die Gesundheit unseres Körpers. Deshalb ist die richtige Pflege der Haut so wichtig.

Funktionen der Haut

- Schutzfunktion
- Entgiftungsfunktion
- Speicherfunktion
- Regulativ für den Wasserhaushalt

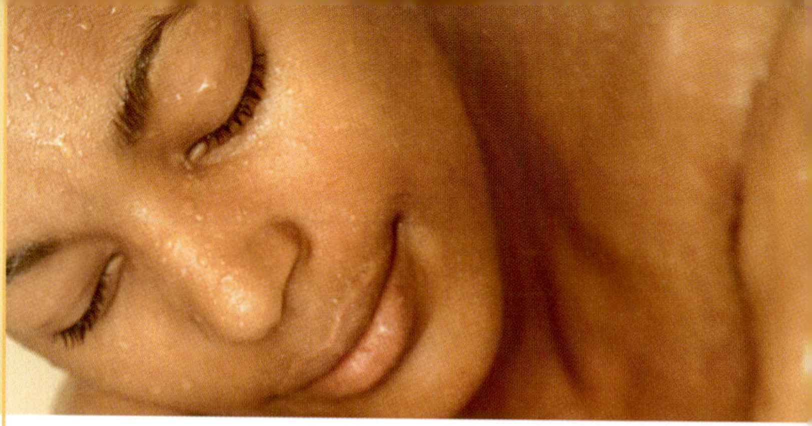

Aufbau der Haut

Die Haut besteht aus drei Hautschichten: der Epidermis-Oberhaut, der Cutis-Lederhaut und der Subcutis-Unterhaut. Jede dieser drei Schichten ist noch in mehrere unterschiedliche Zellverbände unterteilt.

Funktionen des Hydrolipid-Mantels

- Schutz vor Bakterien
- Schutz vor Wasserverlust
- Schutz vor Umwelteinflüssen
- Schutz vor eindringendem Wasser

Die Epidermis

Die Epidermis, die äußerste Schicht der Haut, besteht aus der Hornschicht, der Barriereschicht, der Stachelzellenschicht und der Basalzellenschicht. In der Basallzellen- und der Stachelzellenschicht, auch Keimzellenschicht genannt, wird der Zellnachschub gebildet (s. Grafik S. 19). Hier entsteht die neue Haut. Die neuen Zellen werden allmählich, durch die bei der nächsten Teilung nachrückenden Zellen, nach oben gedrängt und verhornen langsam. Wenn sie bei ihrer Wanderung nach oben die Hornschicht erreicht haben, sind sie zu kernlosen, toten Hautschüppchen geworden, die oben abgestoßen werden. Dieser Prozess, von der Neubildung der Zelle bis zum Verhornen und Abstoßen, beträgt 28 Tage. Im Alter verlangsamt sich dieser Prozess. Bei der Schuppenflechte hingegen wird diese Spanne immer schneller, sodass man sogar in der Hornschicht Zellen mit Zellkern findet (s. Kapitel Schuppenflechte).

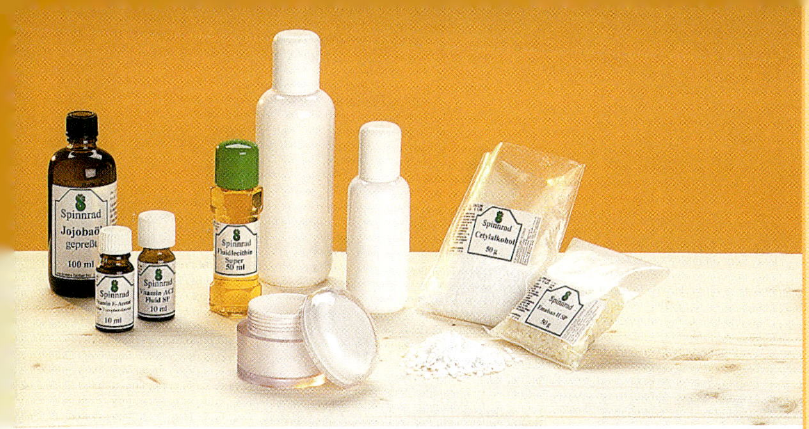

Der für die Kosmetik wichtigste Teil der Haut ist die *Hornschicht* (Stratum corneum) und der sich auf ihr befindliche *Hydrolipid-Mantel*, ein Wasser- und Fettfilm. Er sorgt dafür, dass die Hornschicht elastisch bleibt und so die Haut relativ undurchlässig gegen Bakterien ist. Die Lipide (Fett) bilden sich aus den Talgdrüsen, die sich in der Lederhaut befinden. Das Wasser kommt aus den Schweißdrüsen, die sich ebenfalls in der Lederhaut befinden. Beides verbindet sich durch das vorhandene Lecithin und Cholesterin und bildet den Hydrolipid-Mantel. Mit der Hornschicht zusammen schützt er die Haut vor eindringendem Wasser, verhindert aber auch, dass die Haut selbst unkontrolliert Wasser verliert. Er wirkt so einem Austrocknen entgegen und schützt vor schädlichen Umwelteinflüssen. Je nach Hauttyp ist der Hydrolipid-Mantel anders zusammengesetzt. Je mehr Fett die Talgdrüsen produzieren, desto fettiger ist die Haut. Der Hydrolipid-Mantel hilft auch als Schutz gegen Bakterien, da der pH-Wert im sauren Bereich liegt (5–6).

Dieser Säureschutzmantel hemmt das Wachstum von Krankheitserregern und verhindert, dass sie in die Haut eindringen können. Deshalb ist es eine der wichtigsten Aufgaben einer guten Hautcreme, den Hydrolipid-Mantel möglichst funktionstüchtig zu erhalten, bzw. einen schwachen zu unterstützen. Wird er durch Waschen zerstört, braucht eine

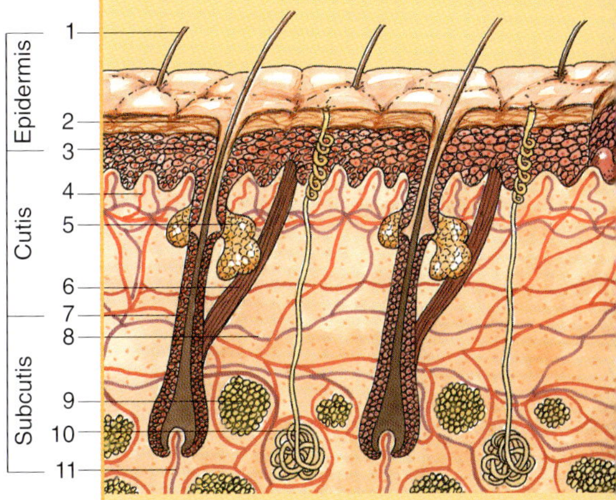

Aufbau der Haut

1 Haar
2 Hornschicht
3 Keimzellenschicht
4 Kapillaren (sehr feine Butgefäße)
5 Talgdrüse
6 Haarbalgmuskel
7 Haarbalg
8 Blutgefäße
9 Fettgewebe
10 Schweißdrüse
11 Versorgende Kapillare (Blutgefäße)

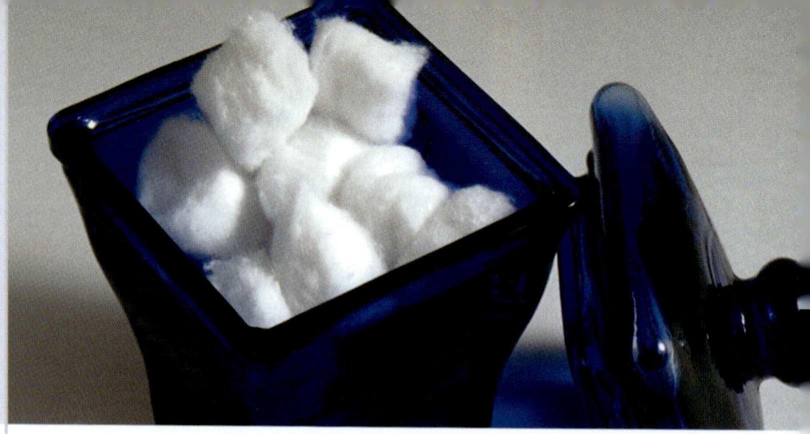

gesunde Haut ca. 5–8 Stunden, bis er sich wieder bildet. Deshalb sind richtige Wasch- und Reinigungsprodukte, die die Haut nicht zu sehr entfetten, besonders bei einer trockenen und empfindlichen Haut wichtig. Der pH-Wert der Haut stellt sich nach ca. 30 Minuten wieder ein.
Die Hornschicht schützt auch vor UV-Strahlen, indem sie die so genannte Lichtschwiele bildet. Durch das UV-Licht wird die Zellneubildung angeregt und der Verhornungsprozess beschleunigt; es kommt zu einer Verdickung der Oberhaut, der Lichtschwiele. Gleichzeitig wird in der Keimschicht Melanin gebildet und in die oberen Hautschichten transportiert. Melanin wirkt wie ein UV-Filter.
Gute Sonnenprodukte fördern auch die Melaninproduktion und helfen durch vernünftigen UV-Schutz (UV-A und UV-B) der Haut, sich an die Sonne zu gewöhnen und sich selbst zu schützen.
Die Epidermis ist völlig frei von Blutgefäßen. Bei oberflächlichen Hautabschürfungen nässen die Wunden nur, sie bluten nicht. Die Flüssigkeit kommt aus den Lymphgefäßen, die in der Keimschicht enden. Wegen der enormen Regenerationsfähigkeit der Epidermis heilen Schürfwunden ohne Narbenbildung. Die Epidermis wird von der unter ihr liegenden Cutis ernährt.

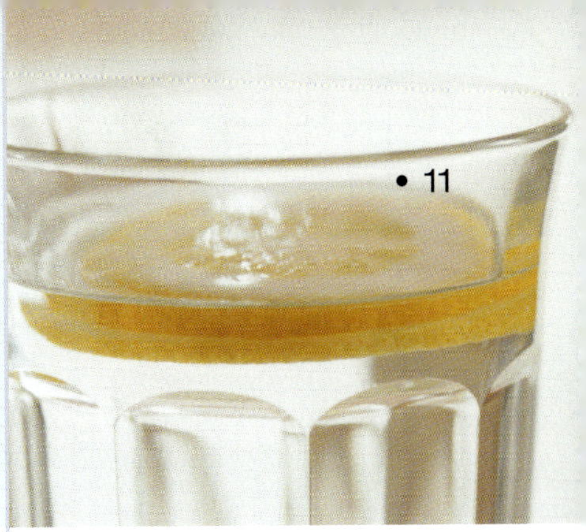

Die Cutis

Die Cutis besteht aus Bindegewebe, einem Fasergeflecht aus elastischen und straffen Faserbündeln, so genannte elastine und collagene Fasern. Das Collagen besitzt als Eiweißkörper die Fähigkeit, Wasser zu binden und zu speichern. Beide Fasern sind in eine Grundsubstanz eingebettet, die ebenfalls Wasser binden kann. Im Alter lässt das Wasserbindevermögen der collagenen Fasern nach. Durch den verringerten Wasserhaushalt sinkt die Spannung des Bindegewebes und es entstehen Falten. Im oberen Teil der Cutis befinden sich die feinen Blutkapillaren, die für die Ernährung der Oberhaut wichtig sind. Weiter befinden sich in der Cutis die Talg- und Schweißdrüsen, Lymphgefäße, Muskeln, Wärme-/Kälte-Rezeptoren, Arterien und Venen. Die Hauptaufgaben der Cutis sind die Ernährung der Oberhaut und die Erhaltung der Elastizität der Haut.

Funktionen der Cutis

- sie bindet und speichert Wasser
- sie ernährt die Haut durch die Blutkapillaren
- sie sorgt für die Elastizität der Haut

Die Subcutis

Die Subcutis wird aus lockerem Bindegewebe gebildet, in dem sich Fettzellpakete befinden. Sie dienen der Wärmeisolation, als Nährstoffreserve und Stoßdämpfer.

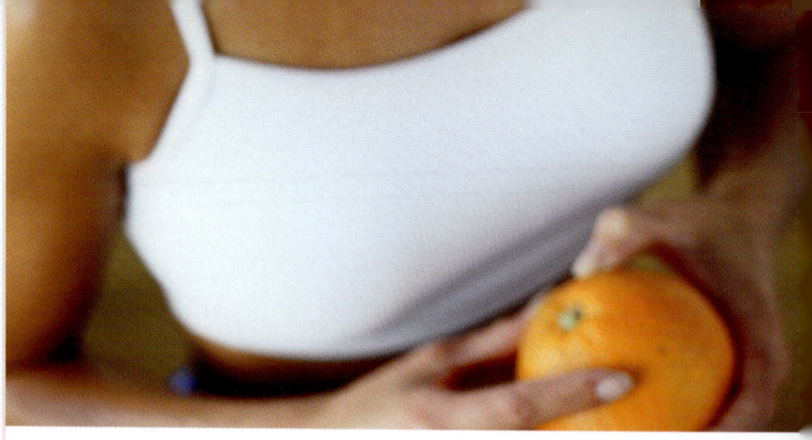

Hautanhangsgebilde

Als Hautanhangsgebilde bezeichnet man die Talg- und Schweißdrüsen, Haare und Nägel. Sowohl die Talgdrüsen als auch die Schweißdrüsen sind an der Bildung des Hydrolipid-Mantels maßgeblich beteiligt.

Die Schweißdrüsen

Die Schweißdrüsen liegen zwischen Cutis und Subcutis. Der untere Teil der Drüse, der den Schweiß absondert, ist zu einem Knäuel aufgerollt und setzt sich über den Schweißdrüsengang weiter nach oben bis zur Epidermis fort. Er mündet in einer eigenen Öffnung, der Schweißpore. Die Haut enthält etwa 2–3 Millionen Schweißdrüsen. Sie regeln die Körpertemperatur, die Ausscheidung von Stoffwechselprodukten und schützen die Haut durch die Bildung des Hydrolipid-Mantels gegen äußere Einflüsse.

Die Talgdrüsen

Die Talgdrüsen sind große Drüsen, die zum Haar gehören und deshalb auch Haarbalgdrüsen genannt werden. In den Basalzellen der Talgdrüsen wird das Sebum (Hauttalg) gebildet; es steigt nach oben, verhornt aber nicht, sondern verfettet. Es zerplatzt und bildet ein ölig-talgartiges Sekret.

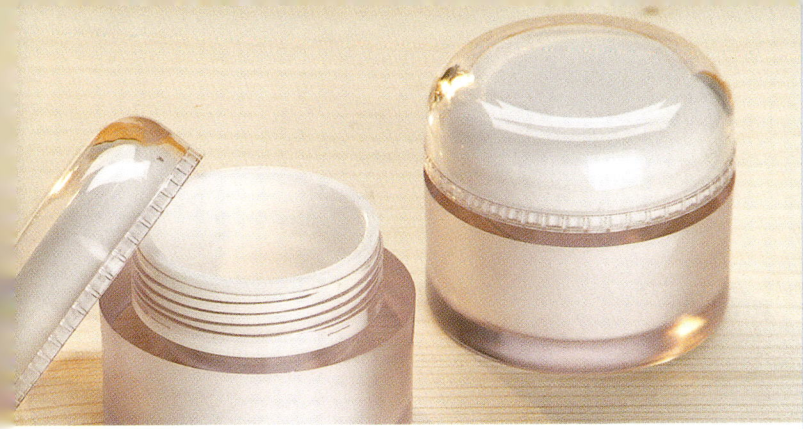

Die Menge des gebildeten Hauttalgs bestimmt den Hauttyp. In der Pubertät, ausgelöst durch männliche Keimdrüsenhormone, steigert sich die Talgsekretion. Manchmal kommt es zu einer überschießenden Talgbildung, die das Entstehen der jugendlichen Akne begründet.

Tugor und Tonus

Tugor ist die Innendruckspannung der Haut. Zwei Drittel des Tugors werden durch den Kapillardruck gesichert, der Rest durch die Interzellularflüssigkeit und das Quellvermögen der Stoffe zwischen den Zellen. Nicht nur Erkrankung, sondern auch falsche Ernährung, z. B. zu viel Salz, unausgewogene Zufuhr von Mineralien wirken sich negativ auf den Tugor aus. Schädlich für den Tugor sind auch regelmäßige Sonneneinstrahlung, Genussmittel, Medikamente. Um möglichst lange einen konstanten Tugor zu haben, ist es wichtig, ausreichend Flüssigkeit zu sich zu nehmen und sich ausgeglichen zu ernähren. Durch die Einnahme von Kieselerde, Calcium und Magnesium kann man dieses noch unterstützen. Kochsalz ist in kleinen Mengen wichtig, um den osmotischen Druck aufrechtzuerhalten, in größeren Mengen führt es jedoch zu einer Entquellung der Gefäßwände und damit zu einer Störung des Stoff-

Für einen guten Tugor und Tonus

- eine ausgewogene Ernährung
- viel Flüssigkeit
- ausreichende Mineralversorgung
- Aktivierung der Muskulatur

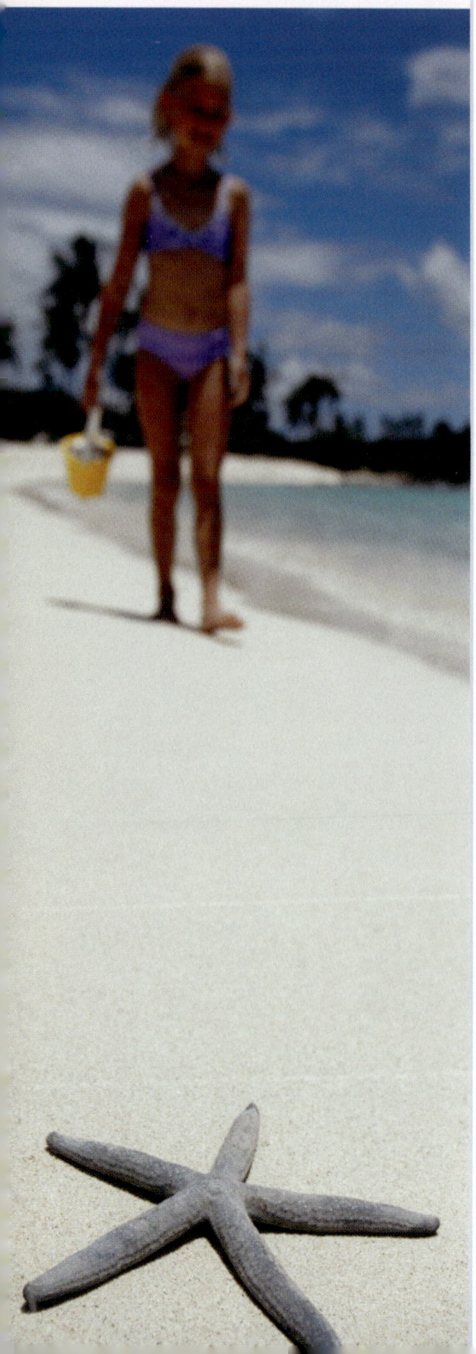

austausches und somit zu einer Verminderung des Tugors.

Der Tonus ist der Spannungszustand von Gewebe und Muskeln. Man unterscheidet den Gewebetonus, der abhängig von der Elastizität des Bindegewebes ist und den Muskeltonus, der im Zusammenhang mit der Aktivität der Muskulatur steht. Durch konsequentes Training ohne Überforderung kann man das Bindegewebe straffen. Der Muskeltonus ist je nach Typ unterschiedlich. Jeder Muskel muss zur Aufrechterhaltung und Steigerung der Leistung trainiert werden. Die Muskeln sind ein wichtiges Hilfsmittel zur Durchblutung und sorgen für die Nährstoffversorgung und -entsorgung des Gewebes. Durch Aktivierung der Muskulatur erhöht sich ihr Tonus und vergrößert sich ihr Umfang, wodurch die Haut optisch straffer wirkt. Bei Diäten ist es wichtig, Gewicht langsam zu verlieren, da es sonst zu einer Entwässerung des Gewebes und zu einem Muskelabbau kommt. Je unausgewogener die Nährstoffzufuhr ist, um so schlimmer sind die Auswirkungen auf die Haut.

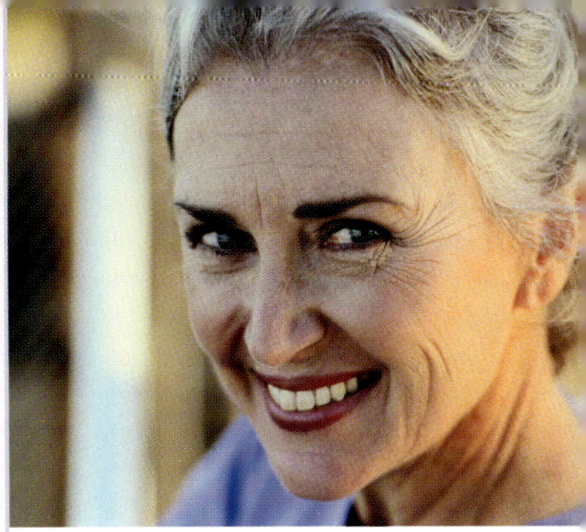

Die Alterung der Haut

Im Gegensatz zu den meisten anderen Eiweißstoffen werden die collagenen Fasern der Haut nicht laufend erneuert. Nach Ablauf der Pubertät altern die Collagenfasern, sie können sich nicht mehr gegeneinander verschieben, wodurch die Haut ihre Elastizität verliert. Es kommt zur Faltenbildung. Gleichzeitig nimmt die Menge an Gewebeflüssigkeit der Haut ab, sie wird trockener. Schließlich sinkt, wegen der verringerten Nährstoff- und Sauerstoffversorgung, die Teilungsrate der Zellen in der Keimzellenschicht und die Haut wird dünner. Die Zahl der teilungsfähigen Zellen in der Keimzellenschicht nimmt ab. Die Folge sind unregelmäßige Verhornung und Faltenbildung. Abhängig vom Alter nimmt die Zahl der »Leberflecke« oder Altersflecke zu, während die Hautpigmentierung durch den Rückgang aktiver Melanozyten abnimmt.

Schon bei der Geburt eines Menschen steht fest, wo er später Falten bekommt. Es ist schon in den Genen festgelegt. Grundlegend kann man an den Falten daher nichts ändern. Man kann jedoch Zeitpunkt und Intensität beeinflussen. Das Altern kann man nicht verhindern, aber man kann die Faktoren mildern, die zu einer vorzeitigen Hautalterung führen. Hierzu

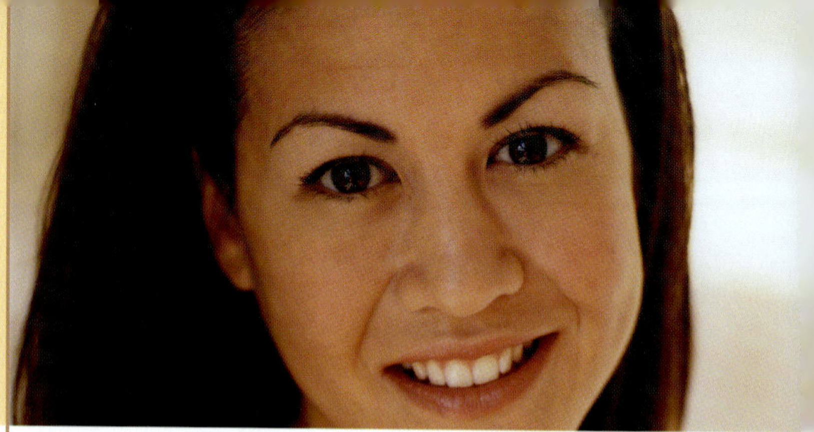

gehören UV-Strahlen, Stress, ernährungsbedingte Unterversorgung und Rauchen, alles Faktoren, die jeder selbst beeinflussen kann.
Auch falsche oder fehlende Hautpflege kann die Alterung der Haut beschleunigen. In der Kosmetik gibt es einige Stoffe, die einer frühzeitigen Alterung vorbeugen sollen. Sie wirken nach zwei Prinzipien.

Faktoren für vorzeitige Hautalterung

- UV-Strahlen
- Rauchen
- falsche Ernährung
- Stress
- falsche Pflege der Haut

Vorbeugung frühzeitiger Hautalterung

In der Kosmetik gibt es einige Stoffe, die vorhandene kleine Fältchen glätten, bzw. die Faltentiefe verringern sollen. Sie wirken nach zwei Prinzipien. Sie erhöhen die Feuchtigkeitszufuhr der Haut und regen sie an, sich selbst zu regenerieren.

Feuchtigkeit

Die Faltentiefe der Haut wird durch Anlagerung von Wasser in oder auf der Haut gemildert. Eine gut mit Feuchtigkeit versorgte Oberhaut wirkt praller. Diesen Effekt erreicht man durch wasserbindende Substanzen, die so genannten Moisturizer, wie z. B. die Hyaluronsäure, die mit einem großen Molekulargewicht auf der Haut bleibt und nach Bedarf Wasser »anbietet«.

Hautrepair

Augenblicklich forscht man an zwei Möglichkeiten, um die reife Haut anzuregen, sich selbst von innen zu regenerieren. Eine Möglichkeit ist die Ödemisierung. Hierbei nutzt man den Abwehr- und Reparaturmechanismus der Haut. Man reizt das Immunsystem durch eine körpereigene Substanz und der Körper reagiert mit verstärkter Durchblutung, um Immunzellen heranzutransportieren und um mit Ödemisierung Fremdsubstanzen, zerstörtes Gewebe über die Lymphe abzutransportieren. Die Ödemisierung unterpolstert die Falten. Mehrere Forschergruppen arbeiten augenblicklich an diesem Prinzip. Da bei dieser Methode das Immunsystem immer angesprochen wird, kann es zu allergischen Reaktionen kommen. Es ist fraglich, ob man sein Immunsystem permanent reizen soll.
Eine weitere Möglichkeit ist, die Haut zu verletzen, damit sie sich neu bildet. Hierbei werden aggressive Stoffe eingesetzt, wie z. B. Fruchtsäuren. Sie ätzen die Haut an und regen sie dadurch zur Neubildung an. Eine hochprozentige Fruchtsäure oder Vitamin-A-Säure-Behandlung verletzt die Haut, sie rötet sich, schwillt an, schält sich ab und bildet sich neu. Diese Behandlungsmethode ist bei einer Aknenachbehandlung (Aknenarben) sinnvoll, bei einer Faltenkur aber

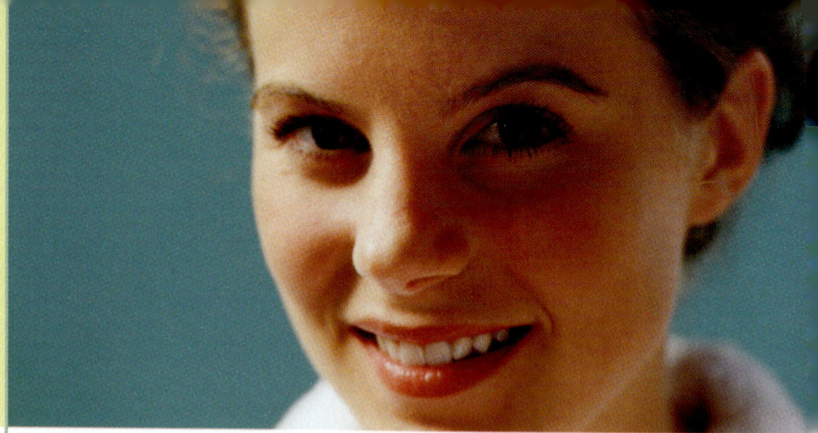

fraglich. Neu ist auch die Behandlung mit Sauerstoff, der tief in die Haut eindringt und die Haut anätzt. Nebenwirkungen dieser Regenerationsmaßnahmen sind Herabsetzung der Schutzfunktion der Haut und vorzeitiges Altern durch Anregung der Zellteilung. Alle Methoden bringen nur kurzfristigen Erfolg und haben teilweise verheerende Nebenwirkungen. In der Naturkosmetik haben diese Methoden deshalb auch nichts zu suchen.

Wirkstoffe gegen frühzeitige Hautalterung

- feuchtigkeitsbindende Wirkstoffe, wie Hyaluronsäure und Harnstoff
- Vitamin A, E, C als Radikalfänger
- Sonnenschutzfilter
- Wirkstoffe, die die Durchblutung und die Nährstoffzufuhr anregen

Vorbeugung

Zu den Wirkstoffen, die der Hautalterung vorbeugen, gehören Lichtschutzpräparate und Radikalfänger, wie die Vitamine E, A, C. Besonders die Kombination Vitamin E und C ist sehr wirksam. Diese Vitamine fangen radikalen Sauerstoff aus der Umwelt und Haut ab, damit dieser nicht mit der Haut reagieren und die vorzeitige Alterung fördern kann.

Ein ausreichender Sonnenschutz, besonders in den Sommermonaten, ist der beste Schutz gegen Falten.

Die Hauttypen

Um den eigenen Hauttyp richtig bestimmen zu können und so die Haut durch die richtigen Pflegeprodukte optimal pflegen zu können, ist es wichtig, die einzelnen Hauttypen zu kennen.

Die normale Haut

Die normale Haut ist feinporig, gut durchblutet und elastisch. Sie hat einen intakten Spannungszustand, keine Hautunreinheiten, keinen Fettglanz und der Hydrolipid-Mantel ist intakt. Dieser Hauttyp ist nach der Pubertät heute äußerst selten.

Pflege der normalen Haut

Die normale Haut braucht außer einer schonenden Reinigung nur eine leichte Schutzcreme gegen Umwelteinflüsse.

Die trockene Haut (Sebostase)

Die trockene Haut bindet zu wenig Fett und Feuchtigkeit, sodass die Haut rau, schuppig und sogar rissig werden kann. Sie hat kleine, feine Poren, kaum Hautunreinheiten und verliert schnell ihre Elastizität, sie altert schneller. Oft findet man kleine

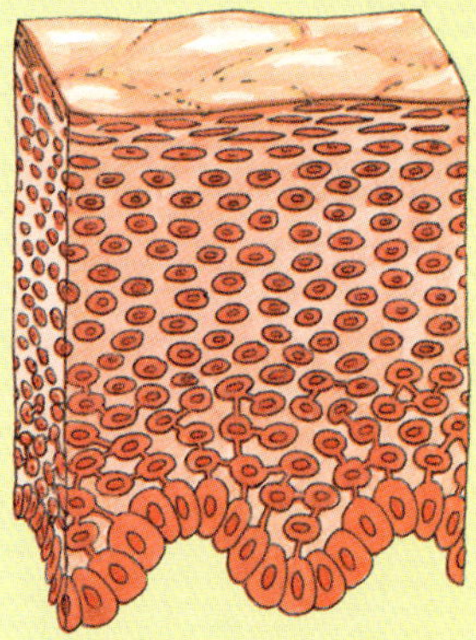

Gepflegte Haut

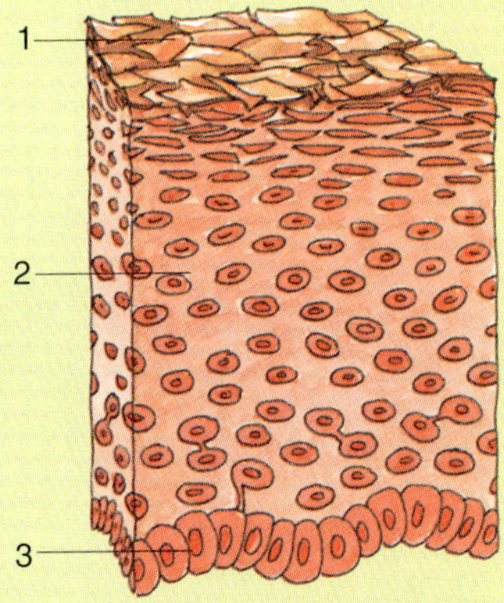

Ungepflegte Haut

1 Hornschicht
2 Stachelzellenschicht
3 Basallzellenschicht (Keimzellenschicht)

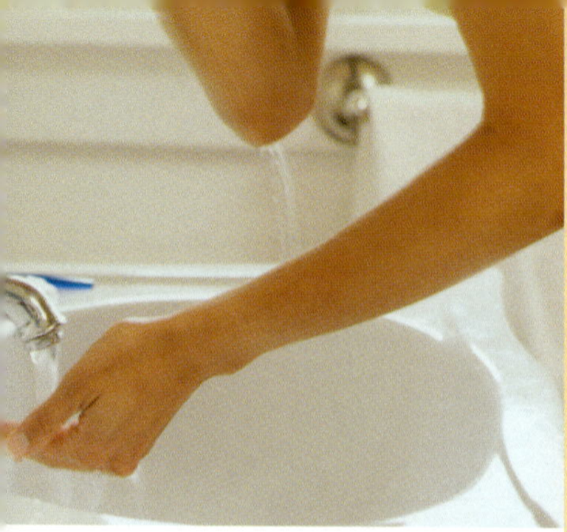

Pflege der trockenen Haut

- Reinigungsmilch
- Gesichtswasser ohne Alkohol
- Tages- und Nachtcreme mit ausreichend Fett und Feuchtigkeit
- feuchtigkeitsspendendes Augengel
- Feuchtigkeitsmasken mit anregenden, durchblutungsfördernden Wirkstoffen (alle zwei Wochen)
- Crememasken mit Vitaminen und anregenden Wirkstoffen (alle zwei Wochen)
- sanftes Peeling alle zwei bis drei Wochen

erweiterte Äderchen im Wangenbereich (Teleangiektasien).
Häufig leidet die trockene Haut unter Feuchtigkeitsmangel. Die trockene, empfindliche Haut neigt außerdem zu Hautunverträglichkeiten.
Die trockene, anspruchsvolle Haut (ältere Haut) weist bereits sichtbare Zeichen des Älterwerdens auf. Es haben sich schon Falten gebildet, die Hautspannung ist vermindert und die Zellneubildung verlangsamt sich.

Pflege der trockenen Haut

Gesichtswässer dürfen keinen Alkohol enthalten, sie würden die Haut noch zusätzlich entfetten. Die Tages- und Nachtcreme schützen die Haut und führen ihr das nötige Fett und Wasser zu.
Bei der trockenen, empfindlichen Haut muss jedoch besonders großer Wert auf hautverträgliche Stoffe mit möglichst wenig allergenem Potenzial gelegt werden. Die eingesetzten Wirkstoffe machen die Haut gegenüber Einflüssen von außen unempfindlich. Die trockene, anspruchsvolle Haut braucht eine Creme, die die Haut intensiv fettet und gleichzeitig genug Feuchtigkeit enthält (Emulsionstyp W/O). Gleichzeitig sollte sie leicht anregend, belebend und durchblutend auf die Haut wirken und ihr das zuführen, was sie braucht, aber selber nicht mehr produzieren kann.

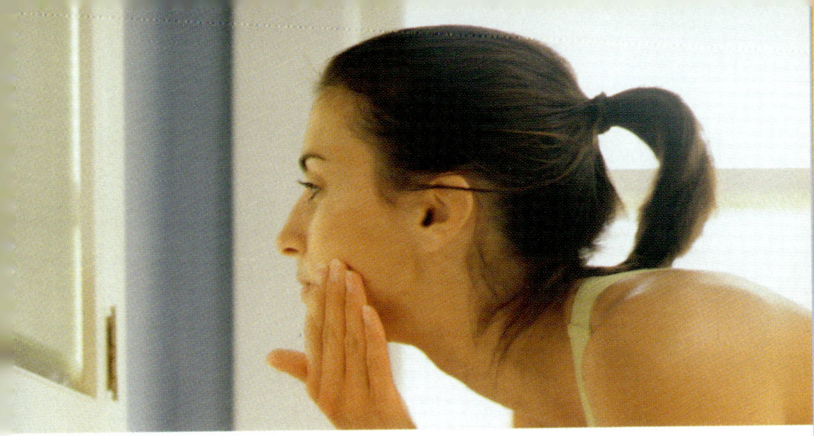

Die fettige Haut (Seborrhö)

Bei der fettigen Haut unterscheiden wir zwischen zwei Typen, der Seborrhö oleosa und der Seborrhö sicca. Bei der öligen Seborrhö (oleosa) ist die Haut mit einem öligen, glänzenden Film überzogen. Besonders in der so genannten T-Zone (Stirn-Nase-Kinn) ist die Talgproduktion erhöht. Die Haut ist großporig und oft schlecht durchblutet. Sie ist robuster als trockene Haut und neigt weniger schnell zur Faltenbildung.

Die trockene Seborrhö (sicca) hat nicht den öligen Fettfilm. Sie schuppt leicht und macht dadurch auf den ersten Blick einen eher trockenen Eindruck. Die Talgdrüsen sondern festen Talg ab, der meist auch an Schuppen gebunden ist, sodass die Gesichtshaut an den Wangen oft matt und stumpf aussieht. In der T-Zone ist die Haut leicht fettig. Durch Zersetzungsprodukte im Hauttalg können juckende Ekzeme entstehen.

Pflege der fettigen Haut

Wichtig ist bei der fettigen Haut eine gründliche Reinigung, die zwar sanft, aber etwas entfettend sein darf. Das Gesichtswasser sollte adstringierende (zusammenziehende) Wirkstoffe enthalten und etwas Alkohol. Die Tages- und Nachtpflege besteht aus einer leichten Feuchtigkeitscreme, die auf die

Pflege der fettigen Haut

- Reinigungsgel oder Milch
- leicht alkoholisches Gesichtswasser
- leichte Feuchtigkeitscreme mit beruhigenden Wirkstoffen und bei Hautunreinheiten mit entzündungshemmenden Wirkstoffen
- Feuchtigkeitsmasken mit durchblutungsfördernden und entzündungshemmenden Wirkstoffen
- Dampfbäder mit entzündungshemmenden Kräutern einmal pro Woche
- Peeling alle zwei bis drei Wochen

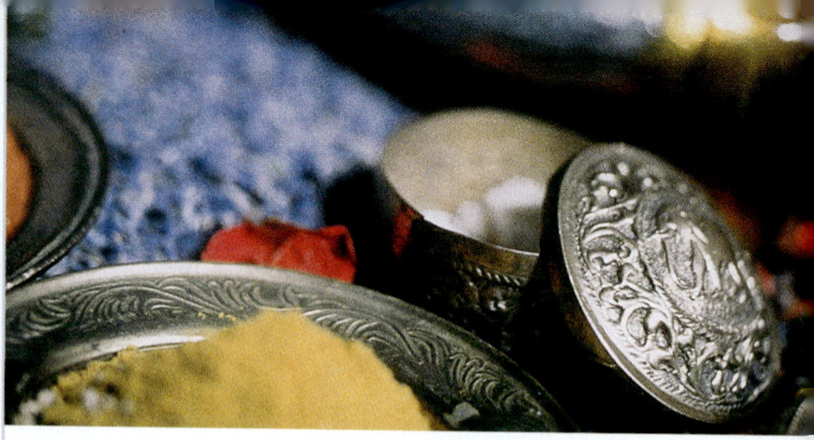

Überproduktion der Talgdrüsen beruhigend wirkt. Zwischendurch sind durchblutungsfördernde Masken sinnvoll, wobei jedoch wichtig ist, dass die Haut anschließend wieder beruhigt wird, da sonst die Talgdrüsen erneut aktiviert werden.

Akne

Die jugendliche Akne entsteht, wenn zu Beginn der Pubertät die Hormondrüsen ihre Tätigkeit aufnehmen und klingt langsam ab, wenn der Hormonspiegel sich normalisiert hat. Sie tritt besonders in der T-Zone auf. Durch die vermehrte Fett- und Talgabsonderung und die gesteigerte Neubildung der Hornzellen verstopfen die Poren und es bilden sich Mitesser (Komodome). Durch den Talgdrüsenverschluss dringt Talg in das umgebende Gewebe ein und es kommt zu Entzündungen. Leichte Akne kann noch selbst behandelt werden, schwere Fälle gehören in die Hand eines Hautarztes.

Eine Akne im Erwachsenenalter kann viele Ursachen haben, z. B. falsche Ernährung, psychische Probleme, Stress, Medikamente und vieles mehr. Die Neigung zur Akne ist in vielen Fällen erbbedingt.

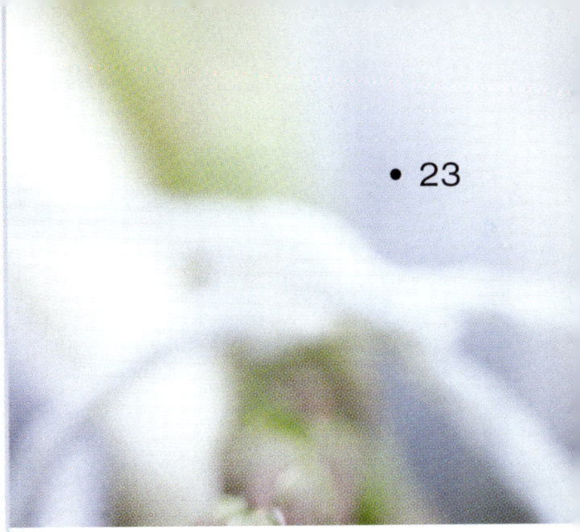

Pflege der Aknehaut

Die Pflege, solange die Akne noch in einer leichten Phase ist, ist ähnlich wie die der fettigen und unreinen Haut.
Wichtig ist auch hier die Reinigung, damit übermäßige Talgmengen entfernt werden.
Zusätzlich werden die Reinigungspräparate leicht sauer eingestellt, damit sie ein Aufquellen der Haut verhindern. Sauer eingestellte Emulsionen haben außerdem eine entzündungshemmende Wirkung.
Die Pflegecreme ist eine leichte, möglichst fettarme O/W-Emulsion. Sie soll schnell einziehen, aber nicht fetten. Erhöht man den Emulgator in der Creme, so kann dieser zusätzlich mit dem auf der Haut befindlichen Fett emulgieren. Die eingesetzten Wirkstoffe sollen die Talgproduktion normalisieren und entzündungshemmend auf die Haut wirken. Besonders gute Erfahrungen bei der Behandlung von Akne hat man mit Teebaumöl gemacht. Man muss allerdings wissen, dass gerade bei Teebaumölprodukten sich in der ersten Zeit das Hautbild verschlechtert. Dieses ist aber normal, da sich durch die Verwendung der Produkte zu Anfang die Hautporen öffnen und die bisher fest sitzenden Hautunreinheiten austreten. Anschließend wird der normale Talgfluss reguliert und das Hautbild wieder normalisiert.

Pflege der Aknehaut

- Reinigungsgel oder Milch
- alkoholisches Gesichtswasser
- Fettarme Feuchtigkeitscreme, leicht sauer eingestellt, mit entzündungshemmenden Wirkstoffen
- Feuchtigkeitsmasken mit Teebaumöl oder Masken mit Heilerde
- Peeling, wenn möglich, alle zwei bis drei Wochen
- Aknepickelgel mit Teebaumöl
- Gesichtsdampfbad mit abheilenden Kräutern, alle zwei Wochen

Mischhaut

Das Hautbild der Mischhaut ist zweigeteilt. Im Wangenbereich, in der Jochbeingegend und am Hals ist die Haut dünn, trocken und feinporig. Hier braucht die Haut eine fettreiche Creme.
In der T-Zone (Stirn, Nase, Kinn) ist die Haut großporig, hat viele Talgdrüsen und ist daher wesentlich fettiger. Je nachdem, wie ausgeprägt diese beiden Hautbilder sind, tendiert die Haut zum fettigen oder zum trockenen Hautbild. Die Mischhaut ist häufig empfindlich und reagiert schnell auf Umwelteinflüsse.

Pflege der Mischhaut

Die Pflege der Mischhaut hängt davon ab, zu welchem Hautbild sie tendiert. Meistens sind die Cremes für trockene, feuchtigkeitsarme Haut richtig. Die Wirkstoffe sollten die Haut stärken und sie vor Umwelteinflüssen schützen. Die T-Zone wird nur äußerst sparsam eingecremt. Man kann das Eincremen auch einmal vergessen. Sollte es in diesem Bereich zur Pickelbildung kommen, benutzt man eine Creme gegen fettige Haut.
Ein Peeling kann man in der T-Zone öfter anwenden als im übrigen Gesicht.

Pflege der Mischhaut

- Reinigungsmilch
- Gesichtswasser mit etwas Alkohol
- Tages- und Nachtcreme mit stärkenden und schützenden Wirkstoffen
- Peeling alle zwei Wochen
- Gesichtsdampfbäder zweimal im Monat mit beruhigenden und stärkenden Kräutern
- Feuchtigkeitsmasken, im Wangenbereich auch Cremementasken

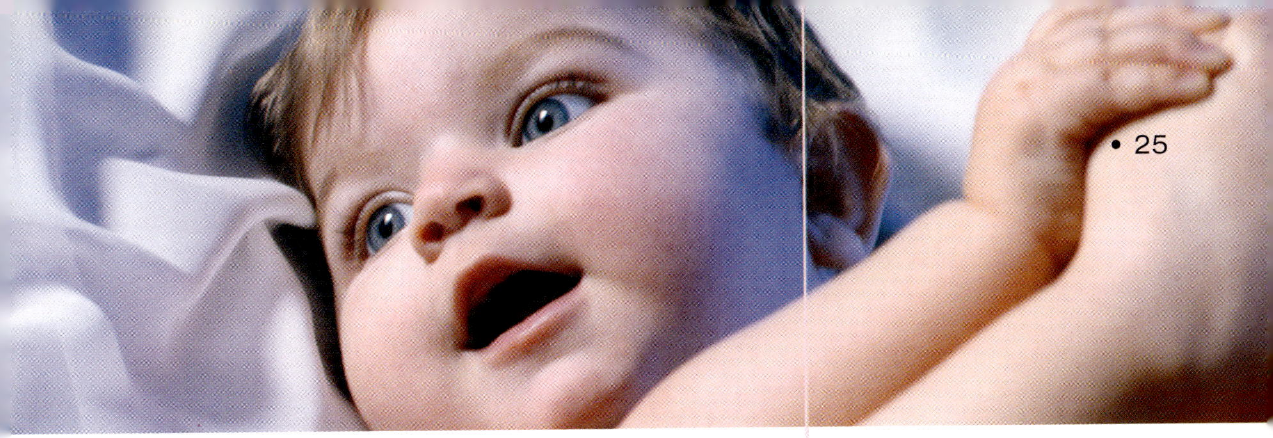

Die kindliche Haut

Die kindliche Haut ist im Aufbau der erwachsenen Haut ähnlich, unterscheidet sich aber in einigen Punkten.
Die Hornschicht ist wesentlich dünner, die Talgdrüsen sind noch nicht aktiv, die Haut hat einen höheren pH-Wert und sie produziert weniger Melanin als die erwachsene Haut. Das bedeutet, dass der Hydrolipid-Mantel des Kindes relativ schwach ist und daher seine Schutzfunktion noch nicht ausreichend erfüllen kann. Deshalb braucht die kindliche Haut besondere Schutzcremes, die sie vor Kälte, Sonne und Umwelteinflüssen schützen. Sie braucht besonders milde Reinigungssubstanzen, damit die Haut nicht zu sehr entfettet wird. Wichtig ist ein hoher Sonnenschutz, da die Haut noch keinen Eigenschutz aufgebaut hat. Während der ersten 18 Jahre nehmen Kinder bereits bis zu 80 % der Lebensdosis UV-Strahlen auf. Wer sich im Kindesalter ungeschützt in der Sonne aufhält, legt den Grundstein für späteren Hautkrebs.

Pflege der kindlichen Haut

- mildes Waschgel
- Schutzcremes
- im Sommer hoher UV-Schutz

Couperose

Couperose, auch Teleangiektasien genannt, sind erweiterte Kapillargefäße im Gesicht, vor allem auf der Nase und im Wangenbereich. Sie tritt vorwie-

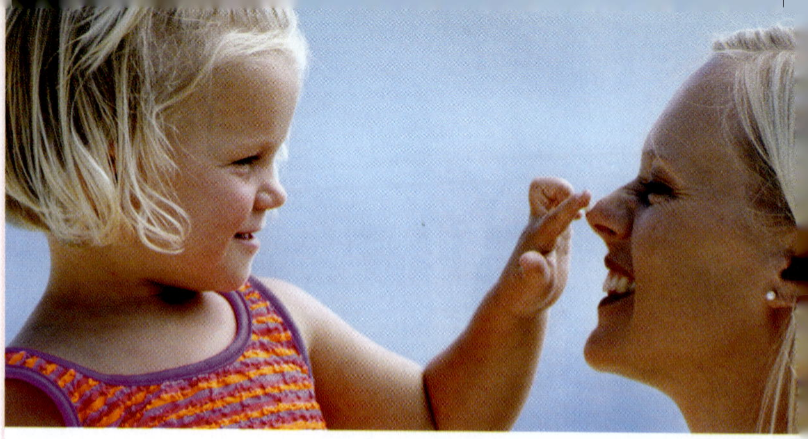

Pflege der Couperose

- Reinigungsmilch
- Gesichtswasser mit adstringierenden Wirkstoffen
- Tages- und Nachtpflege mit festigenden und stärkenden Wirkstoffen
- Kompressen mit kühlenden und stärkenden Wirkstoffen
- Feuchtigkeits- und Crememasken mit beruhigenden, kräftigenden Wirkstoffen, die die Durchblutung normalisieren

gend bei Frauen zwischen 30 und 50 Jahren auf. Betroffen sind häufig Menschen, die zu Akne neigen. Meistens liegt eine angeborene Schwächung der feinen Blutgefäße vor. Auch scheinen Schilddrüse und Keimdrüsen sowie die Wechseljahre eine wichtige Rolle zu spielen. Aber auch Genussmittel, wie Kaffee, Alkohol, Nikotin, scharfe Gewürze sowie Umwelteinflüsse und extreme Temperaturunterschiede, begünstigen dieses Hautbild. Alle diese Faktoren verändern allmählich die normalen Fließeigenschaften des Blutes und begünstigen den Stau in den Gefäßen. Zur Pflege dieses Hautbildes werden vor allen Dingen beruhigende und ausgleichende Wirkstoffe eingesetzt, wie z. B. Johanniskrautöl. Gleichzeitig müssen die schwachen Gefäße gestärkt und gefestigt und die Durchblutung normalisiert werden. Hier hat sich die Lymphdrainage besonders gut bewährt, da sie die Staus in den Kapillargefäßen löst, sodass das Blut wieder ungehindert fließen kann.

Wichtig ist eine ausreichende Versorgung mit Vitamin C, da dieses Vitamin die feinen Kapillargefäße schützt.

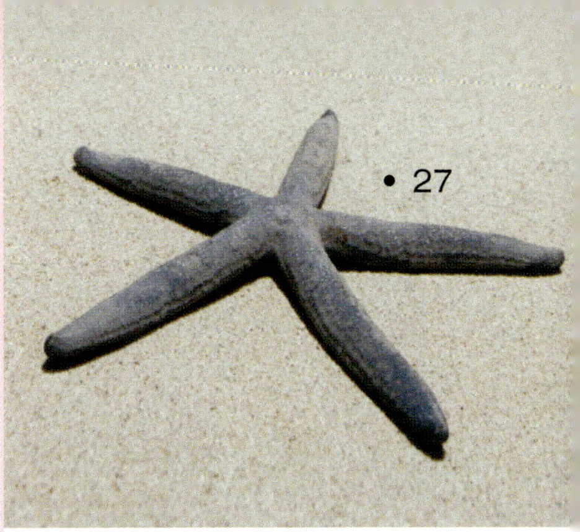

Pflege der Couperose

Die Pflegecreme für dieses Hautbild darf keine durchblutungsfördernden Wirkstoffe enthalten. Durchblutungsfördernde Wirkstoffe sind z. B. Algenwirkstoffe, Apfelessig, Heilerde und Schlamm aus dem Toten Meer.

Dampfbäder sind nicht erlaubt. Stattdessen kann man kühle Kompressen auflegen. Masken dürfen nicht luftdicht abschließen. Geeignet sind Feuchtigkeits- und Crememasken mit beruhigenden und stärkenden Wirkstoffen. Alles, was die Haut anregt, wie extreme Hitze und Kälte, sollte vermieden werden. Im Sommer ist ein hoher Sonnenschutz, am besten ein Sunblocker, richtig. Direkte Sonne sollte man meiden. Im Winter schützt man die Haut durch eine Fettcreme.

Festigende und stärkende Wirkstoffe sind z. B. Da Zao, Hamamelis, Zi Cao.

Die unterschiedlichen Hauttypen

- **Normal**
  kleine Poren • gut durchblutet • ausreichend mit Fett und Feuchtigkeit versorgt
- **Trocken**
  nicht ausreichend mit Fett oder/ und Feuchtigkeit versorgt • kleine Poren • meist schuppig spannend
- **Mischhaut**
  T-Zone fettig • vergrößerte Poren in diesem Bereich • im Wangenbereich trocken
- **Fett**
  übermäßige Talgproduktion, dadurch oft verstopfte, vergrößerte Poren und überfettete Haut • Neigung zu Hautunreinheiten • schlecht durchblutete Haut • Neigung zu verhornter, dicker, oft fahler Haut

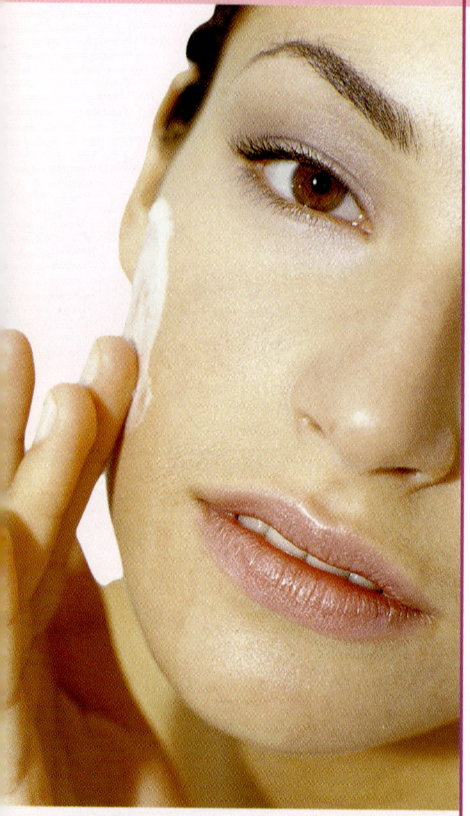

Pflege der Haut

Um die Haut möglichst lange gesund und funktionstüchtig zu erhalten, ist es wichtig, sie je nach Hauttyp richtig zu pflegen. Hierüber informiert Sie dieses Kapitel.

Reinigung der Haut

Tragen Sie das Reinigungsgel oder die Reinigungsmilch großzügig auf die trockene Haut auf und verteilen Sie diese gut. Anschließend massieren Sie sie mit nassen Händen gut ein und nehmen Sie mit lauwarmem Wasser ab.

Klären der Haut mit Gesichtswasser

Nach der Reinigung benutzen Sie ein Gesichtswasser, um den Säureschutzmantel der Haut wieder zu stabilisieren. Es wird am besten mit einem Wattepad aufgetragen. Es ist kein Ersatz für ein Reinigungsprodukt. Ein leicht alkoholhaltiges Gesichtswasser ist bei fetter Haut sinnvoll. Bei trockener Haut sind nur alkoholfreie Gesichtswässer zu empfehlen. Die Reinigung des Gesichtes mit Wasser und Seife ist nur bei unempfindlicher, leicht fettiger Haut denkbar, bei allen anderen Hauttypen raten wir davon ab.

Tipps und Tricks

Stellen Sie Ihr Gesichtwasser immer leicht sauer ein.

Peeling

Durch ein Peeling entfernt man die abgestorbene, verhornte Oberhaut. Bei stark verhornter, schlecht durchbluteter und inaktiver Haut ist ein Peeling besonders wichtig. Danach sieht die Haut frisch und gut durchblutet aus. Nach dem Entfernen der alten Hautschüppchen können Vitamine und Wirkstoffe besser von der Haut aufgenommen werden.
Das Peeling wird auf die trockene Haut aufgetragen und mit etwas Wasser in kreisenden Bewegungen einmassiert. Besonders an stark verhornten Stellen, wie Stirn und Kinn, etwas länger massieren. Bei extrem trockener und empfindlicher Haut sollte man auf ein Peeling verzichten oder nur einzelne Stellen, wie Nase oder Kinn kurz und sanft peelen. Ein Peeling wird alle 2-3 Wochen angewandt.
Nach dem Peeling spült man die Peelingreste und die gelösten Hornschüppchen mit warmem Wasser ab. Schleifkörper für das »mechanische« Peeling sind Schalen, wie Oliven- oder Mandelschalen, Seesand und Salz.

Masken

Bei Masken unterscheidet man zwischen Masken, die einen festen Film auf der Haut bilden und Präparaten, die weich bleiben, meistens Creme- oder

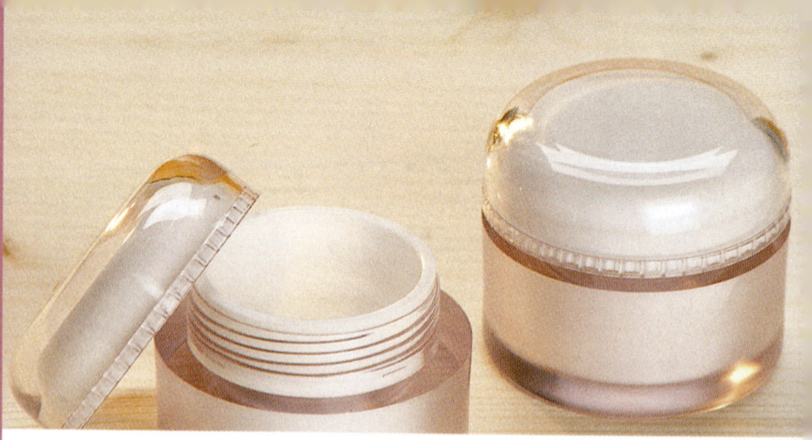

Feuchtigkeitsmasken. Masken, die einen undurchlässigen Film bilden, bewirken einen Wärmestau, unter dem die Haut aufquillt und aufweicht. Die Haut wird stark durchblutet. Diese Masken sind nicht für Hauttypen geeignet, die empfindlich auf Wärme reagieren, wie z. B. bei Couperose. Creme- und Feuchtigkeitsmasken wirken erfrischend, kühlend und feuchtigkeitsspendend auf die Haut.
Tragen Sie die Maske mit den Händen oder einem Pinsel großzügig auf Gesicht und Hals, eventuell auch auf das Dekolleté auf. Lassen Sie dabei die Augenpartie frei. Die Packung sollte mindestens 10 – 20 Minuten auf der Haut bleiben. Anschließend alle Masken, außer Cremem asken, mit lauwarmem Wasser abnehmen. Bei Crememasken nimmt man den Überschuss nur mit einem Papiertuch ab.
Besonders gut wirken Masken während man ein Bad nimmt, denn durch den warmen Dampf des Badewassers wird die Wirkstoffaufnahme gefördert. Eine Maske wird ca. alle 2 Wochen angewandt.

Dampfbäder

Dampfbäder wendet man bei trockener Haut nicht öfter als ein- bis zweimal im Monat an, bei fetter Haut einmal pro Woche. Bei Haut, die zur Couperose neigt, sollte man auf Gesichtsdampfbäder ganz verzichten.

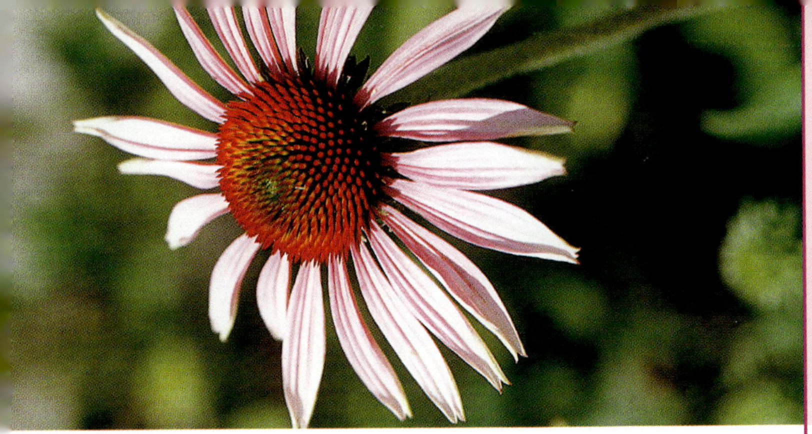

Gesichtsdampfbad

Gesichtsdampfbäder wirken hautreinigend und durchblutungsfördernd. Sie öffnen die Poren und machen die Haut aufnahmebereit für die später aufgetragenen Wirkstoffe. Für ein Dampfbad nimmt man eine Hand voll Kräuter, gibt sie in eine Schüssel und übergießt sie mit ca. einem Liter heißem Wasser. Man beugt sich mit dem Gesicht über den heißen Dampf. Für eine bessere Wirkung deckt man den Kopf mit einem Tuch ab. Die Dauer eines Dampfbades beträgt ca. 5 Minuten.

Augengel

Das Augengel wird mit kreisenden Bewegungen leicht im Augenbereich einmassiert oder leicht eingeklopft. Niemals die empfindliche Augenpartie zupfen oder reiben.

Kompressen

Kompressen straffen und beruhigen, je nach Art der gewählten Kräuter. Für eine Kompresse stellt man einen Aufguss aus 2 Esslöffel Kräutern und einem Liter kochendem Wasser her. Man lässt den Aufguss 15 Minuten ziehen. Dann drückt man die Kräuter gut aus, tränkt ein Gästehandtuch mit dem abge-

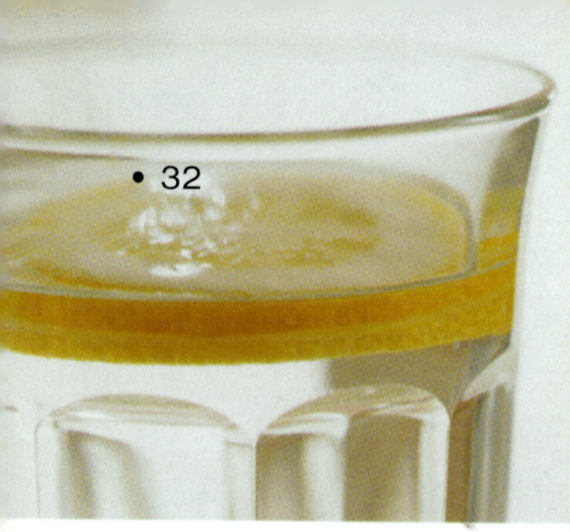

kühlten, aber noch warmen Kräutersud und legt es ca. 10 Minuten auf das zuvor gereinigte Gesicht. Anschließend kühlt man das Gesicht mit einem kalten Waschlappen für ca. 5 Minuten. Bei Couperose nur einmal pro Monat anwenden, wobei die Kompresse nur lauwarm sein sollte. Alle anderen Hauttypen wenden die Kompressen ein- bis zweimal im Monat an.

Selbstmassage

Im Kosmetikstudio ist die Massage das Kernstück einer kosmetischen Behandlung. Sie fördert das Wohlbefinden, die Entspannung und verbessert den Hautzustand.
Wirkstoffe können durch eine Massage besser eindringen. Durch richtiges Massieren wird der Spannungszustand der Muskeln verbessert und die Elastizität der Haut erhöht.
Nicht alle Massagegriffe und -arten kann man auch zu Hause durchführen. Wir haben einige leicht zu erlernenden Massagegriffe aufgezeichnet, die man ohne Probleme selbst durchführen kann. Damit die Hände besser gleiten, nimmt man einige Tropfen Pflanzenöl z. B. Mandelöl oder eine nährstoffreiche Creme.

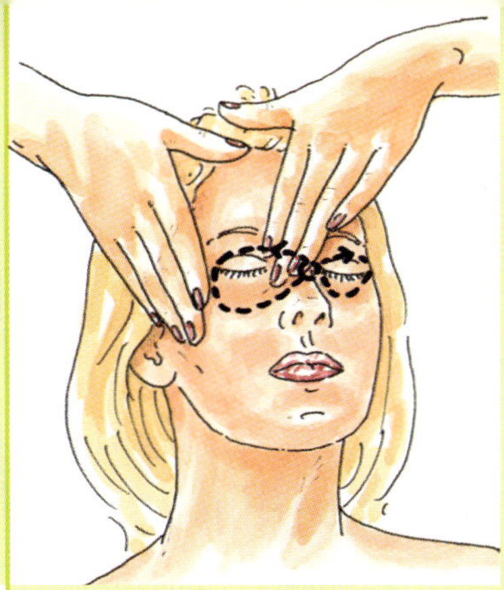

Abb. 1

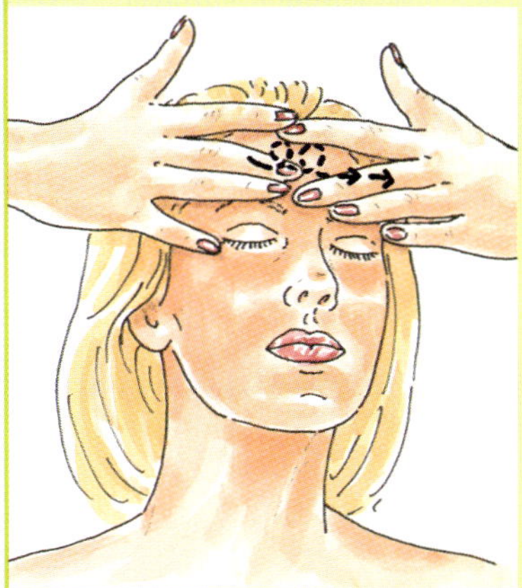

Abb. 2

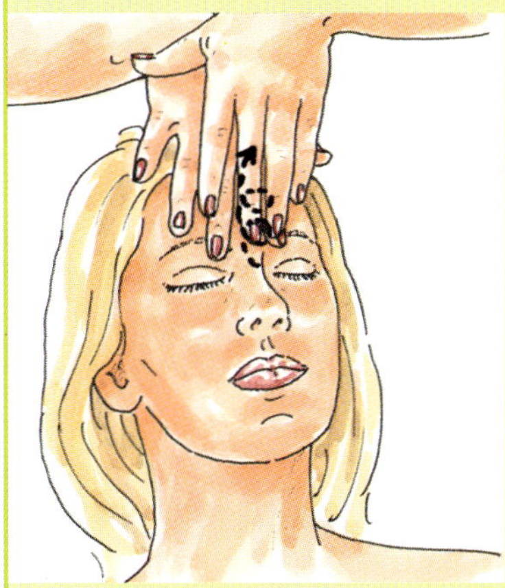

Abb. 3

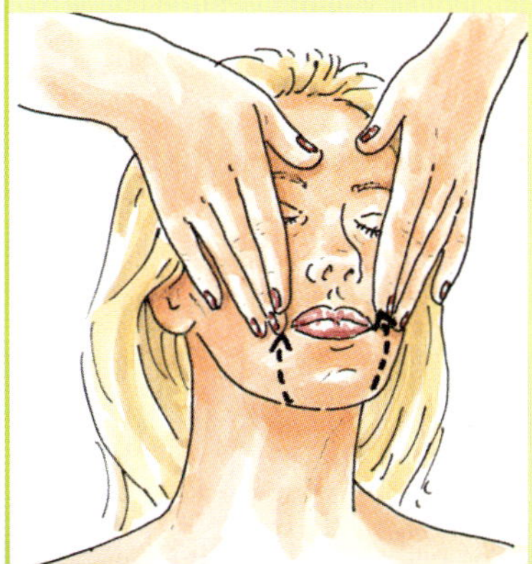

Abb. 4

Augenkreis (1)

Leichtes Kreisen um die Augenpartie, ohne Druck auszuüben. Da die Haut im Augenbereich besonders empfindlich ist, auf keinen Fall zupfen, reiben oder zerren.
Im Augenbereich nimmt man keine Creme oder Öl für die Massage, sondern ein Augengel.

Friktion (Reibemassage) auf der Stirn (2)

Kreisende Bewegungen auf der Stirn mit den Fingerkuppen von links nach rechts mit langsam steigendem und wieder abnehmendem Druck.

Friktion (Reibemassage) der Zornesfalte (3)

Mit Mittel- und Zeigefinger der linken Hand V-förmig die Stirn glatt ziehen. Mit Zeige- und Mittelfinger der rechten Hand mit kreisenden Bewegungen von unten nach oben massieren. Den Druck langsam steigern und wieder zurücknehmen.

Friktion (Reibemassage) im Mundbereich (4)

Kreisende Bewegungen mit den Fingerkuppen im Mundbereich von unten nach oben mit langsam steigendem Druck.

Zum besseren Verständnis sind die Hände so gezeichnet, dass sie die Griffe besser erkennen.

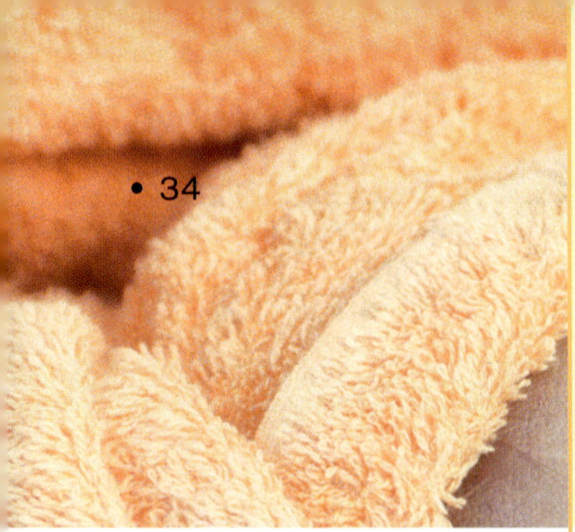

Pflegeplan für die Haut

- Tägliche Pflege
  Reinigungsmilch • Gesichtswasser • Augengel • Tages- oder Nachtcreme
- Großes Pflegeprogramm
  z. B. zum Wochenende
  Reinigungsmilch • Kompresse oder Dampfbad • Peeling • Gesichtswasser • Maske oder Tages- oder Nachtpflege

Tages- oder Nachtcreme

Beide Cremes werden nach der Reinigung des Gesichts aufgetragen. Die Creme sollte dem jeweiligen Hauttyp entsprechen. Wichtig ist es, die Pflegecreme nicht zu fett zu wählen, damit die Haut nicht überfettet wird, da sie sonst die Fettproduktion verlangsamt oder ganz einstellt.

Die Tages- oder Nachtcreme niemals zu dick auftragen, da sonst die Hautatmung vermindert wird. Dieses ist besonders wichtig bei einer fetthaltigen Nachtcreme. Liegt die Creme zu dick auf, quillt die Haut darunter auf, da der Schweiß sich darunter ansammelt und nicht verdunsten kann. Ein morgens verquollenes Gesicht ist dann die Folge.

Sommerpflege – Winterpflege

In den Frühlings- und Sommermonaten ist ein ausreichender Lichtschutzfaktor in der Tagescreme sehr wichtig, denn gerade die UV-Strahlen lassen unsere Haut besonders schnell altern, indem sie das Bindegewebe zerstören. Wichtig ist der Wirkstoff Vitamin E + Grüner Tee als Radikalfänger in der Creme.

Eine Vorbereitung auf den Sommerurlaub beginnt mit der Einnahme von Beta-Carotin ungefähr 6 Wo-

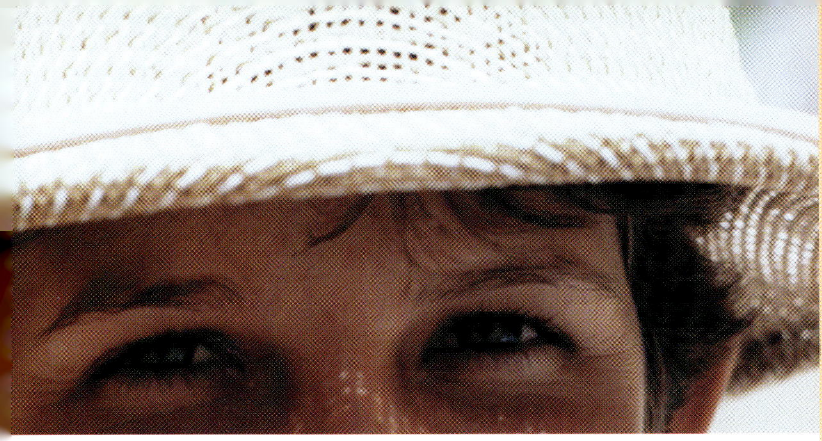

chen vor Beginn des Urlaubs (15 mg pro Tag). Nach neuesten Untersuchungen sollten Raucher jedoch auf Beta-Carotin verzichten. Falls die Zeit und das Wetter es zulassen, ist ein langsames Vorbräunen in den frühen Morgenstunden oder am späten Nachmittag sinnvoll. Es reichen 20 Minuten täglich.
Durch das langsame Gewöhnen an die Sonne wird die Melaninproduktion angeregt und die Lichtschwiele, der natürliche Eigenschutz der Haut, bildet sich. Die Lichtschwiele bildet sich nur bei UV-B-Strahlen, nicht jedoch unter dem Solarium, da hier die UV-B-Strahlen herausgefiltert werden. In ganz modernen Solarien werden jetzt auch wieder UV-B-Strahlen eingesetzt. Fragen Sie in Ihrem Solarium danach. Hat man keine Möglichkeit, die Haut vor Beginn des Urlaubs an die Sonne zu gewöhnen, muss man gerade in den ersten Tagen des Urlaubs besonders vorsichtig sein. Wichtig ist, je nach Hauttyp, ein ausreichender Sonnenschutzfilter. LSF, der Lichtschutzfaktor, gibt an, wie viel länger man sich bei gleicher Strahlenstärke der Sonnenbestrahlung aussetzen kann, als ohne den Filter.
Kann man sich z. B. ohne Sonnenschutz 10 Minuten in der Sonne aufhalten, kann man sich mit Lichtschutzfaktor 10 zehnmal länger in der Sonne aufhalten: Das heißt 10 mal 10 gleich 100 Minuten gleich 1 Std. 40 Min. Durch ein nochmaliges Auftragen des Sonnenschutzes erhöht sich der Faktor

Tipps für den Sommer

- Beta-Carotin (nicht für Raucher)
- Langsames Eingewöhnen an die Sonne in den Morgenstunden und am Spätnachmittag
- Sonnenmilch mit typgerechtem Sonnenschutz
- Die direkte Sonne in der Zeit zwischen 12 Uhr und 16 Uhr meiden.
- Den Kopf mit Hut oder Tuch schützen
- Eine gute Sonnenbrille mit UV-Schutz benutzen
- Lippenpflegestift mit hohem LSF
- Schatten bräunt gesünder

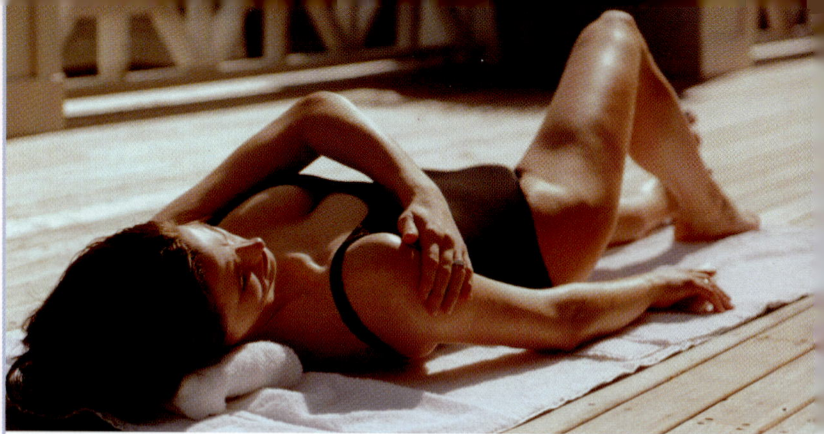

nicht. Der LSF bezieht sich nur auf UV-B-Strahlen. Eine gute Sonnenmilch sollte einen Breitbandfilter enthalten, der UV-B- und UV-A-Strahlen abfiltert. Nach Möglichkeit verbringt man die Zeit zwischen 12 und 16 Uhr nur im Schatten, aber auch hier benutzt man eine Sonnenschutzcreme mit hohem Filter. Auch bei bedecktem Himmel kann man ohne Sonnenschutz einen Sonnenbrand bekommen. Schon vor dem morgendlichen Anziehen wird der Sonnenschutz aufgetragen. Jeder Sonnenbrand ist eine Verletzung der Haut. Je nach Schwere des Brandes kann es von leichter Rötung über Bläschenbildung bis hin zur Hautabschälung kommen. Ein schwerer Brand gehört immer in die Behandlung eines Arztes. Ein leichter Sonnenbrand kann mit kalten Umschlägen oder einem kalten Bad behandelt werden. Besser ist Folgendes:

Sonnenbrandlotion

100 ml kaltes Wasser
20 ml Aloe vera 10fach
2 Messl. D-Panthenol 75%
1 Messl. äth. Teebaumöl ineinander schütten

Diese Mischung mehrmals auf die betroffenen Stellen geben. Ein Sonnenbrand, obwohl er nur eine vorübergehende, kurzzeitige Hautschädigung ist, kann Langzeitschäden zur Folge haben, die später vorzeitige Hautalterung und Hautkrebs verursachen.

Einem Sonnenbrand sollte man deshalb nach Möglichkeit vorbeugen.
Nach dem Sonnenbad braucht die Haut besonders viel Feuchtigkeit. Feuchtigkeitsmasken mit kühlenden Wirkstoffen helfen der Haut mit den Belastungen der Sonne fertig zu werden.

Feuchtigkeitsmaske

100 ml dest. Wasser
2 Messl. Gelbildner PNC 430
2 Messl. Aloe vera 10fach
1 Messl. D-Panthenol 75%
30 Tr. Meristemextrakt

Feuchtigkeitscreme

30 ml Cremaba HT
10 ml dest. Wasser
1/2 Messl. Gelbildner PNC 430
1 Messl. Jojobaöl
1 Msp. Hyaluronsäure
12 Tr. D-Panthenol 75%
12 Tr. Meristemextrakt

Auch die UV-Strahlen des Solariums lassen unsere Haut vorzeitig altern. Das Licht unter der Sonnenbank hat etwa fünfmal so viele UV-A-Strahlen, wie das natürliche Sonnenlicht am Äquator. Die Deutsche Strahlenschutzkommission rät, nicht mehr als 50 Sonnenbäder im Jahr zu nehmen.
Während im Sommer die UV-Strahlen unserer Haut schaden, sind es im Winter die kalte Winterluft

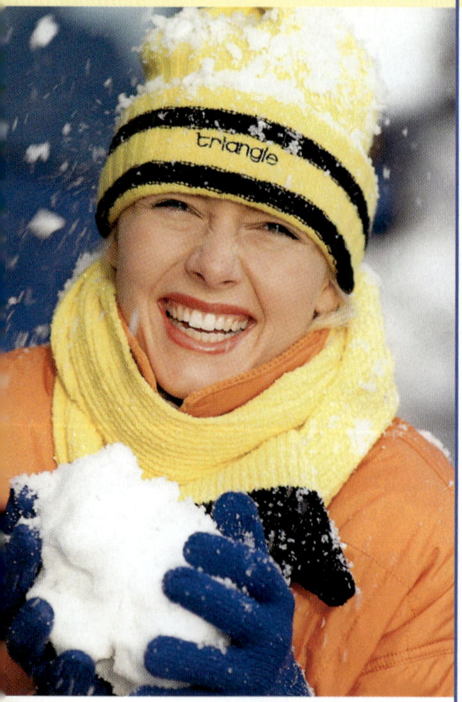

Tipps für den Winter

- Tagsüber W/O-Emulsion benutzen
- als Kälteschutz fetthaltige W/O-Emulsion benutzen
- alles vermeiden, was die Haut austrocknet
- einen Lippenpflegestift benutzen
- Luftfeuchtigkeit in der Wohnung erhöhen (50 – 70 %)
- besonders in den Monaten Februar bis April im Skiurlaub einen hohen UV-Schutz benutzen

mit niedriger Luftfeuchtigkeit und die trockene Heizungsluft, die unserer Haut Probleme bereiten. Beides trocknet die Haut aus. In der trockenen Heizungsluft transportiert die Haut mehr Feuchtigkeit an die Oberfläche. Bei kalten Temperaturen stellt die Haut jedoch die Talgproduktion ein. Damit verändert sich der Hydrolipid-Mantel, die Feuchtigkeit wird nicht mehr gebunden und dampft ab, die Haut trocknet so aus; sie wird spröde und rissig. Die trockene, feuchtigkeitsarme Haut ist besonders gefährdet. Sie braucht jetzt besonders viel Fett und Feuchtigkeit. Emulsionen vom W/O-Typ mit feuchtigkeitsbindenden und feuchtigkeitsspendenden Wirkstoffen sind hier besonders empfehlenswert. Manchmal hilft eine Umkehrung der Pflegecreme z .B. das Benutzen einer Tagescreme nachts und das Auftragen der Nachtcreme tagsüber.
Reichhaltige Masken, einmal wöchentlich angewandt, spenden zusätzlich intensive Feuchtigkeit. Vermeiden sollte man alle Maßnahmen, die die Haut zusätzlich austrocknen, wie häufiges Waschen mit Duschgelen und Seifen, alkoholische Gesichtswässer und Gesichtspuder. Bei Minustemperaturen sind Fettcremes besonders wichtig, denn die leichten O/W-Cremes »frieren« durch den Aufbau der Emulsion leicht ein und strapazieren die Haut dadurch noch zusätzlich. Auch der häufige Wechsel zwischen kalter Außenluft und trockener, warmer Zimmerluft

strapaziert die Haut noch zusätzlich. Bei Bindegewebsschwäche kommt es zum Überdehnen der feinen Äderchen, was schließlich zur Couperose führt.

Die Hautpflege im Winter muss deshalb durch ausreichend Fett Schutz vor niedrigen Temperaturen bieten und durch feuchtigkeitsbindende Wirkstoffe die Haut vor Austrocknung schützen. Außerdem ist ausreichend Flüssigkeit von innen wichtig. Auch wenn man glaubt, nicht durstig zu sein, sollte man auch im Winter mindestens zwei Liter Mineralwasser täglich trinken.

Die Luftfeuchtigkeit in der Wohnung erhöht man durch Aufstellen von Wasserschüsseln. Ideal ist eine Luftfeuchtigkeit von 50–70%.

So setzt sich das Sonnenlicht zusammen

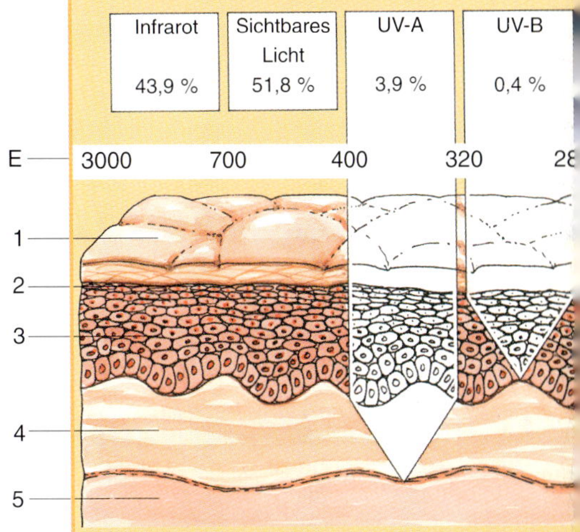

So tief dringen UV-A und UV-B-Strahlen in die Haut ein

Aufbau der Haut

E nm (Wellenlänge Licht)
1 Hornschicht
2 Stachelzellenschicht
3 Basalzellenschicht
4 Lederhaut
5 Unterhaut

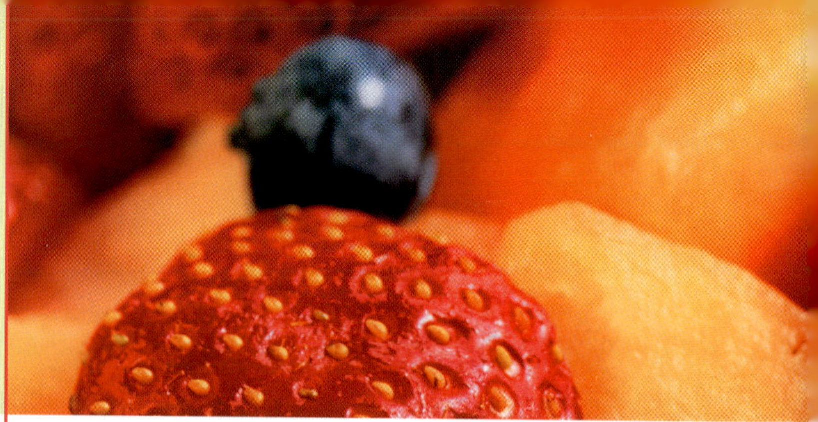

Vitamine

- Vitamin A
  Hauptquelle
  Eier, Gemüse, Obst, Milchprodukte
  Wirkung
  Zellneubildung, Hautschutz
- Vitamin C
  Hauptquelle
  Obst, Gemüse
  Wirkung
  Stärkung des Immunsystems, Elastizität des Bindegewebes
- Vitamin E
  Hauptquelle
  Milch, Eier, Pflanzenöle, Getreideprodukte
  Wirkung
  Zellschutz
- B-Vitamine
  Hauptquelle
  Fisch, Fleisch, Hülsenfrüchte, Weizenkeime
  Wirkung
  Stoffwechsel, versorgen die Muskeln mit der nötigen Energie
- Folsäure
  Hauptquelle
  Früchte, Gemüse, Sojabohnen, Weizenkeime
  Wirkung
  Zellneubildung der roten und weißen Blutkörperchen

Hautpflege von innen

Viele Mangelerscheinungen der Haut sind auf falsche Ernährung und dadurch bedingten Vitaminmangel zurückzuführen. Keine noch so gute Creme kann eine falsche Ernährung ausgleichen. Eine Creme kann die Haut nur pflegen, jedoch nicht ernähren. Die wichtigsten Vitamine für eine gesunde Haut sind:

- *Vitamin C:* Es sorgt für die Elastizität des Bindegewebes, verbessert die Wundheilung und stärkt das Immunsystem.
- *Beta-Carotin (Provitamin A) und Vitamin A:* Hautschutzvitamine stimulieren die Zellneubildung, verhindern die Verhornung und glätten die Haut. Beta-Carotin wirkt von innen als Hautschutz gegen UV-Strahlen.
- *Vitamin E:* schützt die Zellen vor freien Radikalen und die Haut vor den Schäden der UV-Strahlen.
- *B-Vitamine* sorgen für einen funktionierenden Stoffwechsel. *Vitamin B6* reguliert den Zellstoffwechsel und bildet das Collagen.

Biotin schützt + strafft die Haut und die Haare
Folsäure ist unentbehrlich zur Bildung der roten Blutkörperchen, die unser Blut mit Sauerstoff versorgen.

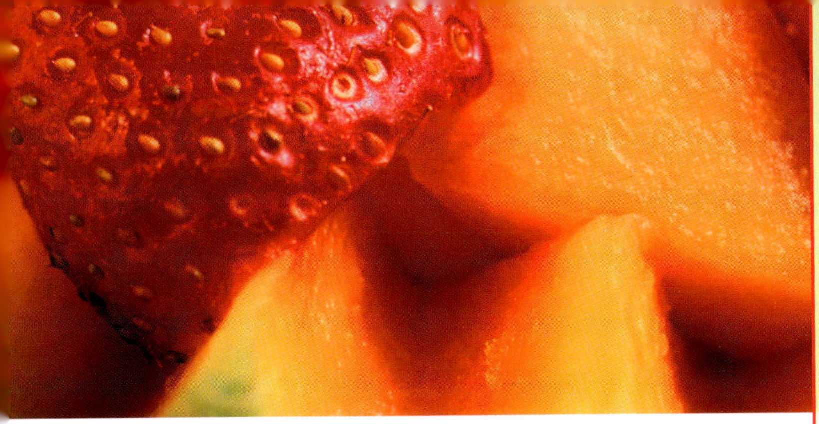

Mineralstoffe und Spurenelemente

Wichtig sind für die Haut neben den Vitaminen auch die Mineralstoffe und Spurenelemente.

Calcium ist wichtig für den Aufbau unseres Knochenskeletts. Es ist außerdem für die Blutgerinnung und die Muskelanspannung zuständig sowie an der Weiterleitung von Nervenimpulsen beteiligt.

Magnesium ist Bestandteil und Anreger vieler Enzyme und wichtig für die Erregbarkeit von Nerven und Muskeln. Es ist zusammen mit Calcium und Phosphor am Aufbau von Knochen und Zähnen beteiligt. Mangel führt zu Muskelkrämpfen, Störungen im Herz-Kreislauf-System, Konzentrationsschwäche und schneller Ermüdung. Bei zunehmendem Stress erhöht sich der Magnesiumbedarf.

Eisen ist für die Sauerstoffversorgung von Haut und Haaren wichtig. Das Eisen aus pflanzlicher Nahrung wird schlechter aufgenommen, als das Eisen aus Fleisch. In Kombination mit Vitamin C wird Eisen auch aus Früchten besser verwertet.

Zink ist mit für die Wundheilung verantwortlich. Zinkmangel macht unsere Haut müde und welk. Zink verhindert zudem die Graufärbung des Haares.

Selen verstärkt die antioxidative Wirkung von Vitamin E und schützt vor Zellgiften. Es lässt das Haar glänzen und sorgt für gesunde Nägel.

Mineralien und Spurenelemente

- **Zink**
  - Hauptquelle: Sonnenblumen-, Kürbiskerne, Hülsenfrüchte, Vollkornprodukte
  - Wirkung: Wundheilung, gegen Graufärbung der Haare
- **Selen**
  - Hauptquelle: Gemüse, Weizenkeime, Getreide, Hefe
  - Wirkung: Gewebeelastizität, Schutz vor freien Radikalen, gesunde Nägel
- **Eisen**
  - Hauptquelle: Geflügelleber, Vollkornbrot, Hülsenfrüchte
  - Wirkung: Sauerstoffversorgung von Haut und Haaren
- **Magnesium**
  - Hauptquelle: Gemüse, Vollkorngetreide
  - Wirkung: Stoffwechsel, Muskulatur, Nervensystem
- **Calcium**
  - Hauptquelle: Molkereiprodukte, Fisch, Getreide
  - Wirkung: Aufbau von Knochen und Zähnen, Muskulatur, Nervensystem

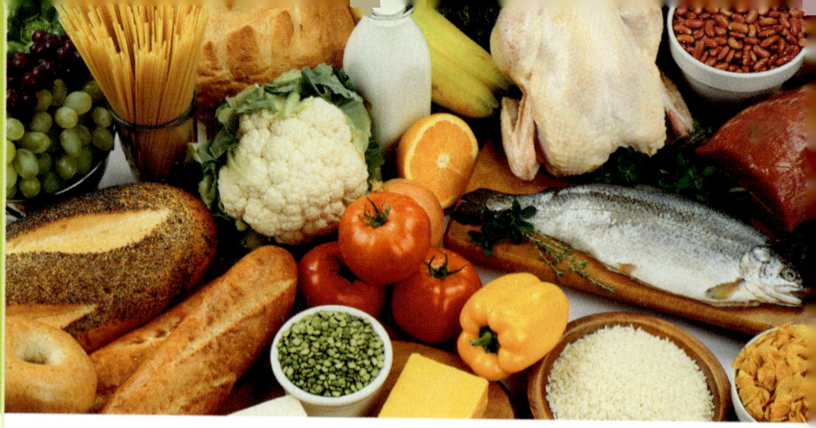

Powerdrink

200 ml Buttermilch
4 Messl. Fruisip's Ananas HT
1/2 Banane

Die Zutaten miteinander vermischen und eventuell mit Honig oder Lightsüß HT süßen

Um alle wichtigen Vitamine, Mineralstoffe und Spurenelemente durch die Nahrung aufzunehmen, ist eine regelmäßige ausgewogene, vollwertige Nahrungsaufnahme unerlässlich. Zeitmangel, Diäten und Nahrung, die durch langes Kochen oder lange Lagerung einen großen Teil ihrer Vitamine verloren hat, schränken die optimale Versorgung ein. Besonders gefährdet sind Raucher, Sonnenanbeter, Schwangere und Menschen, die viele Medikamente nehmen müssen. Deshalb ist für diese Gruppen eine Nahrungsergänzung durch Vitamin- und Mineralstoffpräparate sinnvoll.
Wissenschaftler warnen außerdem seit einigen Jahren vor einem Vitaminmangel in unserer Nahrung. Die Werte von Vitaminen und Spurenelementen gehen extrem zurück. Die Ursachen sind noch nicht erforscht. Möglicherweise hängt es mit der Überdüngung oder Überzüchtung zusammen.

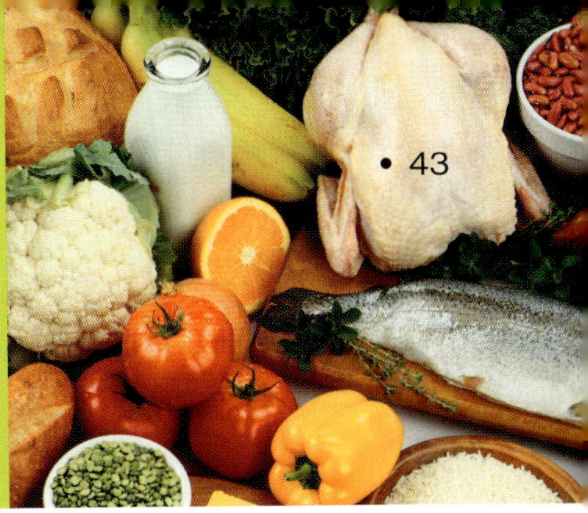

Mineralien und Vitamine		1985	1996	Differenz
Kartoffel	Calcium	14 mg	4 mg	minus 70 %
	Magnesium	27 mg	18 mg	minus 33 %
	Vitamin C	20 mg	25 mg	plus 25 %
Möhre	Calcium	37 mg	31 mg	minus 17 %
	Magnesium	21 mg	9 mg	minus 57 %
Banane	Calcium	8 mg	7 mg	minus 12 %
	Folsäure	23 mg	3 mg	minus 84 %
	Magnesium	31 mg	27 mg	minus 13 %
	Vitamin B_6	330 mg	22 mg	minus 92 %
Apfel	Calcium	7 mg	8 mg	plus 12 %
	Folsäure	5 mg	6 mg	plus 20 %
	Magnesium	5 mg	1 mg	minus 80 %

Inhaltsstoffe in 100 g essbarem Anteil
Quelle: unabhängiges Lebensmittellabor, Karlsruhe

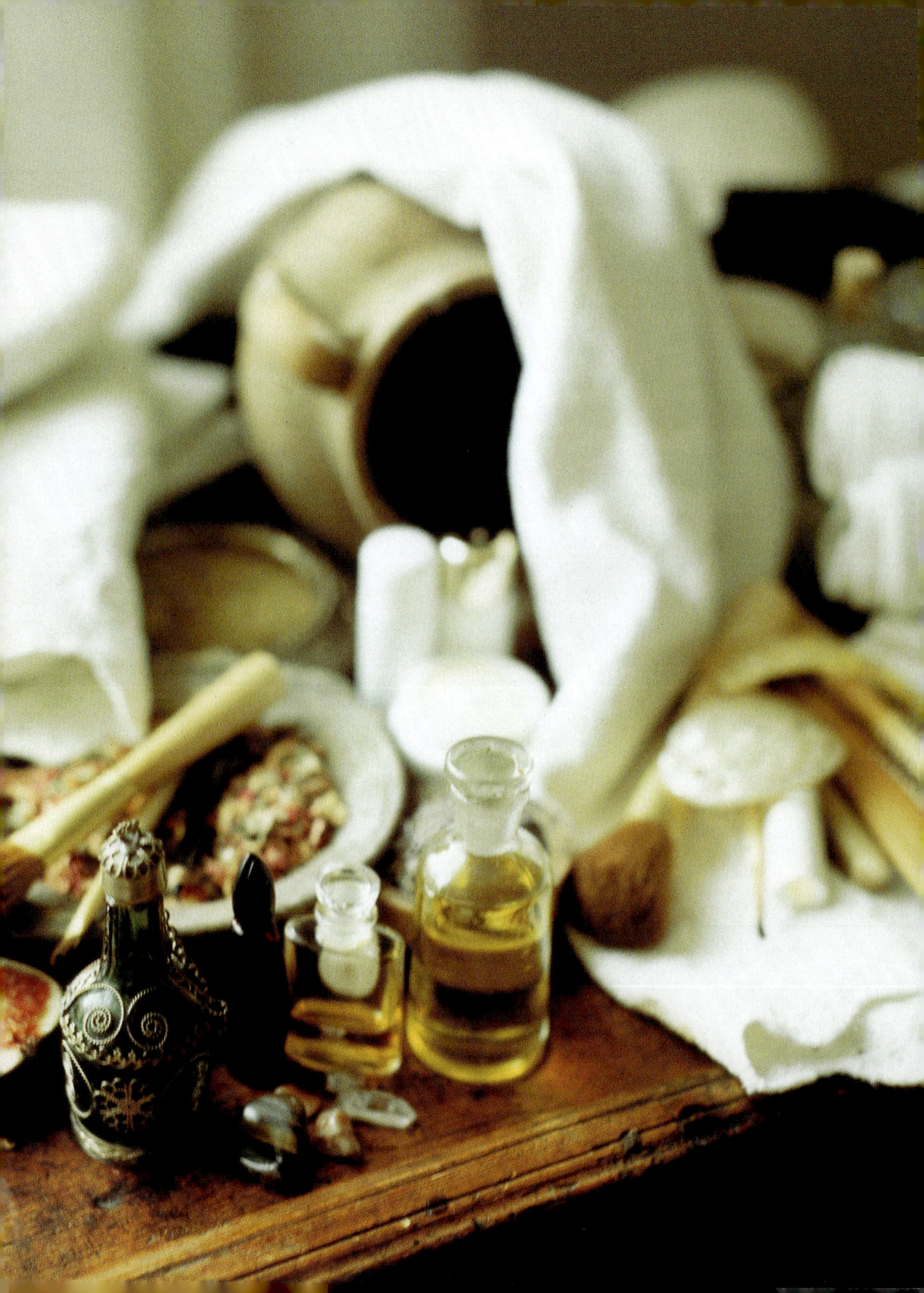

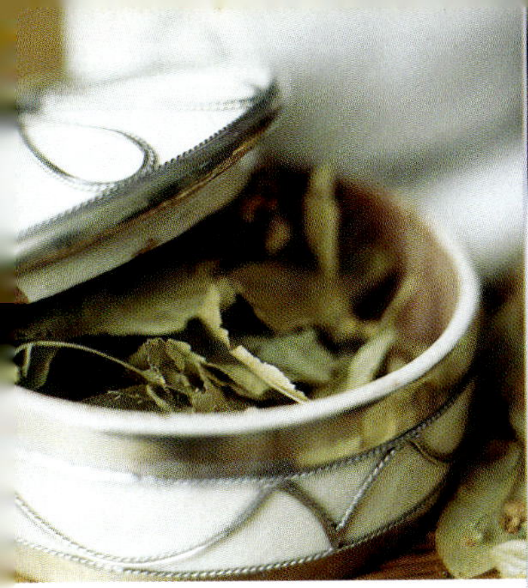

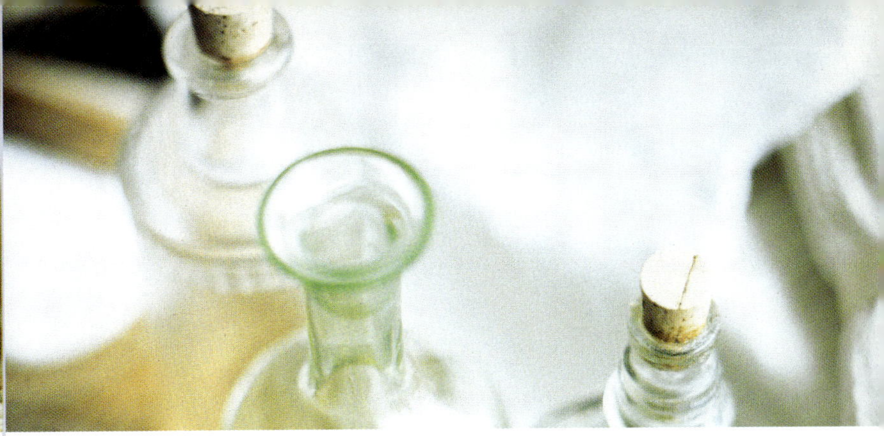

CREME

Was zu ihrer Herstellung alles benötigt wird

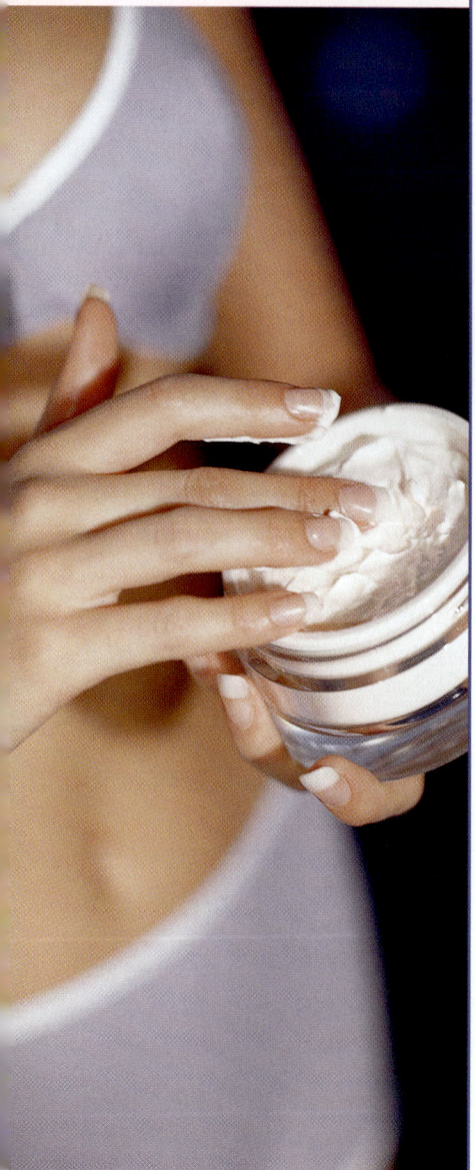

Utensilien zur Cremeherstellung

Da bei der Herstellung der Creme sehr genau abgewogen werden muss, ist eine genaue Waage wichtig. Am besten geeignet ist eine Digitalwaage, die in 1-g-Schritten wiegen kann. Ferner benötigt man 2 feuerfeste Gläser (100 ml und 250 ml), sodass man direkt auf dem Herd arbeiten kann. Hat man keine feuerfesten Gläser, so kann man auch mit normalen Gläsern, z. B. Marmeladengläsern arbeiten, muss sie aber im Wasserbad erhitzen. Außerdem braucht man 1 Rührstab aus Glas, 1 Thermometer bis 100 °C, 1 Tropfpipette, 1 Spatel, 1 Messlöffel, kleine Marmeladengläser für die Fettphase sowie Cremetöpfchen und Flaschen zum Abfüllen der fertigen Produkte, ebenso Etiketten zum Beschriften.

Bestandteile einer Creme

Eine Creme besteht aus einer Fettphase und einer Wasserphase. In der Fettphase befinden sich die fettlöslichen Bestandteile; in der Wasserphase befinden sich das Wasser und die wasserlöslichen Bestandteile. Die Fettphase besteht aus Pflanzenölen, Konsistenzgebern und einem Emulgator. Durch den Einsatz eines Emulgators erreicht man, dass sich

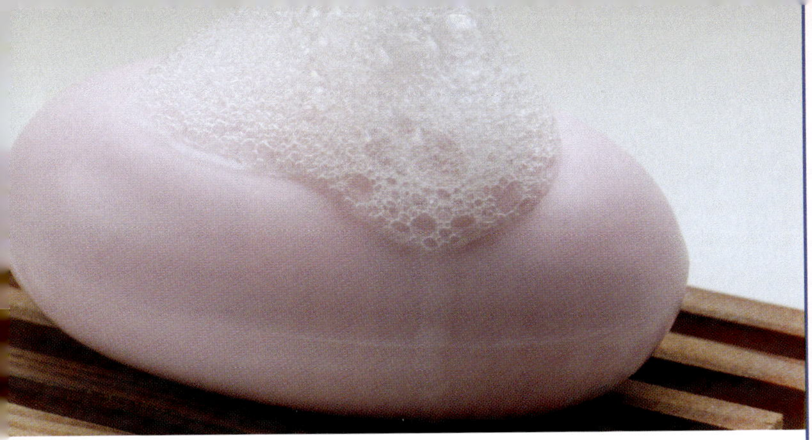

beide Phasen miteinander vermischen und eine Emulsion entsteht. Man unterscheidet zwischen einer O/W- und einer W/O-Emulsion. Bei der O/W-Emulsion bildet Wasser die äußere, zusammenhängende Phase, Öl dagegen die innere, disperse Phase (siehe Abb. S. 48). Da die äußere Phase wässrig ist, wirken diese Emulsionen nicht fettend. Dieser Emulsionstyp ist für Cremes geeignet, die keinen sichtbaren Fettglanz auf der Haut hinterlassen sollen. Bei einer W/O-Emulsion sind Wassertröpfchen im Öl verteilt, sie sind von der äußeren Ölphase umschlossen (siehe Abb. S. 49). Dieser Emulsionstyp ist besonders für trockene Haut geeignet.
Um das genaue Abwiegen kleiner Mengen für eine Creme zu vereinfachen, wird die Fettphase in einer größeren Menge hergestellt. Sie reicht je nach Menge für 8 – 10 Cremetöpfchen. Die Fettphase hält sich im Kühlschrank bis zu einem Jahr. Man entnimmt immer nur die Menge, die man für eine Cremeherstellung braucht.

Herstellung

Bevor der praktische Teil der Cremeherstellung beginnt, eine genaue Erklärung der einzelnen Herstellungsschritte einer Creme, damit im sich anschließenden Rezeptteil auf Anleitungserklärungen verzichtet werden kann.

Einkaufszettel

1 Waage
1 Thermometer bis 100 °C
2 feuerfeste Gläser 100 ml und 250 ml
1 Rührstab
1 Messlöffel 2,5 ml
Marmeladengläser
Etiketten
2 leere Cremetöpfchen
2 leere Flaschen
1 Spatel
pH-Indikator
1 Tropfpipette

Creme-/Lotionherstellung

- A Fettphase —> 70 °C
- B Wasserphase —> 70 °C
- B in A langsam einrühren bis ca. 35 °C
- bei ca. 35 °C Wirkstoffe einrühren
- konservieren
- eventuell parfümieren
- pH-Wert kontrollieren bzw. einstellen

Konservierung

1 Tropfen Paraben K auf 10 ml fertige Creme: ca. 3 Monate

2 Tropfen Paraben K auf 10 ml fertige Creme: ca. 6 Monate

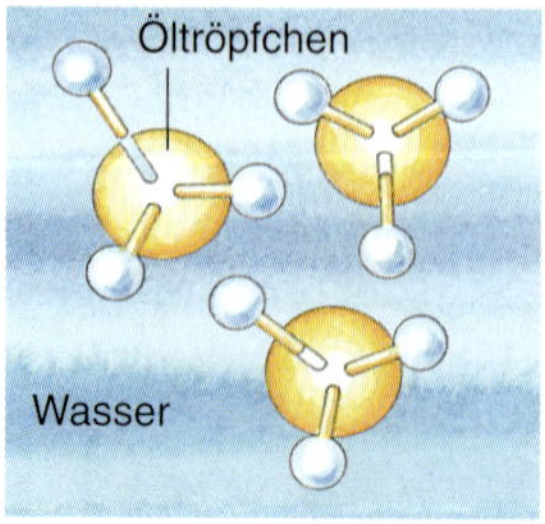

O/W-Emulsion

Öl in Wasser

Fettphase

Hierfür wiegt man die angegebenen Zutaten genau ab und füllt sie in ein feuerfestes Glas. Nun erhitzt man das Glas auf ca. 70 °C, bis alles aufgeschmolzen ist. Wenn das Öl die Temperatur von 70 °C schon erreicht hat, aber noch nicht alles geschmolzen ist, reduziert man die Hitze oder schaltet ganz ab. In dem heißen Öl schmelzen die Wachs- oder Emulgatorreste noch nach. Wichtig ist, dass alles aufgeschmolzen ist, die Temperatur 70 °C aber nicht übersteigt, da sonst das Öl und die im Öl befindlichen Vitamine an Wirkung verlieren. Von dieser Fettphase nimmt man die im Rezept angegebene Menge ab und füllt sie in ein feuerfestes Glas. Den Rest gibt man in ein gut schließendes Marmeladenglas, versieht es mit Datum und Inhaltsangabe und stellt es in das Gemüsefach des Kühlschranks. Hier hält sich die Fettphase ca. ein Jahr.

Wasserphase

In einem zweiten feuerfesten Glas erhitzt man nun die im Rezept angegebene Wassermenge auf 70 °C und gibt die Wirkstoffe der Wasserphase mit zu. Gleichzeitig erhitzt man das zweite Glas mit der Fettphase wieder auf 70 °C.

Emulsion

Haben beide Phasen dieselbe Temperatur erreicht, rührt man das Wasser langsam in die Fettphase ein. Unabhängig vom Emulsionstyp wird immer das Wasser in die Fettphase eingerührt. Nachdem das ganze Wasser in die Fettphase eingerührt ist, stellt man die Emulsion ins kalte Wasserbad und rührt weiter, bis sie handwarm ist (ca. 35 °C). Erst dann fügt man die angegebenen Wirkstoffe der Reihe nach zu. Anschließend wird die Creme konserviert, d. h. 1 Tropfen Paraben K auf 10 ml fertige Creme, Haltbarkeit: ca. 3 Monate, 2 Tropfen Paraben K auf 10 m l fertige Creme: ca. 6 Monate. Voraussetzung für die Haltbarkeit ist sauberes Arbeiten.
Eine unkonservierte Creme hält ca. 2 Wochen im Kühlschrank. Wegen der kurzen Haltbarkeit raten wir zu einer Konservierung. Allergiker, die keine Konservierung vertragen und deshalb ohne arbeiten müssen, können sich die Creme in kleinen Portionen einfrieren. Wichtig ist, dass man bei der Cremeherstellung auf äußerste Sauberkeit achtet. Alle benutzten Gegenstände, auch die Cremedose, sollten erst mit 70% igen Alkohol gereinigt, dann mit Leitungswasser nachgespült werden. Für die Wasserphase nimmt man destilliertes Wasser oder Leitungswasser, das vor Gebrauch sicherheitshalber einmal abgekocht wird.

Herstellung von 70%igem Alkohol aus 96,5%igem Weingeist

Teilen Sie 100 durch die Zahl des verwendeten Alkohols, z. B. 96,5 %. Das Ergebnis multiplizieren Sie mit der neuen gewünschten Alkoholkonzentration.
Beispiel:
96,5 % Alkohol wird auf 70 % verdünnt:
100 : 96,5 = 1,04 x 70 = 72,54.
Diese Menge 72,54 ml füllen Sie mit Wasser auf 100 ml auf und Sie erhalten 70 % igen Alkohol.

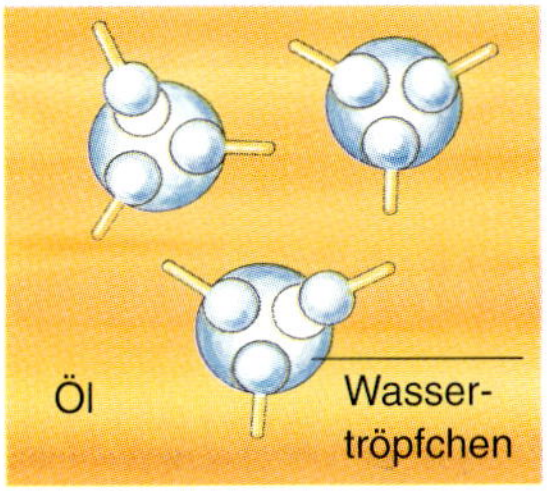

W/O-Emulsion
Wasser in Öl

Zum Schluss, wenn alle Zusatz- und Wirkstoffe eingearbeitet sind, wird der pH-Wert eingestellt. Messen Sie erst den pH-Wert des fertigen Produktes mit dem pH-Indikator (Lackmuspapier) und stellen sie diesen dann gegebenenfalls mit Zitronensäure (Kalweg) ein. Es ist nicht möglich eine Tropfenzahl anzugeben, da der pH-Wert, je nach Art und Menge der verwandten Wirkstoffe schwankt. Der pH-Wert sollte je nach Hauttyp zwischen 5,5 und 7 liegen. Ein pH-Wert über 7 kann unseren natürlichen Säureschutzmantel schädigen. Geben Sie nun soviel Tropfen Zitronensäure in Ihre Creme, bis der gewünschte Wert erreicht ist.

Eine Einstellung des pH-Wertes ist notwendig, damit das Produkt bzw. die eingearbeiteten Zusatz- und Wirkstoffe ihre optimale Wirkung entfalten können und das Produkt seine richtige Viskosität erhält.

In der Mikrowelle

Die Fett- und Wasserphase kann man auch in der Mikrowelle erhitzen. Fett erhitzt sich jedoch schneller als Wasser. Ungefährer Richtwert, der sich je nach Wattzahl und Fabrikat verändern kann, ist für die gesamte Fettphase 2 Minuten bei 600 Watt und für die Wasserphase je nach Wassermenge ca. 1–2 Minuten. Das Arbeiten ist zwar wesentlich schneller, aber gerade für Anfänger nicht unbedingt empfehlenswert.

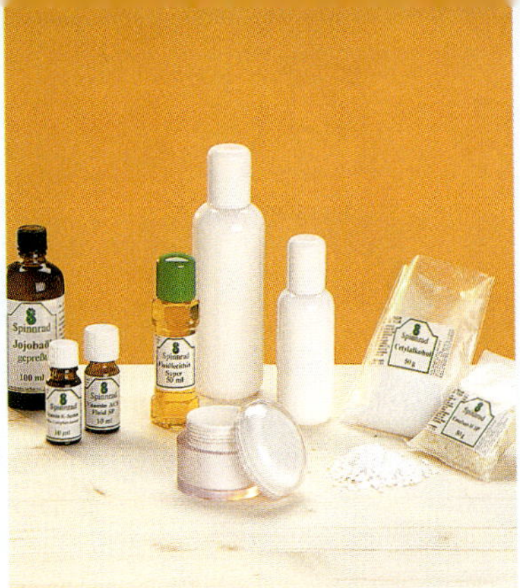
❶

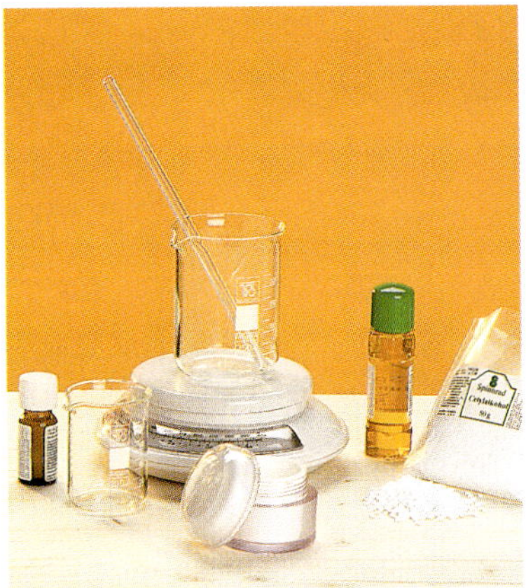
❷

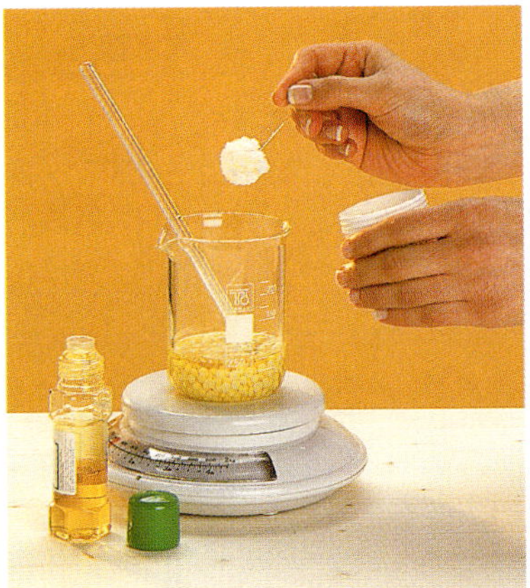
❸

❹
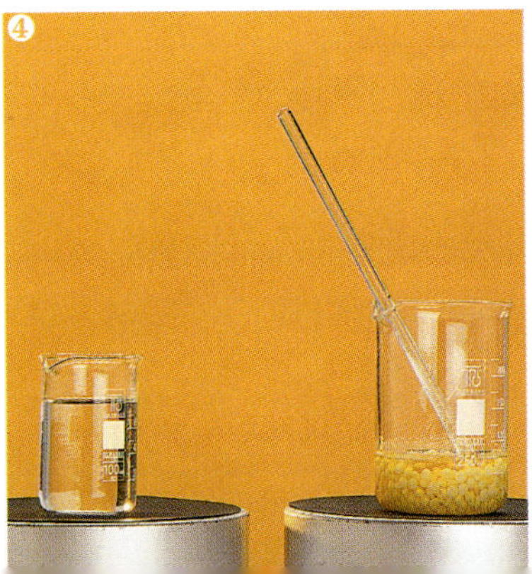

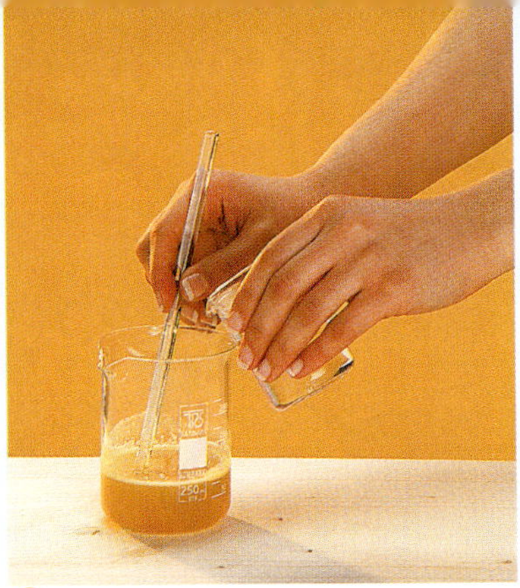
❺

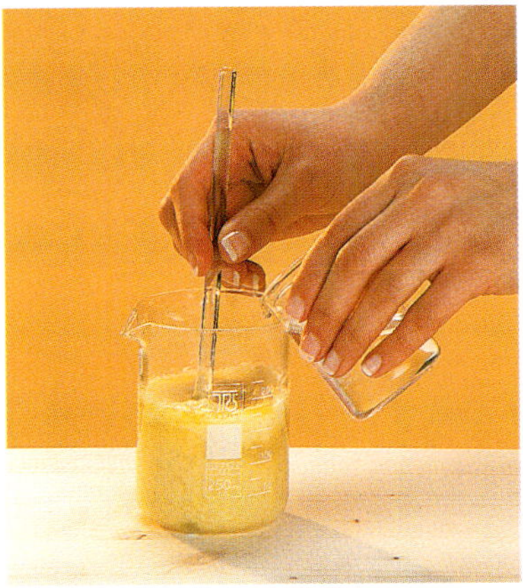
❻

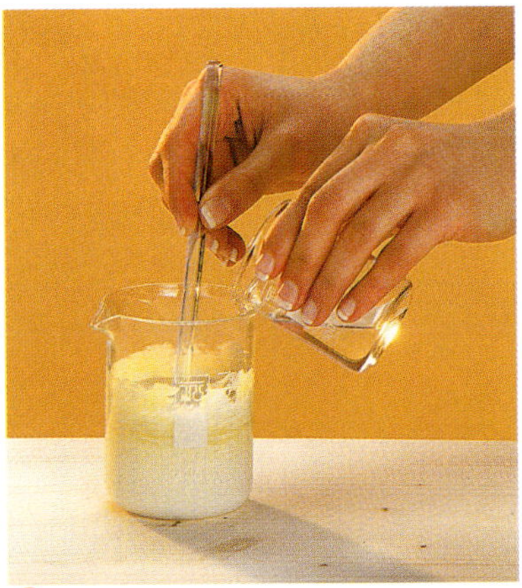
❼

❽
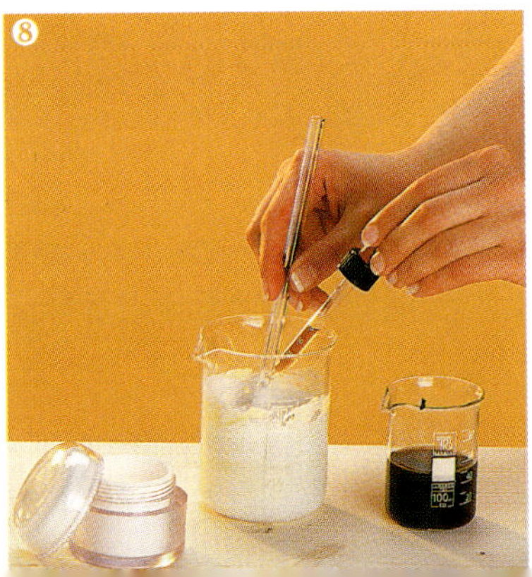

Cremeherstellung – Schritt für Schritt

❶ Rohstoffbeispiel für eine Fettphase

❷ Benötigtes Zubehör und Verpackung

❸ Abwiegen der Rohstoffe für die Fettphase.

❹ Einschmelzen der Fettphase und Erwärmung der in den Rezepten vorgegebenen Wassermenge (Wasserphase) auf der Herdplatte

❺ In die geschmolzene Fettphase rührt man langsam die Wasserphase.

❻ Wasser unter Rühren in die Fettphase geben.

❼ Restliches Wasser dazugeben und weiterrühren. Langsam ist die typische, weiße Farbe einer Creme zu erkennen. Die Wasser- und Fettphase haben sich verbunden.

❽ Nach Zugabe der kompletten Wasserphase die Creme bis auf Handwärme kalt rühren und nun die Zusatz- und Wirkstoffe dazugeben.

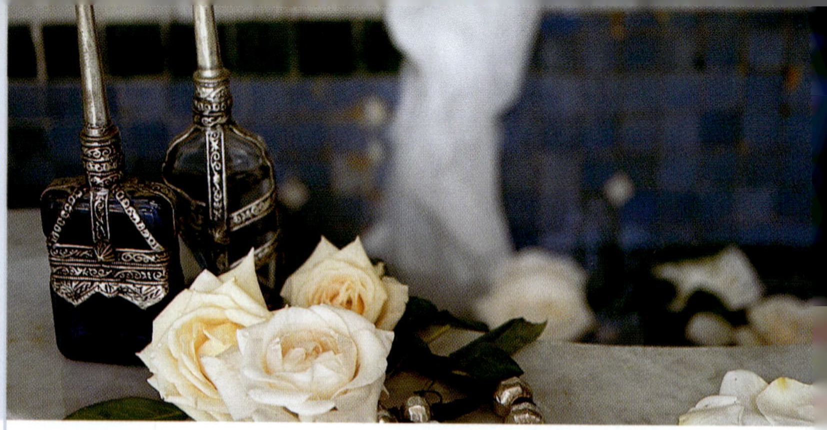

Erklärung der Abkürzungen

1 TL	1 Teelöffel
1 Tr.	1 Tropfen
1 Messl.	1 Messlöffel 2,5 ml der Hobbythek
1 Msp.	Messerspitze
äth.	ätherisches Öl
dest.	destilliertes oder entmineralisiertes Wasser
1ml	1 Milliliter
1 Essl.	1 Esslöffel

Maßeinheiten

1 ml Vitamin E	4 Tr.
1 Messlöffel	2,5 ml
1 ml	30 Tr.

Mögliche Fehler bei der Cremezubereitung

Vitamin E wird am besten in die Fettphase eingearbeitet. Salz wird in der Wasserphase gelöst und anschließend in die Creme eingearbeitet. Hyaluronsäure, Harnstoff, Allantoin, Elastinpulver in etwas Wasser lösen und dann einarbeiten.

Wenn sich bei der Emulsion Wasser oder Öl absetzt oder die Creme sich nicht verbindet

Mögliche Fehler

a) Die Temperatur von 70 °C wurde nicht erreicht.

b) Es wurde ungenau abgemessen.

Fehlerbehebung

a) Die ganze Creme noch einmal erhitzen. Vorsicht, wenn schon Wirkstoffe eingerührt worden sind, die hitzeempfindlich sind!

b) Genau und alles auf einer Waage abwiegen.

Die Emulsion ist zu flüssig

Mögliche Fehler

a) Der Wasseranteil ist falsch abgewogen.

b) Es wurden zu viele flüssige Wirkstoffe eingesetzt.

c) Salz und Harnstoff verflüssigen die Creme.

d) Die Haltbarkeit der Rohstofe war überschritten.

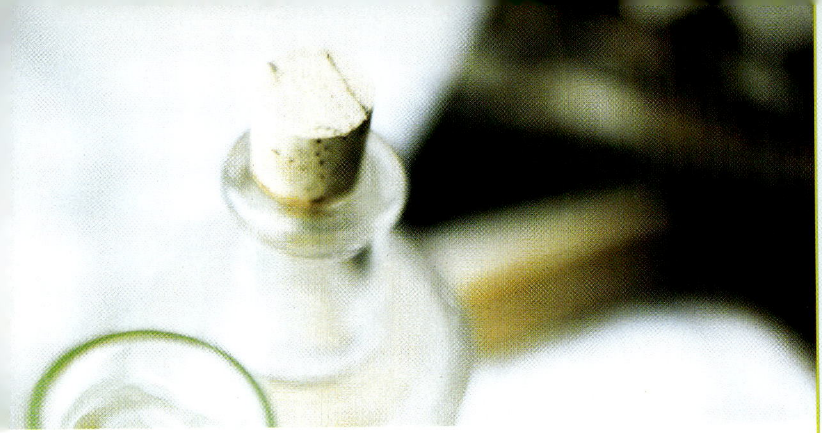

Fehlerbehebung
a) Immer alles auf der selben Waage abwiegen.
a + b) Nachträglich 1 TL Wasser mit 1 Msp. Gelbildner verrühren und in die Creme einrühren, dann die Creme kräftig schütteln evtl. etwas Lecithin CM oder Super hinzufügen.
c) pH-Wert einstellen, meistens hat danach die Creme die richtige Konsistenz.
d) Vor Rührbeginn die Haltbarkeit der einzelnen Rohstoffe überprüfen.

Die Emulsion zerfällt

Mögliche Fehler
a) Der pH-Wert wurde nicht oder nicht richtig eingestellt.
b) Es wurde nicht richtig abgewogen.
c) Der Emulgator reicht nicht aus, es wurden zu viele Wirkstoffe eingearbeitet.
d) Emulsion zerfällt erst nach ein paar Tagen.
Fehlerbehebung
a) pH-Wert nachträglich mit PH-Indikator (Lakmuspapier/Apotheke) messen und einstellen.
b) Eine Creme, die durch falsches Abwiegen zerfällt, ist nicht mehr zu retten.
c) Evtl. durch Zugabe von Lecithin CM oder Super zu retten.
d) Emulsion war nicht richtig abgewogen oder es wurde evtl. der Konservierer vergessen.

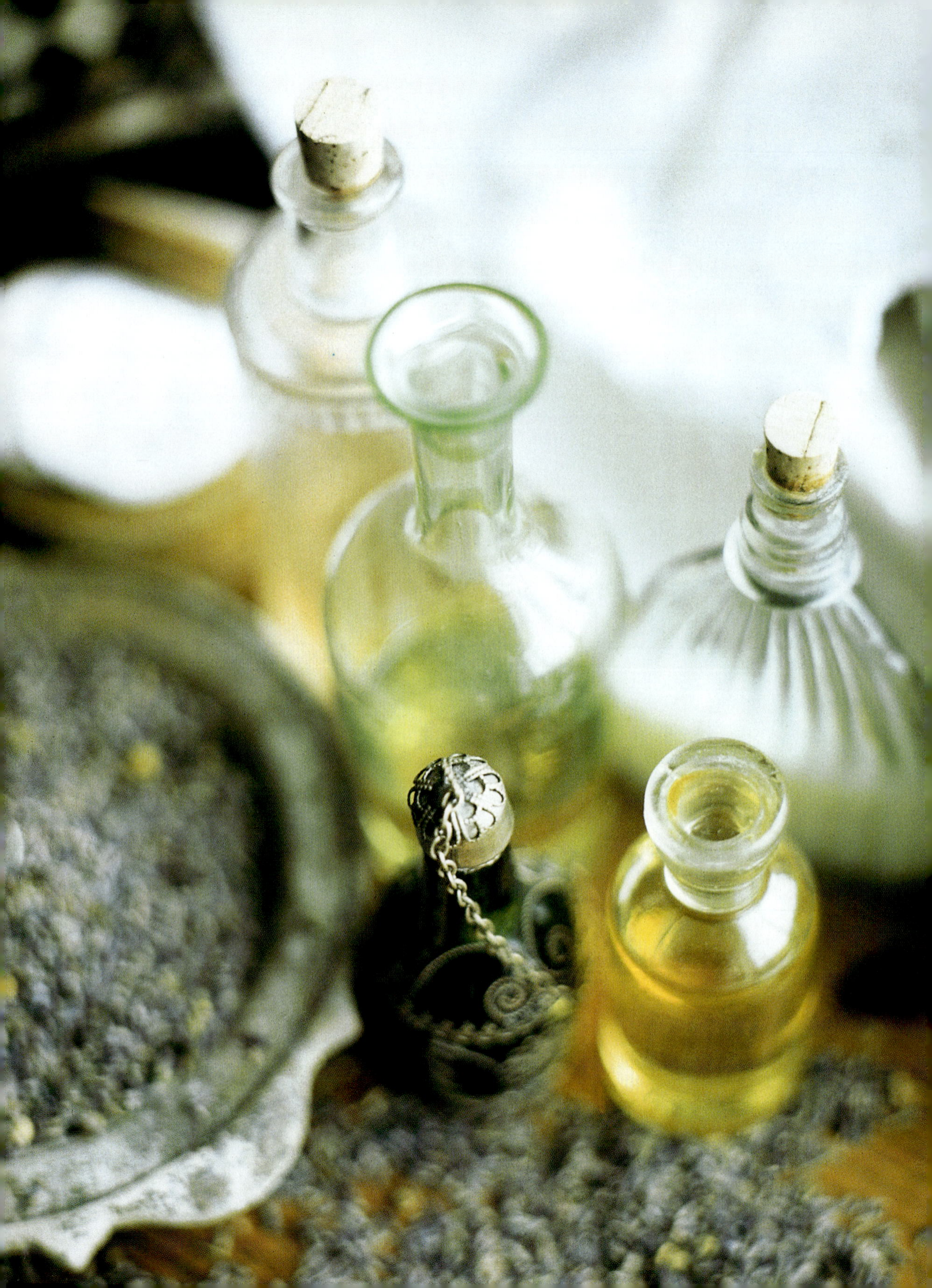

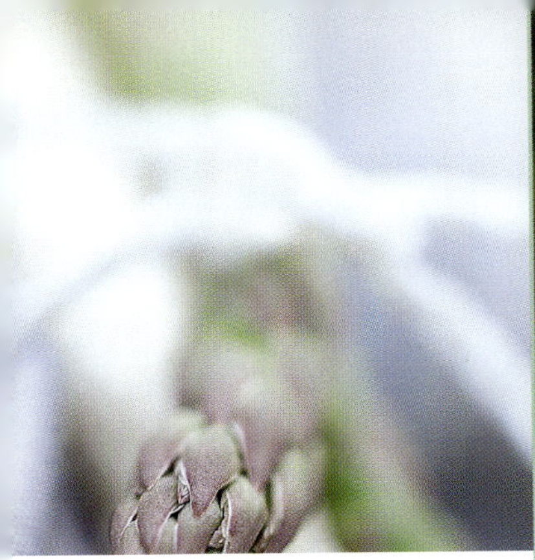
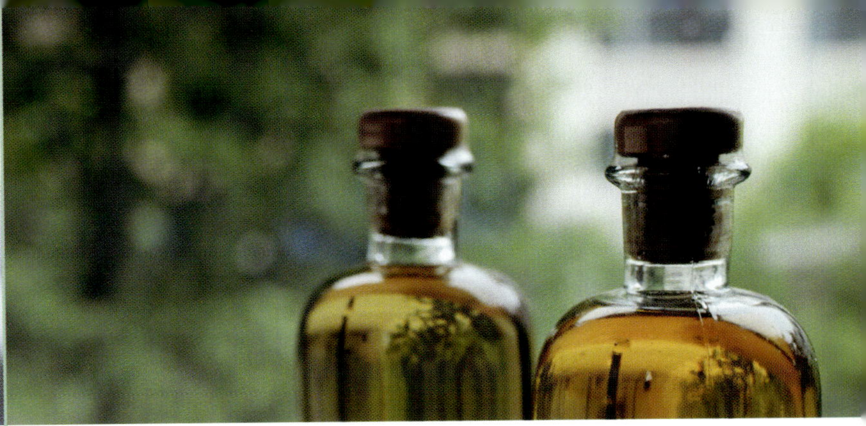

REZEPTE

Alles, was Sie zur Zubereitung benötigen

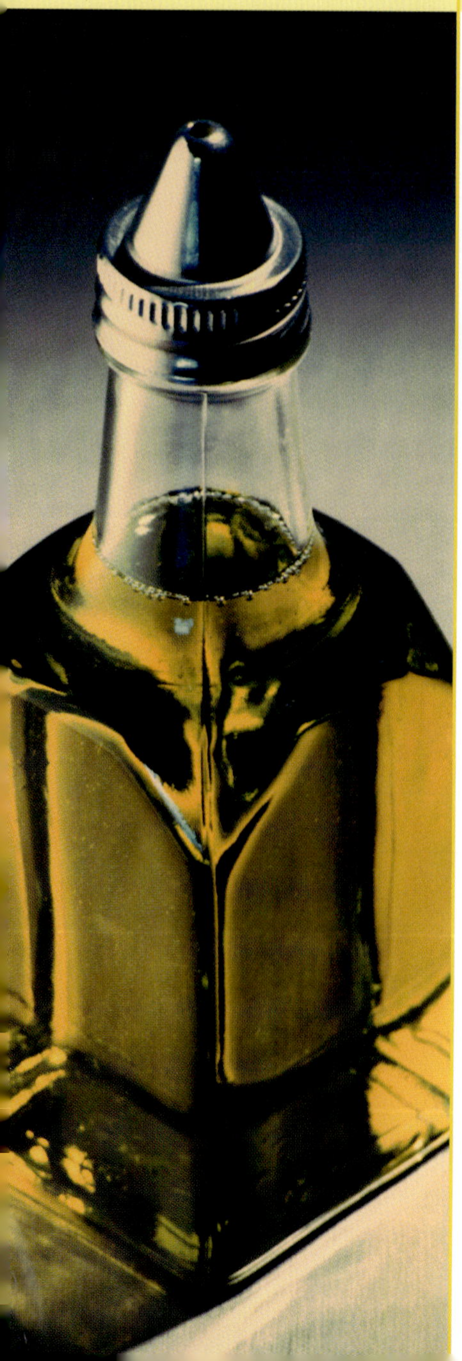

Warum selbst gemachte Kosmetik

Bevor Sie anfangen, Ihre erste Creme zu rühren, lesen Sie bitte das Kapitel »Herstellung der Creme« Seite 46. Falls Ihnen einmal eine Creme nicht gelingen sollte, finden Sie dort auch Tipps, wie man die Creme vielleicht noch »retten« kann.

Sie können alle Pflanzenöle in den Rezepten auch gegen andere austauschen. Durch den Einsatz eines anderen Pflanzenöls kann sich die Konsistenz einer Creme verändern. Wenn Sie etwas Übung haben mit der Herstellung der Cremes, experimentieren Sie einmal mit anderen Ölen, vielleicht finden Sie so Ihr Lieblingsöl. Bevor Sie mit dem Emulgator Confonder arbeiten, lesen Sie bitte im Lexikon Seite 177 den Abschnitt über diesen Emulgator.

Alle folgenden Rezepte sind, wenn nicht anders angegeben, für 3 Monate konserviert. Die Masken mit natürlichen Zutaten aus dem Haushalt sind nicht konserviert und für den sofortigen Gebrauch bestimmt.

Nun wünschen wir Ihnen viel Spaß mit unseren Rezepten!

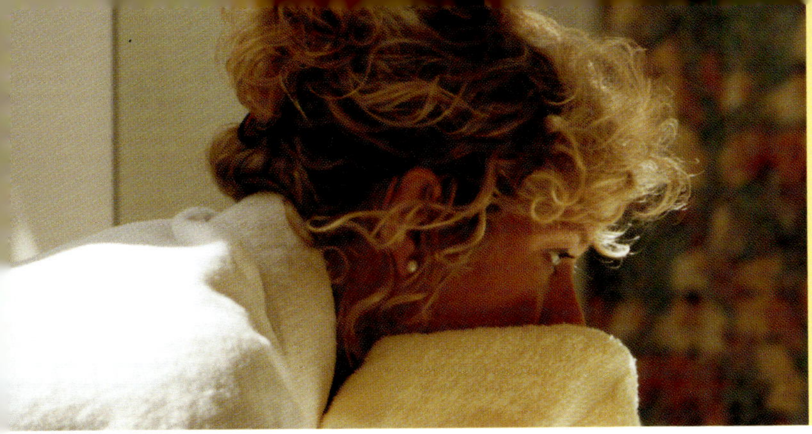

Pflegeprogramme

Trockene, feuchtigkeitsarme Haut

Reinigungsmilch

- Fettphase
  20 ml Sojaöl
  70 g Cetylalkohol
  10 g Tegomuls
  50 g Fettphase
  150 ml dest. Wasserphase
- Wirkstoffe
  2 Messl. Betain
  20 Tr. Alpha-Bisabolol
- Konservierung:
  20 Tr. Paraben K

Tagescreme

- Fettphase
  20 g Tegomuls
  5 g Shea-Butter
  5 g Ceralan
  70 ml Jojobaöl
  10 ml Fettphase: 20 ml Wasserphase
- Wirkstoffe
  stark feuchtigkeitsspendend
  1 Msp. Hyaluronsäure
  9 Tr. D-Panthenol 75 %
  1/2 Messl. Vitamin E Fluid HT
  regeneriert und spendet Feuchtigkeit
  9 Tr. D-Panthenol 75 %
  9 Tr. Aloe vera 10fach
  3 Tr. äth. Öl Palmarosa
  glättet, beruhigt und spendet Feuchtigkeit
  15 Tr. Glycerin
  6 Tr. Carotinöl
  9 Tr. D-Panthenol 75 %
- Konservierung
  4 Tr. Paraben K

Tagescreme

- Fettphase
  20 g Emulsan II
  5 ml Fluidlecithin Super
  55 ml Mandelöl
  5 ml Nachtkerzenöl
  20 g Shea-Butter
  10 g Fettphase : 20 ml Wasserphase
- Wirkstoffe
  feuchtigkeitsspendend, beruhigend
  1/2 Messl. Lipoderminkonzentrat
  3 Tr. Aloe vera 10fach
  6 Tr. Carotinöl
  Vitamincreme
  8 Tr. Vitamin A-Palmitat
  15 Tr. Vitamin E-Acetat
  9 Tr. D-Panthenol 75 %
  feuchtigkeitsspendend
  1 Msp. Hyaluronsäure
  3 Tr. äth. Palmarosa
  9 Tr. D-Panthenol 75 %
- Konservierung
  4 Tr. Paraben K oder 12 Tr. BioKons

Tagescreme

40 ml Cremaba HT
2 Messl. Weizenkeimöl
1/2 Messl. D-Panthenol 75 %
2 ml Vitamin E Fluid HT
1/2 Messl. Aloe vera 10fach

- Konservierung
  6 Tr. Paraben K
  Möchten Sie eine weniger fette Creme, reduziert man das Öl, möchte man eine fettigere Creme, erhöht man den Ölanteil.

Tagescreme

50 ml Cremaba HT
1 g Harnstoff
1/2 Messl. Glycerin
1 Messl. Jojobaöl
1 Messl. Nachtkerzenöl Fluid HT

- Konservierung
  8 Tr. Paraben K oder 24 Tr. BioKons
  für empfindliche, stark feuchtigkeitsarme Haut

Nachtcreme

- Fettphase
  8 g Emulsan II
  12 g Shea-Butter

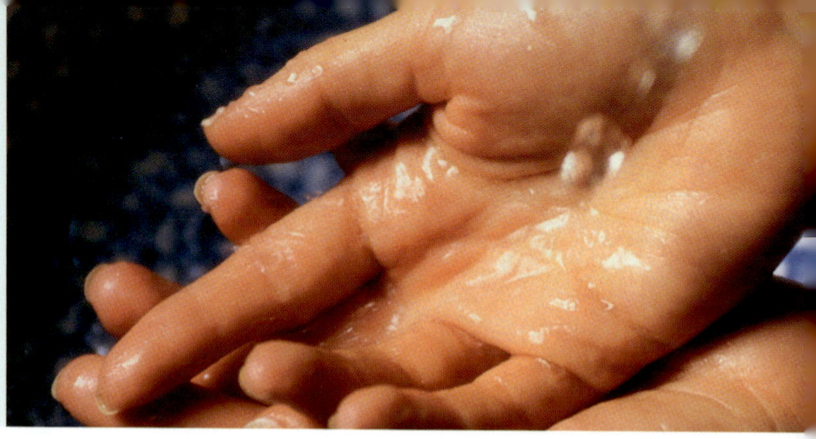

35 ml Jojobaöl
35 ml Macadamianuss-Öl
20 g Fettphase : 20 ml Wasserphase

Wirkstoffe

belebt, vitalisiert und beruhigt
1 Msp. Gelee Royale
2 Tr. äth. Öl Deutsche Kamille
12 Tr. D-Panthenol 75 %

Vitamincreme
10 Tr. Vitamin A-Palmitat HT
20 Tr. Vitamin E Acetat
15 Tr. D-Panthenol 75 %

glättet, regeneriert
30 Tr. Nachtkerzenöl Fluid HT
12 Tr. Sanddornöl
3 Tr. äth. Öl Strohblume

- **Konservierung**

4 Tr. Paraben K oder 12 Tr. BioKons

Nachtcreme

- **Fettphase**

24 g Tegomuls
47 ml Macadamianuss-Öl
10 ml Jojobaöl
19 g Shea-Butter
10 g Fettphase: 20 ml Wasserphase

- **Wirkstoffe**

glättend, feuchtigkeitsspendend
1 Msp. Allantoin
9 Tr. Aloe vera 10fach
9 Tr. D-Panthenol 75 %

regenerierend, feuchtigkeitsspendend
20 Tr. Nachtkerzenöl-Fluid HT
1 Msp. Harnstoff
3 Tr. eth. Öl Karottensamen

belebend, glättend
18 Tr. Calendulaextrakt
1 Msp. Gelee Royale
10 Tr. D-Panthenol 75 %

- **Konservierung**

3 Tr. Paraben K

Nachtcreme

- **Fettphase**

24 g Emulsan
50 ml Mandelöl
20 g Kakaobutter
10 ml Hagebuttenkernöl
20 Tr. Vitamin E-Acetat
10 g Fettphase : 20 ml Wasserphase

- **Wirkstoffe**

straffend, feuchtigkeitsspendend
15 Tr. Vitamin A-Palmitat
9 Tr. D-Panthenol 75 %
9 Tr. Aloe vera 10fach

feuchtigkeitsspendend, beruhigend, glättend
6 Tr. Carotinöl
20 Tr. Nachtkerzenöl-Fluid HT
1 Msp. Harnstoff

- **Konservierung**

3 Tr. Paraben K

Körpermilch

- **Fettphase**

5 ml Fluidlecithin Super
20 g Emulsan
60 ml Jojobaöl
20 g Shea-Butter
50 g Fettphase : 150 ml Wasserphase

- **Wirkstoffe**

6 ml Glycerin
4 ml Algenöl

feuchtigkeitsspendend
1 Messl. Vitamin E-Acetat
2 Msp. Harnstoff
1 Messl. D-Panthenol 75 %

feuchtigkeitsspendend
1 Messl. D-Panthenol 75 %
1 Messl. Aloe vera 10fach

- **Konservierung**

22 Tr. Paraben K

Diese Körpermilch ist durch das Algenöl anregend und erfrischend.

Körpermilch

- **Fettphase**

20 g Tegomuls
65 ml Jojoba- oder Mandelöl
20 ml Monoi Tiare natur oder mit einem anderen Duft
40 g Fettphase : 160 ml Wasserphase

- **Wirkstoffe**

2 Messl. Glycerin

feuchtigkeitsspendend
1 Messl. D-Panthenol 75 %
1 Messl. Vitamin E-Acetat

feuchtigkeitsspendend, glättend
2 Messl. Nachtkerzen-Fluid HT
2 Messl. Vitamin E Fluid HT
1 Messl. D-Panthenol 75 %

- **Konservierung**

21 Tr. Paraben K

Diese Körpermilch duftet angenehm nach Tiare-Blüten. Wer den Geruch nicht mag, kann Monoi Tiaré durch Kokosöl ersetzen.

Gesichtswasser

Aloe-vera-Gel pur

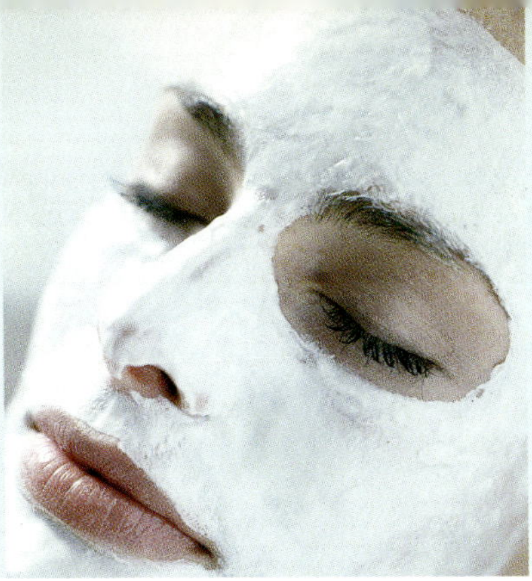

Gesichtswasser

70 ml dest. Wasser
3 ml Glycerin
5 ml Da Zao
3 ml Zi Cao
10 ml Hamameliswasser
10 ml Kosm. Basiswasser

Peeling

100 ml dest. Wasser
2 gestr. Messl. Gelbildner PNC 430
2–4 Messl. Olivenstein Granulat
1 Messl. Betain
1 Messl. D-Panthenol 75 %
1 Messl. Aloe vera 10fach

- **Konservierung**

10 Tr. Paraben K oder 30 Tr. BioKons
Den Gelbildner ins Wasser einrühren und quellen lassen, dann die anderen Wirkstoffe nacheinander zufügen.

Augengel

beruhigt, spendet Feuchtigkeit
50 ml Wasser
30 Tr. grüner Tee flüssig Extrakt
1/2 Messl. Gelbildner PN 430
leicht adstringierend
30 Tr. Nachtkerzenöl Fluid HT
1 Msp. Hyaluronsäure
2 Tr. äth. Öl Myrte

- **Konservierung**

5 Tr. Paraben K

Meristemgel

zur Hautberuhigung, auch als Augengel zu benutzen
50 ml dest. Wasser

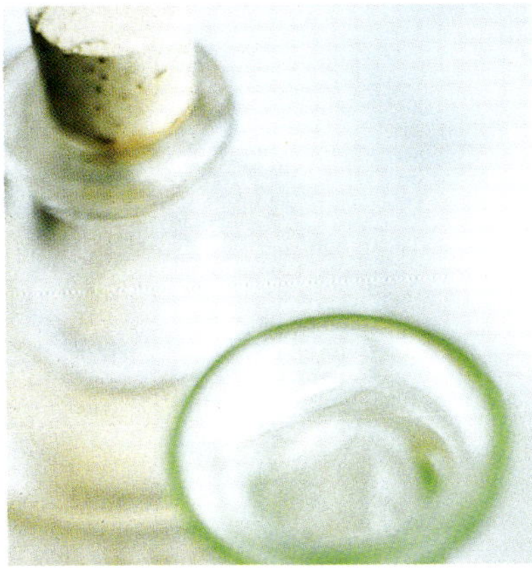

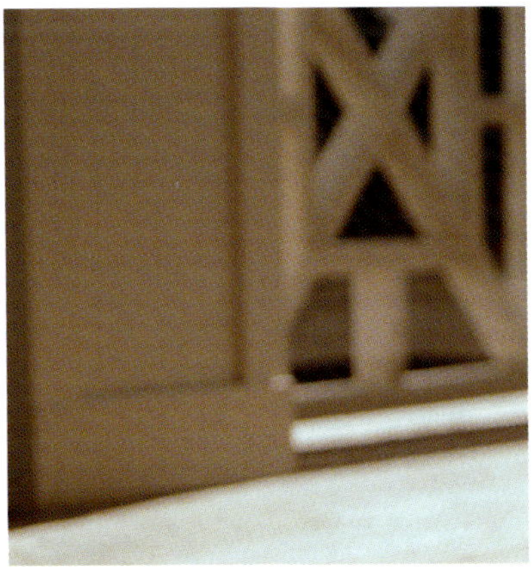

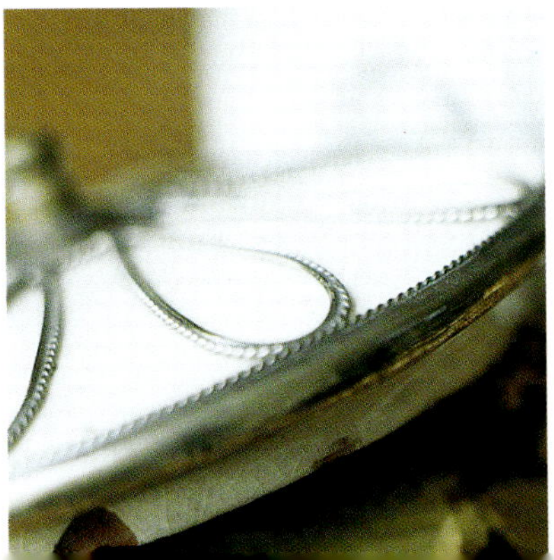

1/2 Msp. Gelbildner PNC 430
3 ml Meristemextrakt
2 ml D-Panthenol 75 %

- **Konservierung**

5 Tr. Paraben K oder 15 Tr. BioKons
Wasser mit Gelbildner andicken und anschließend die restlichen Zusatz- und Wirkstoffe unterrühren.

Kompressen

Aufguss aus 1/2 l Wasser und folgenden Kräutern zubereiten
1 Essl. Kamillenblüten
1 Essl. Lavendelblüten

Gesichtsdampfbad

1 l Wasser
2 Essl. Kamillenblüten
3 Tr. äth. Öl Muskatellersalbei

Hydro-Maske

100 ml dest. Wasesr
2 Messl. Gelbildner PNC 430
glättend, stimuliert das Zellwachstum
1/2 Messl. Nachtkerzenöl Fluid HT
1 Messl. Glycerin
glättend, feuchtigkeitsspendend
1/2 Messl. Weizenkeimöl Fluid HT
1 Msp. Elastinpulver P
Vitaminmaske
1 Messl. Vitamin E Fluid HT
1/2 Messl. Vitamin A Fluid HT
1 Messl. D-Panthenol

- **Konservierung**

12 Tr. Paraben K

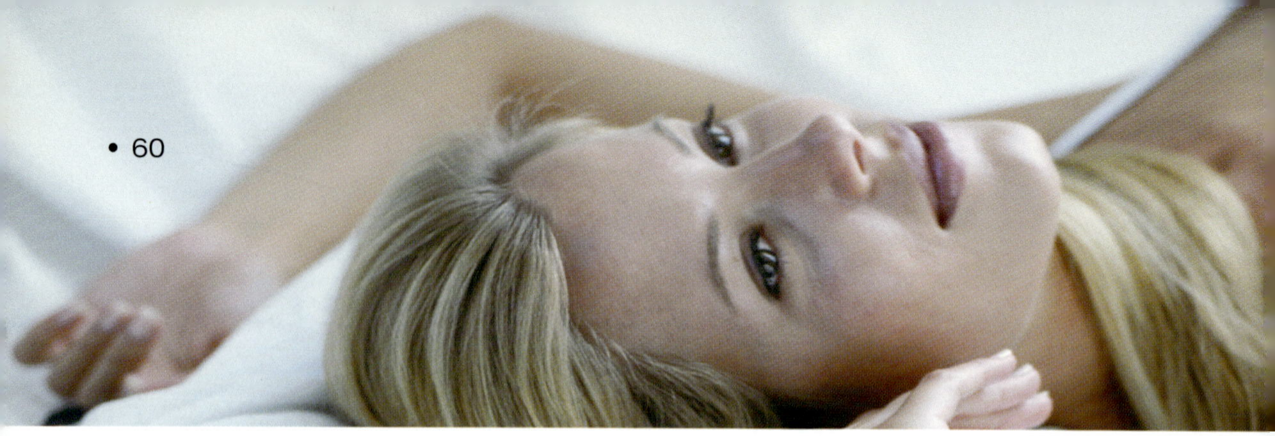

Creme-Maske

50 ml Cremaba HT
5 ml Haselnussöl
Vitaminmaske
20–30 Tr. Vitamin E-Acetat
8 Tr. Vitamin A-Palmitat
1/2 Messl. D-Panthenol
glättend, regenerierend
1/2 Messl. Calendulaöl
2 Messl. Hagebuttenkeimöl
durchblutungsfördernd
5 Tr. äth. Öl deutsche Kamille
1/2 Messl. Algenöl

- Konservierung

9 Tr. Paraben K oder 27 Tr. BioKons

Algenmaske

durchblutungsfördernd, glättend
1 Eigelb
8 Messl. Nachtkerzenöl
2 Messl. Weizenkeimöl
1 Algentablette
3 Tr. Zitronensaft
Algentablette zerdrücken, mit dem Eigelb und Ölen vermischen. Zum Schluss den Zitronensaft zugeben.

Joghurt-Maske

2 Essl. Joghurt
1 Messl. Fluidlecithin Super
1 Messl. Avocadoöl
Diese Maske ist durchblutungsfördernd, belebend und straffend.

Feuchtigkeitsmaske

100 ml dest. Wasser
2 Messl. Glycerin
1 Messl. Fluidlecithin Super
1 Messl. Sanddornöl
1 ml Seidenprotein
1 Messl. Gelbildner PNC 430

- Konservierung

11 Tr. Paraben K
Wasser mit Gelbildner andicken, quellen lassen, dann die Wirkstoffe einarbeiten.

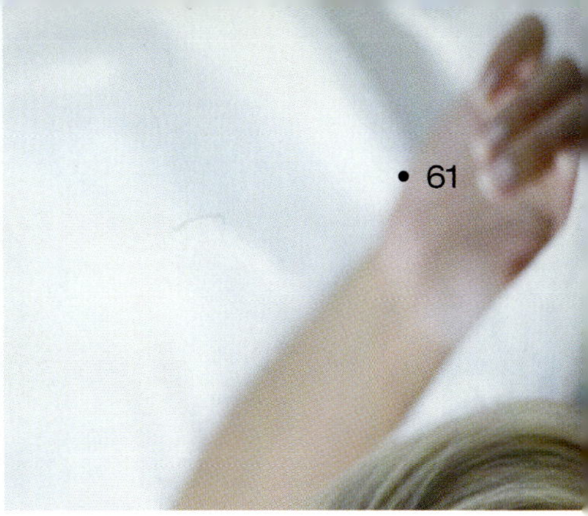

Sehr trockene Haut

Reinigungsmilch

s. trockene, feuchtigkeitsarme Haut

Gesichtswasser

100 ml Hamemeliswasser
2 ml Pflanzenextrakt Calendula
1 ml Aloe vera 10fach

Tagescreme

- Fettphase

8 g Emulsan II
5 g Ceralan
12 g Shea-Butter
35 ml Macadamianuss-Öl
35 ml Jojobaöl
20 ml Fettphase : 20 ml Wasserphase

- Wirkstoffe

hautberuhigend, feuchtigkeitsspendend
6 Tr. Carotinöl
12 Tr. Vitamin E-Acetat
12 Tr. D-Panthenol 75 %
feuchtigkeitsspendend, glättend
12 Tr. Aloe vera 10fach
1 ml Glycerin
20 Tr. Vitamin E-Acetat
hautberuhigend, feuchtigkeitsspendend
1/2 TL. Lipoderminkonzentrat
1 Msp. Harnstoff
6 Tr. Carotinöl

- Konservierung

5 Tr. Paraben K

Tagescreme

- Fettphase

3 g Confonder
3 g Shea-Butter
5 g Eucerin
10 ml Macadamianuss-Öl
1 g Cetylalkohol
die gesamte Fettphase zu
28 ml Wasserphase

- Wirkstoffe

stark feuchtigkeitsspendend
1 Msp. Harnstoff
20 Tr. D-Panthenol 75 %
1 ml Glycerin
feuchtigkeitsspendend, glättend
1 Msp. Hyaluronsäure
12 Tr. D-Panthenol 75%
25 Tr. Vitamin E Fluid HT

- Konservierung

4 Tr. Paraben K

Nachtcreme

- Fettphase

12 g Emulsan II
10 g Shea-Butter
10 g Ceralan
60 ml Mandelöl
10 ml Nachtkerzenöl
20 ml Fettphase : 30 ml Wasserphase

- Wirkstoffe

beruhigt, feuchtigkeitsspendend
15 Tr. D-Panthenol 75 %
10 Tr. Carotinöl
15 Tr. Meristemextrakt
Vitamincreme
15 Tr. Aloe vera 10fach
12 Tr. Vitamin A-Palmitat
25 Tr. Vitamin E-Acetat
feuchtigkeitsspendend, straffend
1 Msp. Harnstoff
1 Msp. Gelee Royale
1/2 TL Lipoderminkonzentrat

- Konservierung

5 Tr. Paraben K oder 15 Tr. BioKons

Nachtcreme

- Fettphase

10 g Emulsan II
10 g Fluidlecithin Super
10 g Kakaobutter
20 ml Haselnussöl
10 ml Hagebuttenkerenöl
10 ml Fettphase : 20 ml Wasserphase

Wirkstoffe

stimuliert die Zellen, regenerierend
6 Tr. Carotinöl
15 Tr. D-Panthenol 75 %
15 Tr. Fibrostimulin P
2 Tr. äth. Öl Cistrose
straffend, glättend
3 Tr. äth. Öl Karottensamen
10 Tr. Vitamin A-Palmitat
25 Tr. Vitamin E-Acetat

- Konservierung

4 Tr. Paraben K

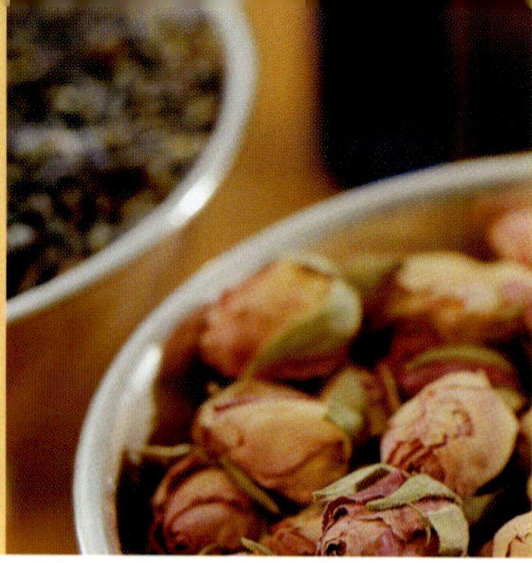

Nachtcreme

- Fettphase

20 g Tegomuls
10 g Eucerin
5 g Ceralan
70 ml Jojobaöl
10 ml Fettphase : 20 ml Wasserphase

- Wirkstoffe

glättend, regenerierend
15 Tr. D-Panthenol 75%
1 Msp. Allantoin
6 Tr. Carotinöl
straffend, vitalisierend
15 Tr. Aloe vera 10fach
1 Msp. Gelee Royale
25 Tr. Vitamin E-Acetat
2 Tr. Weihrauch
feuchtigkeitsspendend, glättend
1 Msp. Harnstoff
15 Tr. Fibrostimulin P
1 ml Glycerin

- Konservierung

3 Tr. Paraben K

Nachtcreme

- Fettphase

12 g Emulsan II
10 g Shea-Butter
10 g Ceralan
55 ml Mandelöl
15 ml Kokosöl
20 ml Fettphase : 20 ml Wasserphase

- Wirkstoffe

1 ml Glycerin
feuchtigkeitsspendend, straffend
6 Tr. Johanniskrautöl
1 Msp. Harnstoff
1 Msp. Gelee Royale
feuchtigkeitsspendend, glättend bei Hautrauigkeit
1 Messl. Fluidlecithin Super
1 Msp. Elastinpulver P
1 Msp. Harnstoff
Vitamincreme regeneriert, glättet
12 Tr. Sanddornöl
25 Tr. Vitamin A Fluid HT
25 Tr. Vitamin E Fluid HT

- Konservierung

5 Tr. Paraben kK

Creme für extra trockene Haut

- Fettphase

6 g Confonder
10 g Eucerin
20 ml Macadamianussöl
6 g Shea-Butter
2 g Cetylalkohol
Gesamte Fettphase : 60 ml Wasser

- Wirkstoffe

2 ml Nachtkerzenöl
2 Messl. Fluidlecithin-Super
30 Tr. Aloe vera 10fach
1 Messl. Vitamin E-Acetat
1 Messl. D-Panthenol 75 %

- Konservierung

12 Tr. Paraben K

Den Confonder unter Rühren erhitzen, es bilden sich immer feine weiße Flocken, die sich aber bei Zugabe der Wasserphase auflösen.

Körpermilch

- Fettphase

6 g Confonder
2 g Cetylalkohol
5 ml Fluidlecithin Super
25 ml Macadamianussöl
10 ml Eucerin
6 g Shea-Butter
Gesamte Fettphase : 130 ml Wasser

- Wirkstoffe

feuchtigkeitsspendend
3 Messl. Aloe vera 10fach
3 Messl. D-Panthenol 75 %
2 Messl. Vitamin E-Acetat
40 Tr. Vitamin A-Palmitat
glättend, feuchtigkeitsspendend
26 Tr. Alpha-Bisabolol
2 Messl. Lipoderminkonzentrat
3 Messl. D-Panthenol 75 %
feuchtigkeitsspendend
4 Msp. Harnstoff
3 Messl. D-Panthenol 75 %
2 Messl. Vitamin E-Acetat

- Konservierung

26 Tr. Paraben K

Körpermilch

- Fettphase

20 g Emulsan II
20 g Shea-Butter
20 g Kakaobutter
50 ml Weizenkeimöl
20 ml Kokosöl
30 ml Fettphase : 120 ml Wasserphase

- Wirkstoffe

feuchtigkeitsspendend
5 ml Glycerin

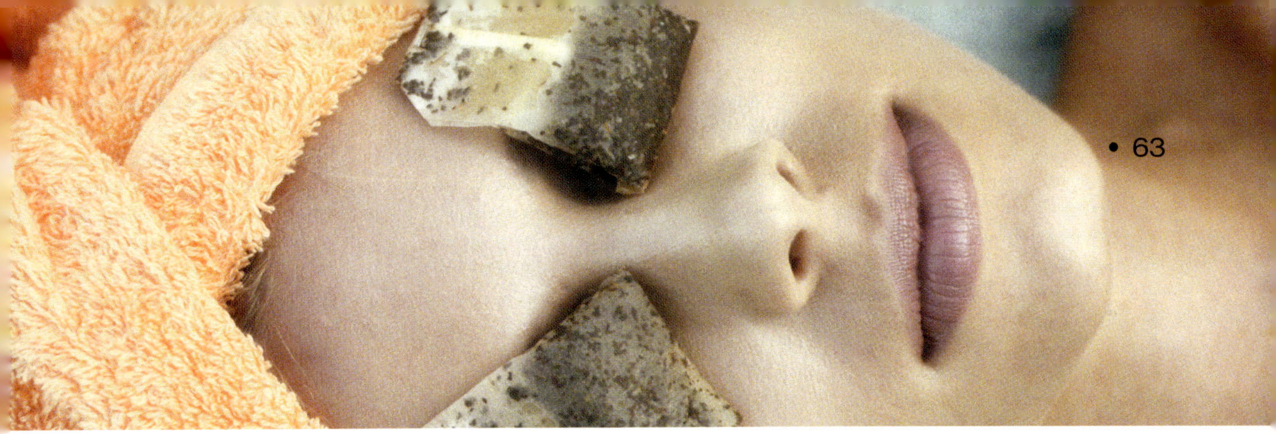

1 Messl. Vitamin E-Acetat
1 Messl. D-Panthenol 75 %

- Konservierung

17 Tr. Paraben K

Körpermilch

- Fettphase

20 g Tegomuls
65 ml Jojobaöl
20 ml Monoi Tiare natur oder
mit einem anderen Duft
10 ml Eucerin
40 g Fettphase : 160 ml Wasserphase

- Wirkstoffe

4 ml Algenöl
6 ml Glycerin
feuchtigkeitsspendend
3 Msp. Harnstoff
1 Messl. Vitamin E-Acetat
glättend, feuchtigkeitsspendend
2 Messl. Nachtkerzenöl Fluid HT
1 Messl. Tr. Aloe vera 10fach
2 Messl. D-Panthenol

- Konservierung

20 Tr. Paraben K
Diese Körperlotion duftet angenehm nach Tiare-Blüten. Wer den Duft nicht mag, kann Monoi Tiare durch Kokosöl ersetzen.

Peeling

- Fettphase

20 g Tegomuls
5 g Shea-Butter
5 g Ceralan
70 ml Sojaöl
10 ml Fettphase : 40 ml Wasserphase

- Wirkstoffe

1 Messl. Olivenschalen Granulat
Konservierung
5 Tr. Paraben oder 15 Tr. BioKons

Augengel

feuchtigkeitsspendend, beruhigend
50 ml dest. Wasser
1/2 Messl. Gelbildner PNC 430
1 Msp. Hyaluronsäure
2 Tr. äth. Öl Rose
30 Tr. Nachtkerzenöl Fluid HT

- Konservierung

6 Tr. Paraben K

Augenkompressen

zur Beruhigung von überanstrengten Augen: Pads mit Rosenwasser oder Myrtelwasser besprühen und 5–10 Minuten auf die gereinigten, geschlossenen Augen legen.
1 Tasse Tee aus 2 Essl. Ceylontee aufbrühen und 10 Minuten ziehen lassen. Pads damit tränken und auf die gereinigten, geschlossenen Augenlider geben.

Kompressen

Sud aus folgenden Kräutern bereiten
1 Essl. Kamillenblüten
1 Essl. Johanniskrauttee oder
2 Essl. Hautpflegetee

Creme-Maske

50 ml Cremaba HT
6 ml Haselnussöl
glättend, feuchtigkeitsspendend
1 Messl. Nachtkerzenöl
1 Messl. Vitamin E-Acetat
glättend, straffend
1 Messl. Weizenkeimöl
18 Tr. Vitamin A-Plamitat
1 Messl. Gelee Royal

- Konservierung

9 Tr. Paraben K

Maske mit Johanniskrautöl

1 Eigelb
2 Messl. Johanniskrautöl
1 Messl. Nachtkerzenöl
3 Tr. Zitronensaft
Eigelb mit den Ölen vermischen und zum Schluss den Zitronensaft zugeben.

Maske mit Vitaminen

4 Messl. Avocadoöl
1/2 Messl. Fluidlecithin Super
1/2 Messl. Vitamin A Fluid HT
1/2 Messl. Vitamin E Fluid HT
1 Tr. äth. Öl Palmarosa

Joghurt-Maske

2 Essl. Joghurt
1 Messl. Fluidlecithin Super
1 Messl. Nachtkerzenöl
Diese Maske regeneriert, belebt und regt die Durchblutung an.

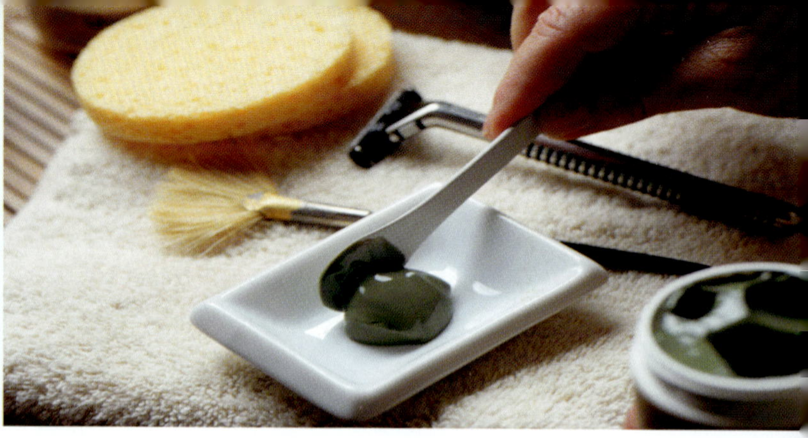

Mischhaut

Reinigungsmilch

- Fettphase
  20 g Tegomuls
  70 ml Sojaöl
  10 g Cetylalkohol
  50 g Fettphase : 150 ml Wasserphase
- Wirkstoffe
  2 Messl. Betain
  1 Messl. Aloe vera 10fach
- Konservierung
  22 Tr. Paraben K

Gesichtswasser

100 ml naturtrüber Apfelessig
100 ml Wasser
miteinander mischen, in eine dunkle Flaschen geben

Gesichtswasser

100 ml Hamameliswasser
1 Messl. Aloe vera 10fach
1 Messl. D-Panthenol 75 %
5 ml Da Zao

Tagescreme

- Fettphase
  25 g Tegomuls
  90 ml Weizenkeimöl
  5 g Shea-Butter
  10 ml Fettphase : 20 ml Wasserphase
- Wirkstoffe
  <u>beruhigt, entzündungshemmend bei kleinen Hautunreinheiten</u>
  9 Tr. Aloe vera 10fach
  5 Tr. Alpha Bisabolol
  1/2 Messl. Hamamelisextrakt
  <u>glättend, feuchtigkeitsspendend</u>
  18 Tr. Nachtkerzenöl Fluid HT
  18 Tr. Vitamin E Fluid HT
  10 Tr. D-Panthenol 75 %
  <u>stärkt die Haut gegen Umwelteinflüsse</u>
  10 Tr. grüner Tee flüssig Extrakt
  30 Tr. Da Zao
  1 Msp. Hyaluronsäure
- Konservierung
  5 Tr. Paraben K

Tagescreme

50 ml Cremaba HT
1–2 Messl. Weizenkeimöl
1 Messl. Vitamin E Fluid HT
12 Tr. D-Panthenol 75 %
1 Msp. Harnstoff
- Konservierung
  4 Tr. Paraben K oder 12 Tr. BioKons
  leichte Creme, feuchtigkeitsspendend

Tagescreme

50 ml Cremaba HT
1–2 Messl. Weizenkeimöl
<u>feuchtigkeitsspendend</u>
1 Messl. Vitamin E Fluid HT
12 Tr. D-Panthenol 75 %
1 Msp. Harnstoff
<u>stärkt die Haut gegen Umwelteinflüsse</u>
12 Tr. grüner Tee flüssig Extrakt
2 ml Da Zao
- Konservierung
  6 Tr. Paraben K

Nachtcreme

- Fettphase
  20 g Tegomuls
  5 g Shea-Butter
  5 g Ceralan
  70 ml Jojobaöl
  10 ml Fettphase : 30 m l Wasserphase
- Wirkstoffe
  <u>feuchtigkeitsspendend</u>
  10 Tr. D-Panthenol
  10 Tr. Aloe vera 10fach
  15 Tr. Vitamin E-Acetat
  <u>hautberuhigend, stärkend</u>
  6 Tr. Carotinöl
  30 Tr. Da Zao
  9 Tr. D-Panthenol 75 %
  <u>straffend, feuchtigkeitsspendend</u>
  1 Msp. Harnstoff
  2 Tr. äth. Öl Lavendel
  15 Tr. Vitamin E
- Konservierung
  4 Tr. Paraben K oder
  12 Tr. BioKons

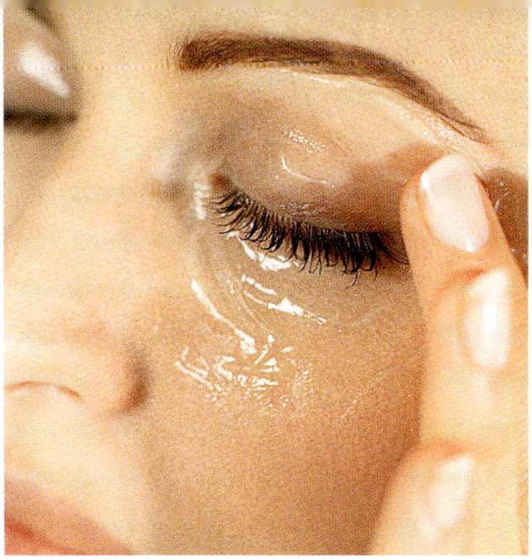

Augengel

beruhigt, glättet Feuchtigkeitsfältchen und wirkt adstringierend

50 ml dest. Wasser
1/2 Messl. Gelbildner PNC 430
10 Tr. grüner Tee flüssig Extrakt
1 ml Seidenprotein
1/2 Messl. Vitamin A Fluid HT
1/2 Messl. Fluidlecithin Super

- Konservierung

6 Tr. Paraben K
Wasser mit Gelbildner andicken und die restlichen Wirkstoffe zufügen.

Peeling

Etwas Salz aus dem Toten Meer mit Jojobaöl vermischen, auf das gereinigte Gesicht auftragen und sanft einmassieren. Nach ca. 1 Minute mit warmem Wasser abspülen und Tages- oder Nachtcreme auftragen.

Körpermilch

- Fettphase

20 g Tegomuls
85 ml Jojobaöl
40 ml Fettphase : 160 ml Wasserphase

- Wirkstoffe

durchblutungsfördernd

4 ml Algenöl
1 Messl. Vitamin E-Acetat

beruhigend

4 Msp. Allantoin
1 Messl. Vitamin E-Acetat

- Konservierung

22 Tr. Paraben K

Hydro-Maske

feuchtigkeitsspendend, beruhigend

50 ml dest. Wasser
1 Messl. Gelbildner PNC 430
15 Tr. Aloe vera 10fach
15 Tr. D-Panthenol 75 %
15 Tr. Pflanzenextrakt Calendula
15 Tr. Meristemextrakt

- Konservierung

6 Tr. Paraben K

Gesichtsdampfbad

1/4 Tasse Apfelessig
1 l Wasser
2 Essl. Kamillenblüten

Creme Maske

entzündungshemmend, beruhigend

50 ml Cremaba HT
4 ml Haselnussöl
9 Tr. Alpha-Bisabolol
1/2 Messl. Calendulaöl
1/2 Messl. Johanniskrautöl
1/2 Messl. Klettenwurzelöl

- Konservierung

9 Tr. Paraben K

Feuchtigkeits-Maske

50 ml dest. Wasser
1 Messl. Gelbildner PNC 430
5 ml Aloe-vera-Gel
1 Messl. D-Panthenol 75 %
1 Msp. Hyaluronsäure
1 Messl. Fluidlecithin Super
1 Messl. Nachtkerzenöl Fluid HT

- Konservierung

6 Tr. Paraben K

Feuchtigkeits-Maske

zur Hautreinigung

50 ml dest. Wasser
1 Messl. Gelbildner PNC 430
15 Tr. Meristemextrakt
10 Tr. Johanniskrautöl
1 Messl. Fluidlecithin Super

- Konservierung

6 Tr. Paraben K

Joghurt-Maske

straffend, erfrischend und beruhigend.

2 Essl. Joghurt
2 TL Apfelessig
15 Tr. Meristemextrakt

Feuchtigkeitsmaske mit Haferkleie

100 ml dest. Wasser
1 Msp. Harnstoff
5 g Haferkleie
1 Messl. Gelbildner PNC 430
2 Messl. Fluidlecithin Super

- Konservierung

11 Tr. Paraben K
Den Gelbildner in das Wasser einrühren und quellen lassen. Nacheinander die restlichen Wirkstoffe hinzufügen.

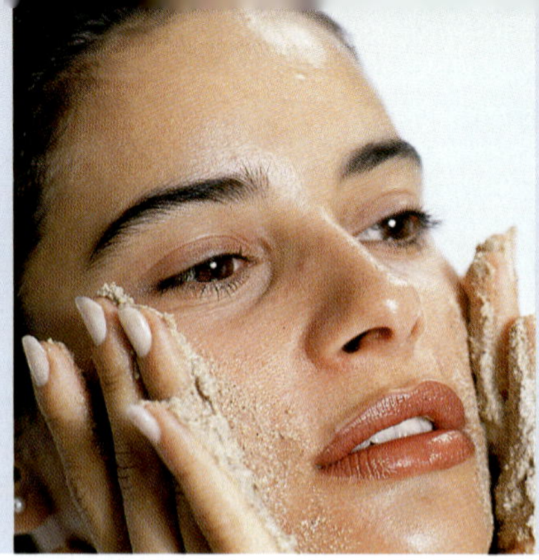

Reife Haut

Gesichtswasser

Rosenwasser oder Orangenblütenwasser

Reinigungsmilch

s. trockene, feuchtigkeitsarme Haut

Tagescreme

- Fettphase

20 g Tegomuls
5 g Shea-Butter
5 g Ceralan
30 ml Macadamianussöl
30 ml Jojobaöl
10 ml Nachtkerzenöl
10 g Fettphase : 20 ml Wasserphase

- Wirkstoffe:

feuchtigkeitsspendend, regenerierend
10 Tr. D-Panthenol 75 %
1 Msp. Harnstoff
6 Tr. Carotinöl

regenerierend, glättend, feuchtigkeitsspendend
10 Tr. Sanddornöl
3 Tr. äth. Öl Strohblume
1 Msp. Hyaluronsäure

Vitamincreme
10 Tr. D-Panthenol 75%
8 Tr. Vitamin A-Palmitat
15 Tr. Vitamin E-Acetat

- Konservierung

4 Tr. Paraben K

Tagescreme

regenerierend, feuchtigkeitsspendend
50 ml Cremaba Plus
3 Messl. Macadamianussöl
1 Messl. Hagebuttenkernöl
2 ml Vitamin E Fluid HT
1 Msp. Harnstoff
4 Tr. Carotinöl

- Konservierung

5 Tr. Paraben K oder 15 Tr. BioKons

Nachtcreme

- Fettphase

8 g Emulsan II
5 g Ceralan
12 g Shea-Butter
4 ml Fluidlecithin Super
35 ml Macadamianussöl
35 ml Jojobaöl
20 g Fettphase : 20 ml Wasserphase

- Wirkstoffe

regenerierend, vitaminreich
8 Tr. Carotinöl
8 Tr. Johanniskrautöl
1/2 Messl. Vitamin E Fluid HT
1/2 Messl. Vitamin A Fluid HT

glättend, regenerierend, feuchtigkeitsspendend
3 Tr. äth. Öl Strohblume
1 Msp. Gelee Royale
1 Msp. Harnstoff

glättend, regenerierend, stimuliert die Zellen
1 Msp. Propolisextrakt-Pulver
1 Msp. Elastinpulver P
2 Tr. Weihrauch

- Konservierung

4 Tr. Paraben K

Nachtcreme

- Fettphase

20 g Emulsan II
40 ml Macadamianussöl
10 ml Nachtkerzenöl
30 g Eucerin
25 ml Fettphase : 25 ml Wasserphase

- Wirkstoffe

regenerierend, glättend
1 ml Fluidlecithin Super
2 Tr. Weihrauch
1 Msp. Propolisextrakt-Pulver

vitaminreich, feuchtigkeitsspendend
30 Tr. Vitamin A Fluid HT
30 Tr. Vitamin E Fluid HT
1 Msp. Harnstoff

- Konservierung

5 Tr. Paraben K oder 15 Tr. BioKons

Augengel

regenerierend, adstringierend
1 Msp. Gelbildner PNC 430
50 ml dest. Wasser
2 Tr. Weihrauch
2 Tr. äth. Öl Cistrose
1 Messl. Vitamin A Fluid HT
1 Messl. Nachtkerzenöl Fluid HT

- Konservierung

6 Tr. Paraben K

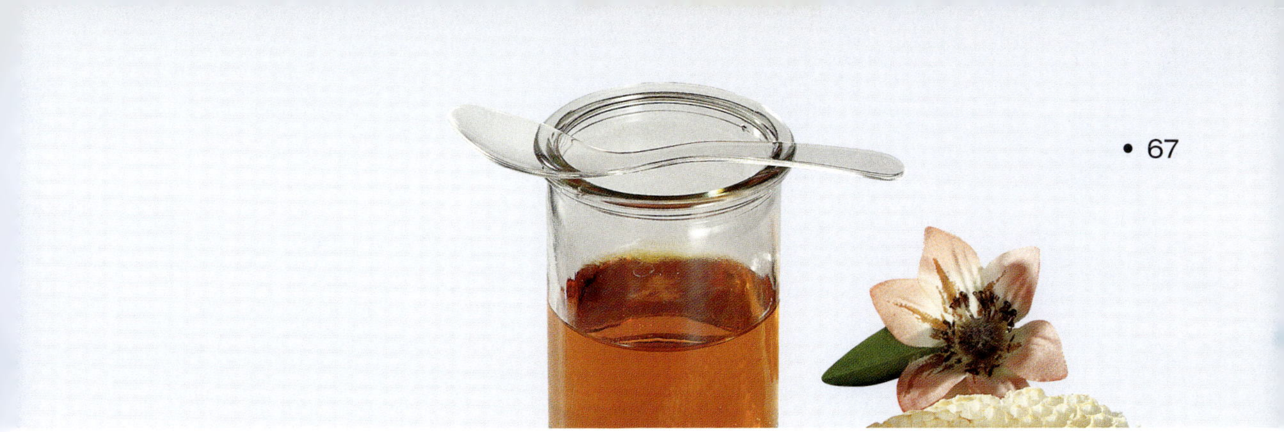

Gesichtsdampfbad

1 l Wasser
1 Essl. Lavendelblüten
1 Essl. Kamillenblüten
2 Tr. äth. Öl Muskatellersalbei

Kompressen

Einen Aufguss aus 1/2 l Wasser
und folgenden Kräutern zubereiten:
1 Essl. Lavendelblüten
1 Essl. Kamillenblüten

Bodylotion

- Fettphase

30 g Emulsan II
10 ml Fluidlecithin Super
30 ml Macadamianussöl
20 ml Hagebuttenkernöl
10 g Eucerin
30 ml Fettphase : 180 ml Wasserphase

- Wirkstoffe

feuchtigkeitsspendend
2 Messl. Aloe vera 10fach
2 Messl. D-Panthenol 75 %
feuchtigkeitsspendend, regenerierend
4 Msp. Harnstoff
2 Messl. Vitamin E
2 ml Sanddornöl

- Konservierung

22 Tr. Paraben K

Körpermilch

- Fettphase

15 g Emulsan II
90 ml Jojobaöl
2 g Cetylalkohol
40 Fettphase : 100 ml dest. Wasserphase

Wirkstoffe
feuchtigkeitsspendend, regenerierend
1 ml Sanddornöl
3 Msp. Harnstoff
2 Messl. D-Panthenol 75 %
feuchtigkeitsspendend, glättend
2 Messl. Aloe vera 10fach
12 Tr. Grüner Tee flüssig Extrakt
1 Messl. Nachtkerzenöl Fluid HT

- Konservierung

14 Tr. Paraben K

Hydro-Maske

regenerierend, aufbauend
100 ml dest. Wasser
2 Messl. Gelbildner PNC 430
2 Tr. äth. Öl Rose
1/2 Messl. Propolis-Tinktur
1 Algentablette z. B. Spirulina
1 TL Honig

- Konservierung

11 Tr. Paraben K
Die Algentablette mit einem Teelöffel pulverisieren und mit dem Wasser auflösen. Den Gelbildner einrühren und kräftig durchrühren. Wenn die Masse zu einem Gel geworden ist, Propolistinktur, den Honig und das äth. Öl zufügen.

Creme-Maske

anregend, stimulierend, regenerierend
50 ml Cremaba Plus
8 ml Haselnussöl
1 Messl. Algenöl
1 Msp. Propolisextrakt Pulver
1 Messl. Vitamin E-natürlich
1/2 Messl. Klettenwurzelöl
16 Tr. Vitamin A-Palmitat

- Konservierung

6 Tr. Paraben K
Alles der Reihe nach miteinander vermischen.

Algenmaske

glättend, regenerierend
2-3 Essl. Sahnequark
1 TL Honig
1 Algentablette
2 Tr. äth. Öl Strohblume
Ätherisches Öl mit dem Honig mischen. Die Algentablette pulverisieren und in den Quark rühren. Zum Schluss den Honig unterrühren.

Joghurt-Maske

straffend, glättend, regenerierend
2 Essl. Joghurt
1 Messl. Fluidlecithin Super
1 Messl. Hagebuttenkernöl
1 Msp. Gelee Royale

Gesichtsmaske mit Schlamm aus dem Toten Meer

anregend, stimulierend

30 g Schlamm

10 Tr. D-Panthenol 75 %

2 Tr. äth. Öl Grapefruit

In den Schlamm werden D-Panthenol und ätherisches Öl eingearbeitet. Die Packung sollte mindestens 5 Minuten, jedoch nicht länger als 20 Minuten, auf der Haut bleiben. Augenpartie großzügig aussparen. Hals und Dekolleté mit einbeziehen.

Hautöl

bei sehr empfindlicher Haut zur Hautberuhigung

25 ml Schwarzkümmelöl

15 ml Jojobaöl

10 ml Macadamianussöl

10 Tr. äth. Öl Lavendel

Alles in eine dunkle Flasche geben und durchschütteln.

Fettige, unreife Haut

Waschgel bei unreiner Haut

Die ätherischen Öle desinfizieren, unterstützen die Abheilung

50 ml Wasser

40 ml Betain

10 ml Zetesol

5 Tr. äth. Öl Teebaum

3 Tr. äth. Öl Oregano

5 Tr. äth. Öl Pfefferminz

Reinigungsgel

Phase A: 10 ml kosm. Haarwasser

1–2 Messl. Gelbildner PNC 430

Gelbildner PNC 430 in Alkohol lösen und glatt rühren.

Phase B: 60 ml Wasser

1 Msp. Allantoin

A in B verrühren und glattrühren.

Wirkstoffe

ätherische Öle desinfizieren und unterstützen die Abheilung

5 Tr. äth. Öl Teebaum

30 Tr. Aloe vera 10fach

5 Tr. Alpha-Bisabolol

15 Tr. Meristemextrakt

5 Tr. Pflanzenextrakt Hamamelis

5 Tr. Pflanzenextrakt Calendula (Ringelblume)

1 Messl. Sanfteen

beruhigend, abheilend

30 Tr. Aloe vera 10fach

20 Tr. Pflanzenextrakt Calendula (Ringelblume)

4 Tr. äth. Öl Teebaum

3 Tr. Carotinöl

15 Tr. Meristemextrakt

2 Messl. Betain

Peeling

40 ml dest. Wasser

1 gestr. Messl. Gelbildner PNC 430

2–4 Messl. Olivenstein Granulat

1 Messl. Betain

5 Tr. äth. Öl Teebaum

8 Tr. Meristemextrakt

Konservierung

5 Tr. Paraben K

Gesichtswasser

ätherische Öle desinfizieren und unterstützen die Abheilung

50 ml Myrtle Wasser oder Hamameliswasser

2 ml Meristemextrakt

3 Tr. äth. Öl Lavendel

2 Tr. äth. Öl Lorbeer

1 Tr. äth. Öl Oregano

2 Tr. äth. Öl Deutsche Kamille

10 ml Kosm. Basiswasser

Gesichtslotion

50 ml Cremaba HT

3 Messl. Lipoderminkonzentrat HT

2 Messl. Kosm. Basiswasser

25 Tr. Hamemeliswasser

15 Tr. äth. Öl Teebaum

15 ml dest. Wasser

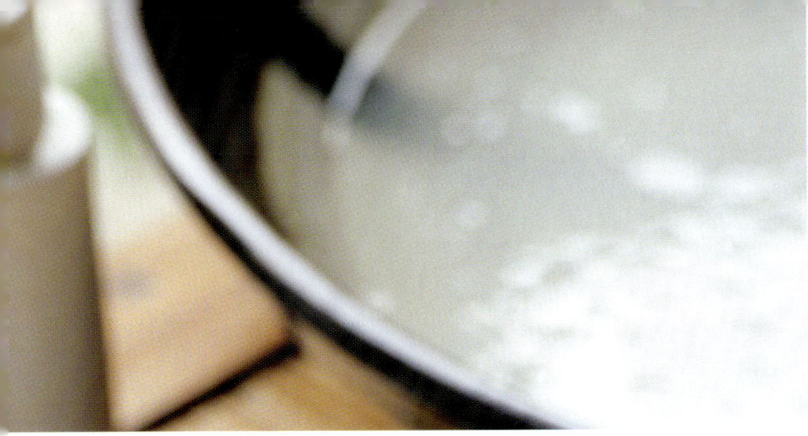

Gesichtsgel

abheilend, beruhigend

4 Messl. Lipoderminkonzentrat HT
1/2 Messl. Gelbildner PNC 430
15 Tr. äth. Öl Teebaum
25 Tr. Vitamin E Fluid HT
30 ml dest. Wasser

- Konservierung

5 Tr. Paraben K
Gelbildner ins Wasser einrühren und quellen lassen. Dann die übrigen Wirkstoffe nacheinander einrühren.

Gesichtscreme

- Fettphase

25 g Tegomuls
55 ml Jojobaöl
20 g Cetylalkohol
10 ml Fettphase : 50 ml dest. Wasserphase

- Wirkstoffe

abheilende ätherische Öle

2 Tr. äth. Öl Zitrone
2 Tr. äth. Öl Eucalyptus dives
2 Tr. äth. Öl Rosmarin typ verbenon

abheilend

14 Tr. Vitamin A Palmitat
1 Msp. Harnstoff

abheilend und beruhigend

15 Tr. äth. Öl Teebaum
1 Messl. Vitamin A Fluid HT
15 Tr. Meristemextrakt

- Konservierung

6 Tr. Paraben K oder 18 Tr. BioKons

Masken

Hydro-Maske

100 ml dest. Wasser
ca. 2 Messl. Gelbildner PNC 430

bei leicht fettiger Haut

30 Tr. Vitamin E Fluid HT
1/2 Messl. Lipoderminkonzentrat
1/2 Messl. Elastinpulver P

bei fettiger Haut

1 Msp. Harnstoff
30 Tr. Meristemextrakt
20 Tr. Aloe vera 10fach

bei sehr fettiger, unreiner Haut

5 Tr. äth. Öl Deutsche Kamille
5 Tr. äth. Öl Zitrone
5 Tr. äth. Öl Strohblume
1/2 Messl. Vitamin A Fluid HT

- Konservierung

10 Tr. Paraben K
Harnstoff und Elastinpulver im Wasser auflösen, danach den Gelbildner ebenfalls im Wasser auflösen und kräftig rühren bis sich ein Gel bildet. Dann die angegebenen Wirkstoffe der Reihe nach einrühren.

Maske mit Heilerde

- Grundrezept

2 Essl. Heilerde mit ca. 150 ml Wasser anrühren, sodass sich eine streichfähige Masse ergibt.
Heilerde entgiftet, fördert die Durchblutung, strafft und glättet. Sie führt der Haut Mineralstoffe zu, sorgt für den Abtransport von Stoffwechselprodukten und ist besonders für die fettige Haut bei Hautrötungen und Hautunreinheiten geeignet.

- Variationen mit Heilerde

Anstelle des Wassers nimmt man 1 Tasse grünen Tee. Gut geeignet ist der japanische Bancha. Für eine Tasse nimmt man 4 Teelöffel Tee, brüht ihn mit kochendem Wasser auf und lässt ihn 10 Minuten ziehen.
Eine weitere Möglichkeit ist, die Heilerde mit Lapachotee anzurühren. Lapachotee regt die Hautfunktionen an, fördert die Durchblutung, strafft und glättet, wirkt entzündungshemmend und erfrischend.

Gesichtsdampfbad

1 l Wasser
1 Essl. Johanniskrauttee
1 Essl. Kamillenblüten
2 Tr. äth. Öl Inula graveolens
1 Tr. äth. Öl Oregano
Kochendes Wasser über die Kräuter geben, kurz ziehen lassen, Öle zufügen und das Gesicht ca. 5 Minuten über den Dampf halten.

Pickelgel

10 ml dest. Wasser
1 Msp. Gelbildner PNC 430
6 Tr. äth. Öl Teebaum
1 Tr. äth. Öl Oregano
1 Tr. äth. Öl Inula graveolens
5 Tr. LV 41
Wasser mit dem Gelbildner andicken und die ätherischen Öle, die man vorher mit dem LV 41 vermischt hat, einrühren. Die Mischung füllt man am besten in eine kleine braune Flasche mit Spatel ab.

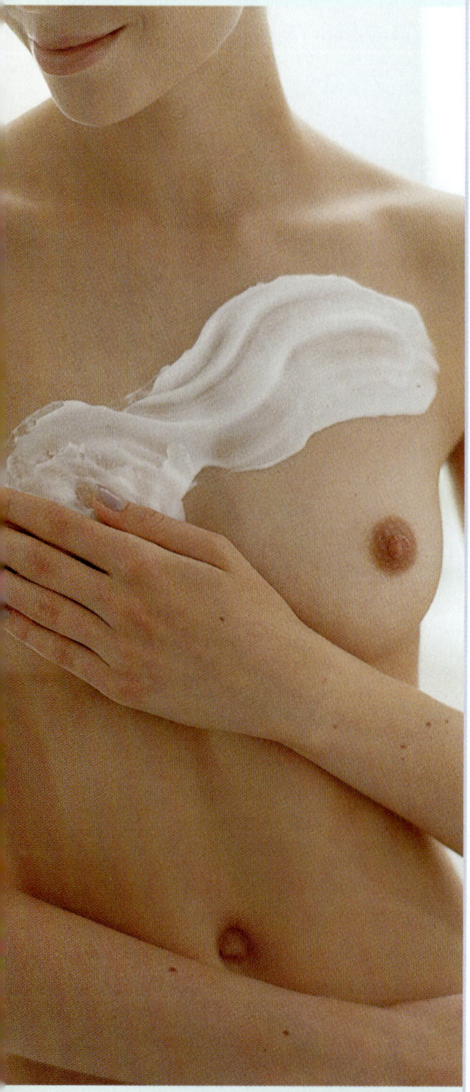

Die Pflege von Hals und Dekolleté

Eine oft vernachlässigte Körperzone ist der Bereich von Hals und Dekolleté.

Sie sollten mindestens einmal in der Woche diesen beiden Körperbereichen eine gesonderte Behandlung zukommen lassen, da der Hals- und Brustbereich über eine besonders zarte und sensible Haut verfügt.

Das macht diese Haut besonders schutzlos gegenüber UV-Strahlung, achten Sie daher auch immer auf einen ausreichend hohen Lichtschutzfilter im Hals- und Brustbereich.

Gerade bei der kosmetischen Pflege des Busens sollte man beachten, dass der Busen im Gegensatz zu Bauch, Po und anderen Körperpartien nicht mit einer unterstützenden Muskulatur ausgestattet ist.

Produkte mit feuchtigkeitsspendenden, straffenden und entschlackenden Eigenschaften, wie zum Beispiel Alge, ätherisches Öl, Strohblume, Hyaluronsäure, Salz aus dem Toten Meer haben sich hier besonders bewährt.

Beachten Sie, dass nur intensive und ausdauernde Pflege zu einem straffen, glatten Hals und glatten, festen Brüsten führt. Verwenden Sie aus diesem

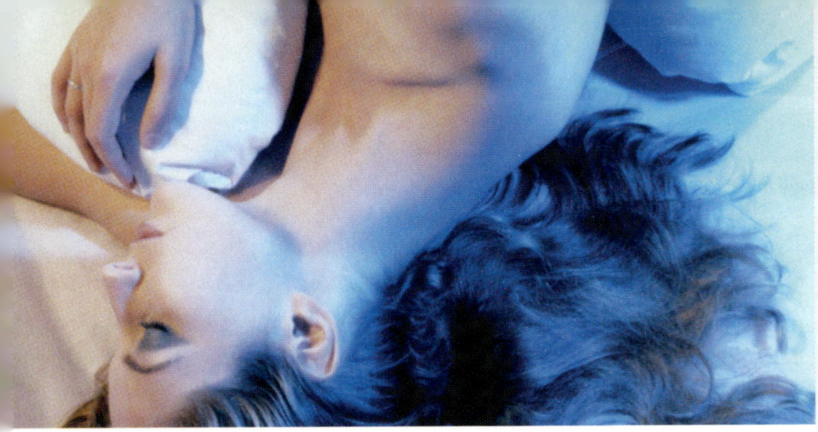

Grund besonders viel Sorgfalt, Zeit und Regelmäßigkeit für die Pflege dieser Körperzonen. Nur so können Sie den Kampf gegen vorzeitige Gewebeerschlaffung der Brüste, vorzeitige Faltenbildung und unschöner fahler Haut gewinnen.

Pflegeprogramm

Reinigungssalz

30 g Salz aus dem Toten Meer
5 Tr. äth. Öl Zitrone
10 Tr. Sanddornöl
3 ml Algenöl

Alle Zutaten in eine große Dose geben und schütteln. Das Reinigungssalz erfüllt gleich mehrere Zwecke: Es löst sanft alte Hautschuppen, regt den Schlackentransport an und strafft das Gewebe. Tragen Sie das Reinigungssalz auf die feuchte Haut auf und massieren die Haut damit leicht. Anschließend mit lauwarmem Wasser abspülen und abtrocknen.

Kurprodukte

Die nun folgenden Produkte sollten mindestens zweimal in der Woche über einen Zeitraum von sechs Wochen verwendet werden. Anschließend regelmäßig einmal pro Woche weiter anwenden.

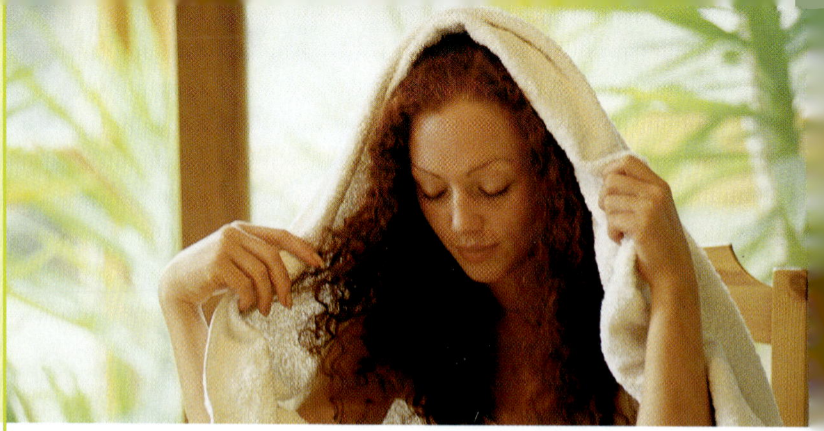

Strohblume – Straffungsöl

10 ml Macadamianussöl
3 Tr. äth. Öl Deutsche Kamille
5 Tr. äth. Öl Strohblume
2 ml Algenöl
1 ml ProVit F

Zutaten kalt miteinander vermischen. Das Straffungsöl dünn auf Hals und Brust auftragen. Für Hals und Brust benötigen Sie ca. die Hälfte der Mischung. Massieren Sie das Öl so lange sanft in die Haut ein, bis die Haut es vollständig aufgenommen hat. Bei regelmäßiger Anwendung wird die Haut gestrafft und die Faltentiefe verringert.
Wenn Sie das Straffungsöl etwas großzügiger auftragen und nach der Massage noch etwas Massageöl auf der Haut verbleibt, so können Sie die Wirkung mit Wickeln aus Frischhaltefolie unterstützen. Umwickeln Sie hierfür die Brust und den Hals locker mit Frischhaltefolie und lassen die Haut ca. 20 Minuten abgedeckt. Achten Sie darauf, dass es bei Personen, die unter Schilddrüsenproblemen leiden, evtl. durch die Wickel zu einem Gefühl von Beklemmung kommen kann.

Feuchtigkeitskur mit Hyaluronsäure

20 ml Aloe vera 10fach
1 Msp. Hyaluronsäure
$^1/_2$ Messl. Elastinpulver P
30 Tr. Fibrostimulin P

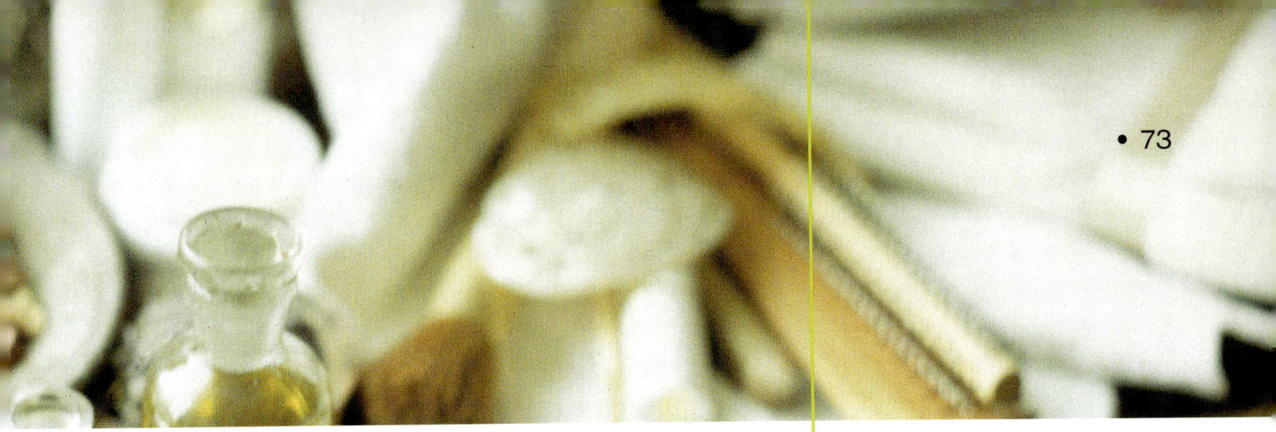

1 Messl. Lipoderminkonzentrat
5 Tr. Paraben K oder
15 Tr. BioKons

Feuchtigkeitskur mit Vitamin ACE Fluid

20 ml Aloe vera 10fach
25 Tr. Vitamin ACE Fluid HT
15 Tr. grüner Tee flüssig Extrakt
1 Messl. Lipoderminkonzentrat
5 Tr. Paraben K

Rohstoffe miteinander gut vermischen. Das Produkt ist dünn wie Wasser und wird vor dem Auftragen der Hals- und Dekolletécreme in die Haut geklopft. Es eignet sich auch gut für eine Erfrischung zwischendurch sowie als Unterlage zur Feuchtigkeitsspende bei einer Tages- oder Nachtcreme.

Liposomen-Aufbau-Konzentrat

30 ml Aloe vera 10fach
2 Messl. Lipoderminkonzentrat
1 Messl. Vitamin E Fluid HT
2 ml Glycerin
2 Messl. Vitamin ACE Fluid
8 Tr. Paraben K
2 Msp. Harnstoff

Zutaten kalt miteinander vermischen und wie die Feuchtigkeitskur anwenden.

Tipps und Tricks

Kurprodukte und Liposomen-Kuren werden bei Hautermüdungserscheinungen oder bei starkem Hautstress, wie zu intensiver Sonnenbestrahlung oder trockener Luft angewandt. Sie spenden Feuchtigkeit, polstern die Haut und unterstützen den Zellaufbau. Tipp: Verwenden Sie diese Produkte auch mal als Zusatzprodukt bei Ihrer Gesichtspflege.

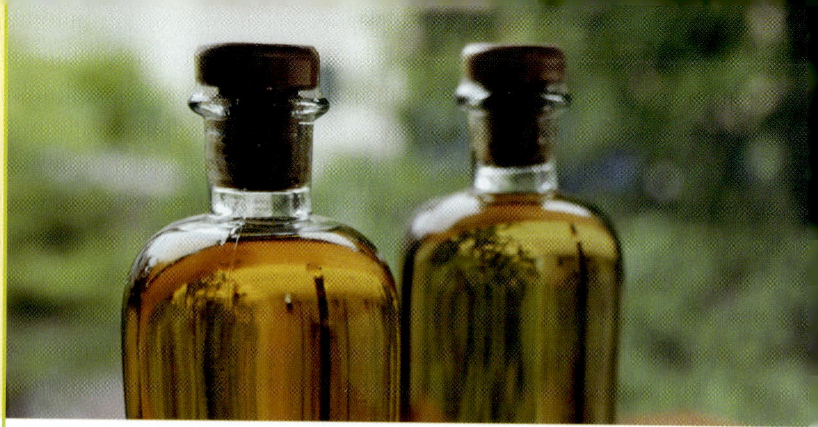

Vitamin-Gel, bei strapazierter, müder Haut

50 ml Wasser
1/2 Messl. Xanthan
2 ml Vitamin E Fluid HT
1 ml Nachtkerzenöl HT
3 ml Glycerin
12 Tr. Paraben K
1 Messl. D-Panthenol 75 %
1/2 Messl. Vitamin A Fluid HT
5 Tr. Zitronensaft
30 Tr. Vitamin ACE Fluid

Dicken Sie das Wasser mit Xanthan an und lassen es etwas quellen, anschließend die restlichen Pflegekomponenten einarbeiten.

Packungen

Hier ein paar Beispiele für effektive, straffende, feuchtigkeitsspendende und klärende Packungen.

Algen-Quark-Packung

strafft und regeneriert

100 g Quark
3 Tr. äth. Öl Teebaum
1 Algentablette
1 Messl. D-Panthenol 75 %
35 Tr. Vithaar
1 ml ProVit F

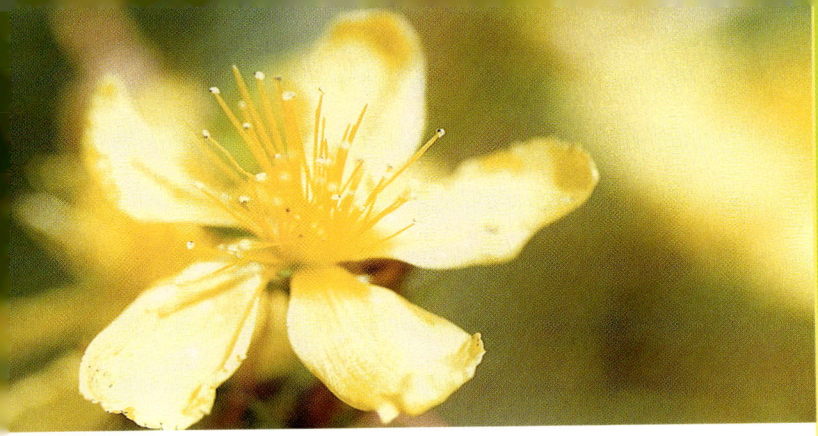

Tablette zerkleinern und in etwas Wasser auflösen, anschließend mit den anderen Komponenten in den Quark geben. Die Packung riecht etwas gewohnheitsbedürftig, ist aber sehr effektiv.

Apfelessig-Quark-Packung, für ein schönes Hautbild

100 g Quark
5 ml Apfelessig
2 Messl. D-Panthenol 75 %
Durch den Apfelessig kann der Quark leicht körnig werden.

Echinacea-Quark-Packung, zur Belebung und Stärkung der Haut

100 g Quark
10 ml Echinacea Presssaft
2 Tr. Weihrauch

Algen-Meersalz-Packung, pflegt und stärkt

50 g Cremaba HT
20 Tr. Meersalzlösung
3 ml Algenöl
3 Tr. äth. Öl Deutsche Kamille

Johanniskrautpackung, feuchtigkeitsspendend und regenerierend

50 g Cremaba HT
3 ml Johanniskrautöl
1 Msp. Harnstoff
1 Messl. Lipoderminkonzentrat
1 ml ProVit F

Tipps und Tricks

Packung messerdick auf die gereinigte Haut auftragen und zwischen 10–20 Minuten wirken lassen. Reste mit einem Tuch entfernen. Anschließend wie gewohnt reinigen und eincremen. Die Packungsmenge ist für eine Anwendung für Hals und Brust ausreichend. Selbstverständlich sind alle Packungen auch für das Gesicht geeignet.

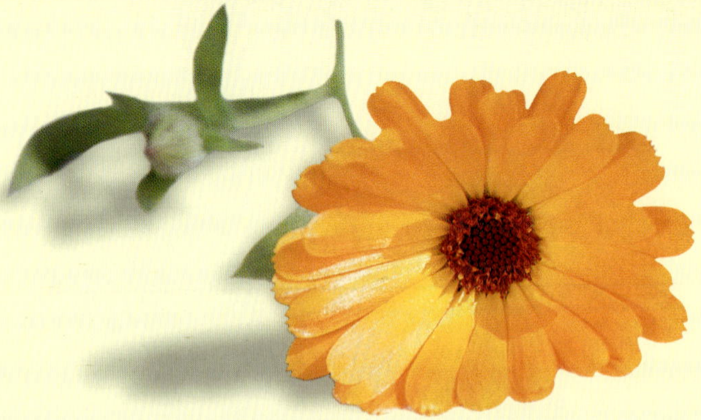

Tipps und Tricks

Alle Masken werden hergestellt, indem die Zutaten kalt miteinander vermischt werden.

Vitalisierungs-Packung

50 g Quark
10 g Cremaba HT
4 Messl. D-Panthenol 75 %
15 Tr. Hamamelisextrakt
2 Msp. Harnstoff
5 Tr. äth. Öl Strohblume
2 ml Vithaar
25 Tr. ProVit F

Diese Packung bringt Leben in Ihre Haut. Daher ist sie die richtige Wahl, wenn Sie zum Beispiel nach einem anstrengenden Arbeitstag abends noch etwas vorhaben.

Haferkleiepackung

klärend und regenerierend

100 ml Wasser
1/2 Messl. Xanthan
2 Essl. Haferkleie
1/2 Essl. Apfelessig

Hagebuttenkern-Öl-Packung

glättet und strafft

20 ml Hagebuttenkern-Öl
5 Tr. Sanddornöl
1 ml Algenöl
5 Tr. äth. Öl Strohblume

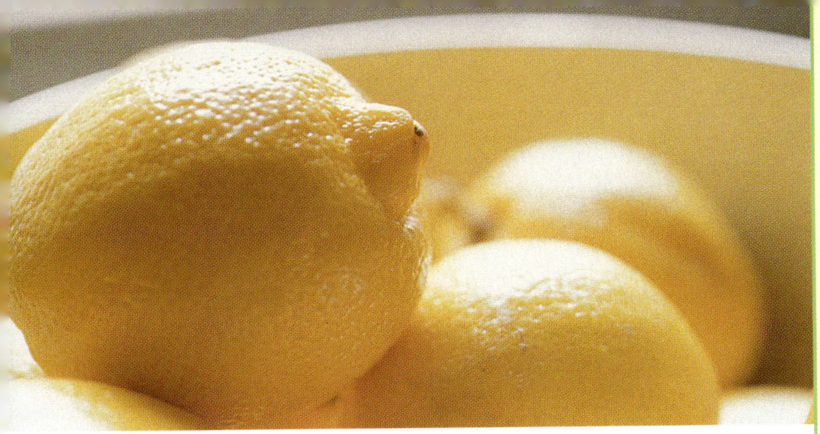

Zitronen-Packung
adstringierend und regenierend

50 g Cremaba HT
30 Tr. frisch gepresste Zitrone
1 ml Algenöl
1 Msp. Gelee-Royale

Ringelblumen-Schlammpackung
zur Straffung und Ausscheidung von Schlackenstoffen

50 g Schlamm aus dem Toten Meer
10 Tr. Carotinöl
4 Tr. äth. Öl Deutsche Kamille
3 ml Calendulaöl

Carnitin-Schlammpackung
straffend und regenerierend

50 g Schlamm aus dem Toten Meer
1 Carnitinkapsel
3 ml Algenöl

Carnitin in etwas Wasser vorlösen und mit dem Algenöl in den Schlamm rühren.

Nährcreme für Brust- und Hals
mit Lipoderminkonzentrat

100 g Cremaba HT
3 Messl. D-Panthenol 75 %
2 Messl. Lipoderminkonzentrat
10 Tr. Nachtkerzenöl Fluid HT
2 Msp. Hyaluronsäure
3 Msp. Harnstoff
1 ml Vitamin ACE Fluid
12 Tr. Paraben K

Tipps und Tricks

Probieren Sie die verschiedenen Packungsvorschläge einmal aus. Sie werden bestimmt Ihre Lieblingspackung finden, die Ihnen besonders zusagt.

Tipps und Tricks

Positive Erfahrungen haben wir mit diesen Packungen auch im Bauch-, Hüft– und Oberarmbereich gemacht. Um die Wirkung der Packungen in diesen Problemzonen zu intensivieren, haben wir Wickel mit Frischhaltefolie angewandt.

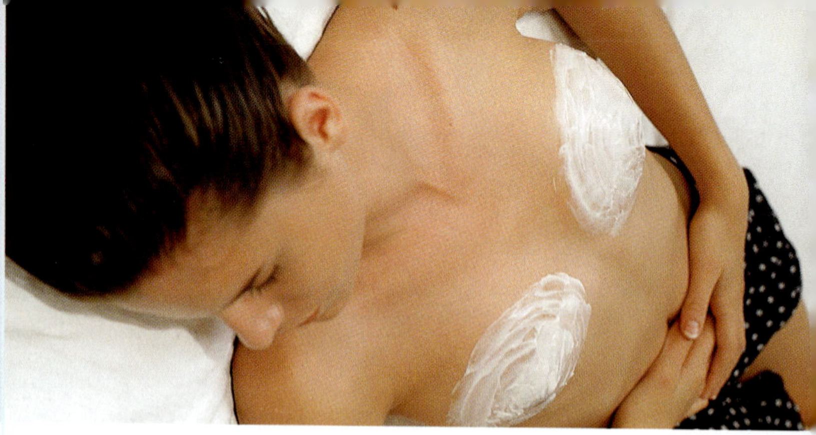

Tipps und Tricks

Alle Produkte für die Hals- und Dekolletépflege können mit ein paar Tropfen Parfümöl parfümiert werden. Rechnen Sie auf 50 g fertiges Endprodukt ca. 5–8 Tropfen, je nach Parfümöl.

Einfach die Rohstoffe in die Cremaba einarbeiten, fertig.

Nährcreme für Brust und Hals

mit grünem Tee

Fettphase : 20 ml Mandelöl
6 g Shea-Butter
6 g Confonder
4 g Cetylalkohol

Auf die gesamte Fettphase kommen 65 ml Wasser

Zusatz- und Wirkstoffe für 100 ml fertige Creme:

1 Messl. D-Panthenol 75 %
1/2 Messl. Vitamin E natürlich
10 Tr. grüner Tee flüssig Extrakt
10 Tr. Vitamin A Fluid HT
20 Tr. Paraben K

oder folgende Zusätze:

10 Tr. grüner Tee flüssig Extrakt
2 ml Glycerin
8 Tr. Sanddornöl
1 Messl. D-Panthenol 75 %
1/2 Messl. Vitamin E natürlich
20 Tr. Paraben K

Nährcreme für Brust und Hals

mit Algenöl

100 g Cremaba HT
4 ml Algenöl
4 Messl. D-Panthenol 75 %
5 Tr. Alpha-Bisabolol
12 Tr. Paraben K

Nährcreme für Brust und Hals

mit Aloe vera

100 g Cremaba HT
4 ml Aloe vera 10fach
7 Tr. Sanddornöl
5 Tr. Da Zao
2 Msp. Hyaluronsäure
12 Tr. Paraben K oder
36 Tr. BioKons
30 Tr. ProVit F
45 Tr. Vitamin ACE Fluid

Die Wirkstoffe kalt in die Cremaba mischen.

Nährcreme für Brust und Hals

mit Hyaluronsäure

50 ml Cremaba HT
25 Tr. Vitamikin E Fluid HT
30 Tr. Aloe vera 10fach
1/2 Messl. D-Panthenol 75 %
20 Tr. Hamamelisextrakt
2 Msp. Hyaluronsäure
12 Tr. Paraben K
10 Tr. Vithaar

Zutaten kalt miteinander vermischen.

Pflegeprogramm für Hals- und Dekolletébereich

I. Schritt Reinigung
II. Schritt Packung
III. Schritt Kurprodukt
IV. Schritt Nährcreme

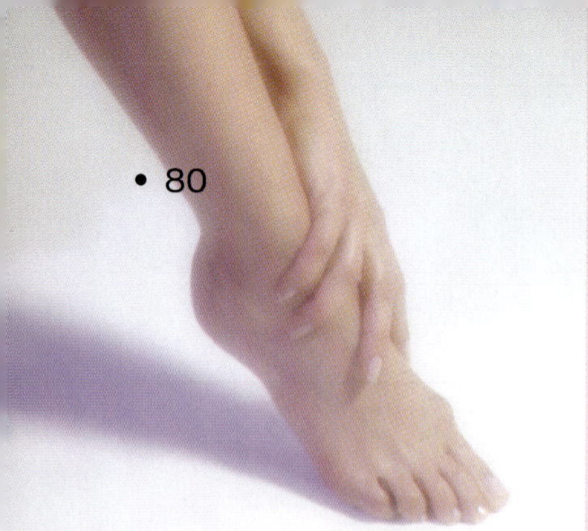

Hand-, Fuß- und Beinpflege

Gesunde, kräftige Fingernägel, gleichmäßige, nicht eingerissene Nagelhaut, wer wünscht sich das nicht? Haben Sie schon einmal gezählt, wie oft Sie täglich mit Wasser und Reinigungsprodukten in Berührung kommen? Sind Sie sich bewusst, welche Strapaze dies für Ihre Hände bedeutet?
Nur regelmäßige Pflege schützt unsere Hände vor Folgeschäden, wie aufgesprungene Stellen, raue, rissige Hautoberflächen oder sogar Ekzemen.
Aus diesem Grund sollten Sie besonders großen Wert auf eine gesunde Handpflege legen.
Vieles nehmen wir als selbstverständlich hin. Täglich stehen wir auf unseren Beinen, die uns tragen. Meist beachten wir sie nur, wenn sie uns Probleme bereiten, zum Beispiel schwere, müde Beine, geschwollene oder aufgesprungene Füße.
Erst dann wird meist etwas für die Fuß- und Beinpflege getan. Wir möchten mit der folgenden Rezeptauswahl helfen, den oben genannten Problemen entgegenzuwirken.

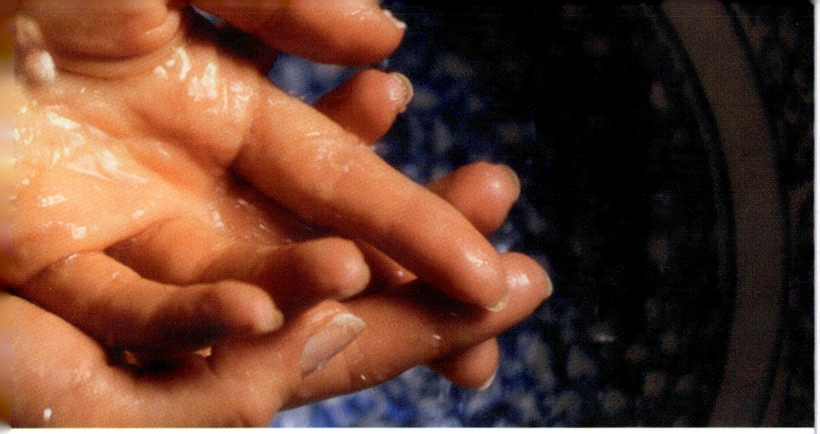

Pflegeprogramm

Rückfettende Handwaschlotion

50 ml Wasser
40 ml Betain
3 ml Klettenwurzelöl
2 Messl. D-Panthenol 75 %
1/2 – 1 Messl. Xanthan
20 Tr. Paraben K
2 ml Kokosöl oder Monoi Tiaré
evtl. Parfümöl nach Wahl

Wasser mit Xanthan andicken und quellen lassen. Anschließend die restlichen Komponenten einarbeiten.
Beachten Sie, dass die Reinigung schon bei der Handwäsche beginnt, daher nur mit lauwarmem Wasser die Hände reinigen. Diese Handwaschlotion reinigt sanft, ohne die Hände aufquellen zu lassen. Sie eignet sich besonders für Personen, die sich häufig die Hände waschen müssen, wie z. B. Hausfrauen, Friseure usw.

Stärkendes Hand- und Fingernagelbad

200 ml Wasser
4 ml frisch gepresster Zitronensaft
2 Messl. Elastinpulver P
10 Tr. Betain
1 Essl. Haferkleie
2 Messl. D-Panthenol 75 %
3 Msp. Harnstoff

Tipps und Tricks

Achten Sie nach dem Waschen darauf, immer die Hände und füße sorgfältig abzutrocken. Auch die Finger- und Zehenzwischenräume sorgfältig abtrocknen, so vermeiden Sie, dass Bakterien und Pilzen ein Nährboden zur Vermehrung geschaffen wird, denn diese mögen es warm und feucht.

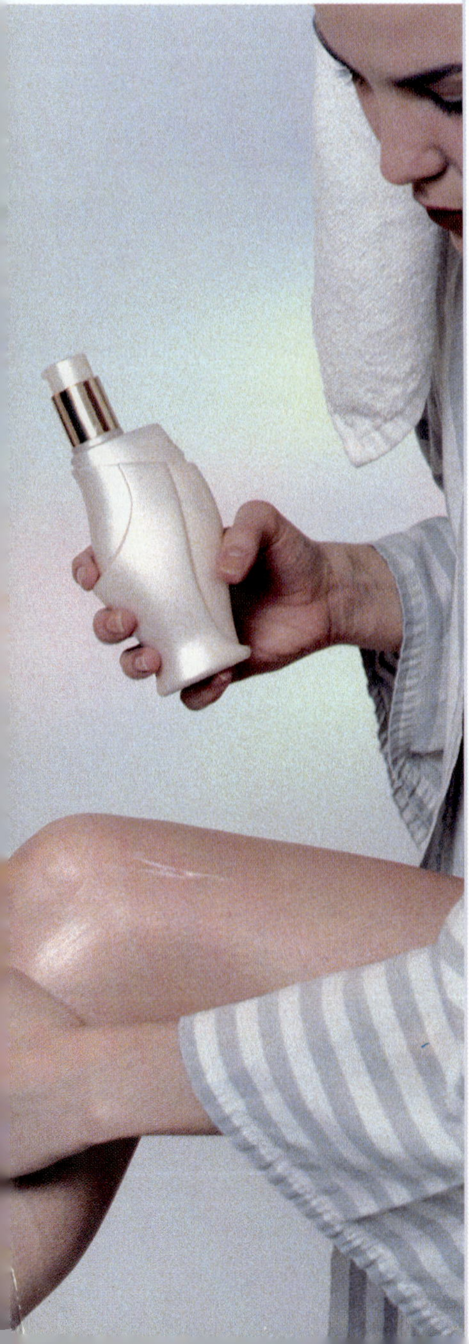

Haferkleie mit kochendem Wasser übergießen und ca. 5 Minuten ziehen lassen. Bei einer Temperatur, die ein Hand- oder Fußbad zulässt, gibt man nun die restlichen Komponenten hinzu. Die Badedauer sollte mindestens 10 Minuten betragen. Nach dem Bad fühlt sich die Haut glatt und geschmeidig an, die Nägel werdenbei regelmäßiger Anwendung vor Spliss und Trockenheit geschützt.

Apfelessig-Bad

gegen raue und trockene Füße und Hände

40 ml Apfelessig
1 Essl. Honig
2 Messl. Elastinpulver P
30 g Salz aus dem Toten Meer

Honig in den Apfelessig geben und glatt rühren, nun die anderen Komponenten dazugeben.
Die gesamte Mischung wird für ein Fußbad von ca. 10–12 Liter benötigt.
Für ein Handbad benötigen Sie ca. 3 Esslöffel dieser Mischung. Die Badedauer sollte mindestens 10 Minuten betragen.
Anschließend gut abtrocknen und Hände/Füße eincremen.

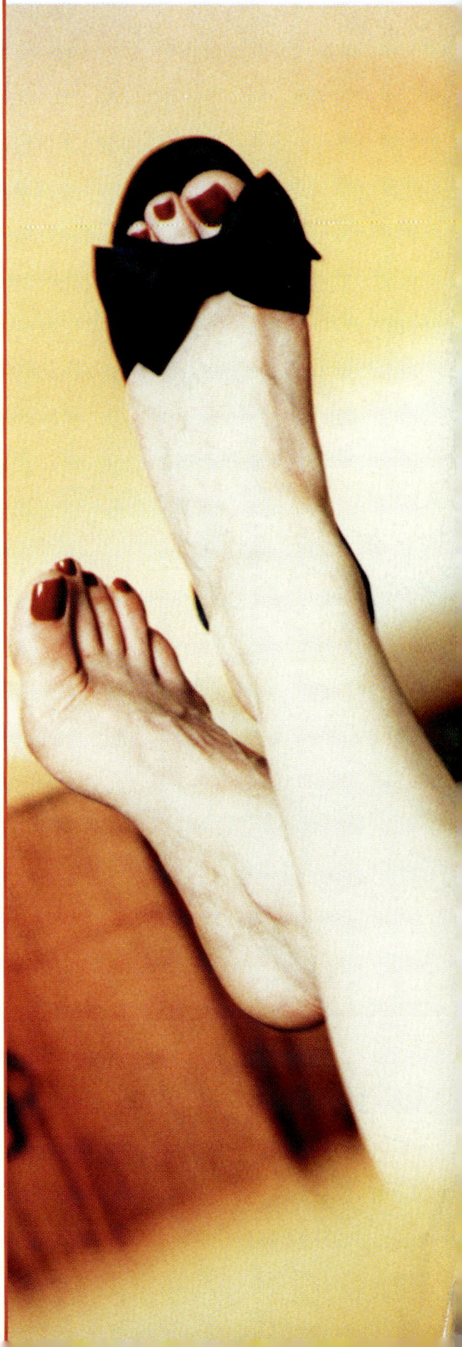

Totes-Meersalz-Fußbad

bei starker Hornhautbildung mit trockenen Füßen

- 30 g Salz aus dem Toten Meer
- 2 Messl. Fluidlecithin CM
- 30 Tr. grüner Tee flüssig Extrakt
- 1 ml Algenöl

Algenöl mit Fluidlecithin CM vermischen und gleichzeitig mit dem Salz und dem grünen Tee in das etwa 37 °C warme Wasser geben. Die Badedauer sollte ca. 10 Minuten betragen. Während des Bades können Sie die Fußpflege mit einer Bürstenmassage unterstützen. So regen Sie nicht nur die Durchblutung an, sondern entfernen auch sanft alte Hornhaut.

Harnstoff-Fußcreme

bei starker Hornhautbildung und trockenen Füßen

- 50 g Eucerin
- 4 Msp. Harnstoff
- 3 ml Klettenwurzelöl
- 5 ml Algenöl
- 10 ml Aloe vera 10fach
- 14 Tr. Paraben K

Harnstoff in Aloe vera vorlösen und dann genau wie die anderen Rohstoffe kalt in das Eucerin einarbeiten. Um die Hornhaut vor Rissen zu schützen und wieder weich und geschmeidig zu machen, tragen Sie die Creme mindestens einmal pro Tag auf und massieren diese gut ein.

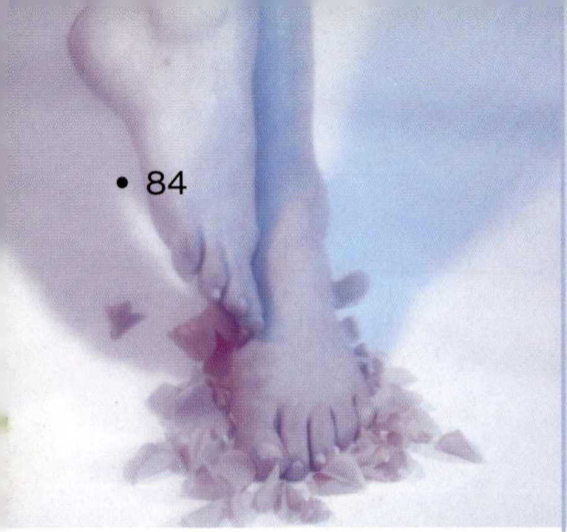

Tipps und Tricks

Da die Handinnenflächen über eine verringerte Anzahl von Talgdrüsen verfügen, ist hier eine Pflege mit feuchtigkeits- und fettspendenden Produkten wichtig. Denn gerade diese Haut neigt zur schnellen Austrocknung.

Desodorierende Fußcreme

bei starkem Fußgeruch und trockenen Füßen

Fettphase:

15 g Eucerin
15 g Tegomuls
20 ml Haselnussöl
5 ml Calendulaöl

Auf die gesamte Fettphase kommen

100 – 120 ml Wasser.

Zusätze für ca. 150 g Fußcreme:

1 Messl. Odex oder 12 Tr. Odex Super + 1 ml kosmetisches Haarwasser
15 Tr. Calendulaextrakt
12 Tr. äth. Öl Rosmarin
25 Tr. Paraben K

Um eine schöne Emulsion zu erzielen, empfiehlt es sich, die Fußcreme durchgängig zu rühren. Anfangs macht sie einen etwas körnigen Eindruck, aber je kälter die Emulsion wird, desto stabiler wird sie. Eine sehr schöne, pflegende Fußcreme mit gleichzeitiger Deowirkung.

Hand- und Nagelpflegepackung

50 g Cremaba HT
1 Essl. Haferkleie
3 Msp. Harnstoff
3 Essl. Schlamm aus dem Toten Meer
2 Messl. Elastinpulver P
4 Messl. D-Panthenol 75 %
20 Tr. Paraben K
20 ml Aloe-vera-Gel

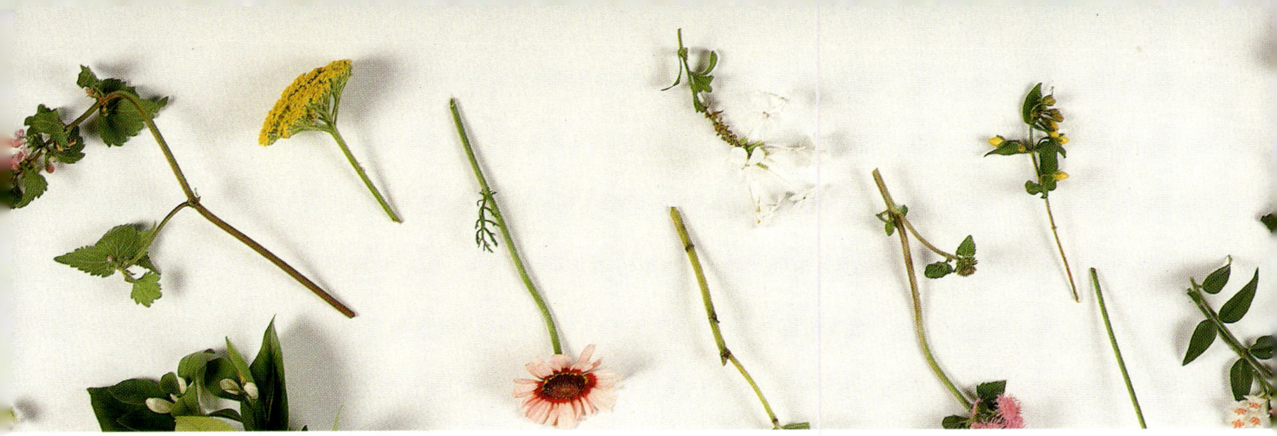

Zutaten kalt miteinander vermischen. Tragen Sie die Packung messerdick auf und ziehen am besten eine Plastiktüte oder ein paar Baumwollhandschuhe darüber. Einwirkzeit mind. 15 Minuten.

Hand- und Fußcreme

bei trockener Haut

Fettphase:

40 ml Neutralöl
15 g Confonder
5 g Bienenwachs
8 g Cetylalkohol

Auf die gesamte Fettphase kommen 80–100 ml Wasser.

Zusätze für ca. 150 ml Creme

2 Messl. D-Panthenol 75 %
1/2 Messl. Vitamin E natürlich
20 Tr. Hamamelisextrakt
30 Tr. Paraben K

Eine kompakte, aber schnell einziehende Creme

»Unsichtbarer Handschuh«

zum Schutz der Hände oder anderer Körperteile vor Schmutz und Wasser.

50 ml Wasser
15 g Tegomuls
1 Messl. Natriumalginat
10 ml Glycerin
30 ml Paraffin flüssig

Tipps und Tricks

Geben Sie einige Tropfen Arnikaextrakt in Ihre Creme oder Lotion. Sehr gut bei geschwollenen, müden oder schweren Beinen, sowie rissiger und extrem trockener Haut. Dosieren Sie auf 50 g fertiges Endprodukt 8 –10 Tropfen. Nach Kontakt mit Wasser cremen Sie Ihre Hände immer gut ein. Dieses ist besonders wichtig bei trockenen und strapazierten Händen.

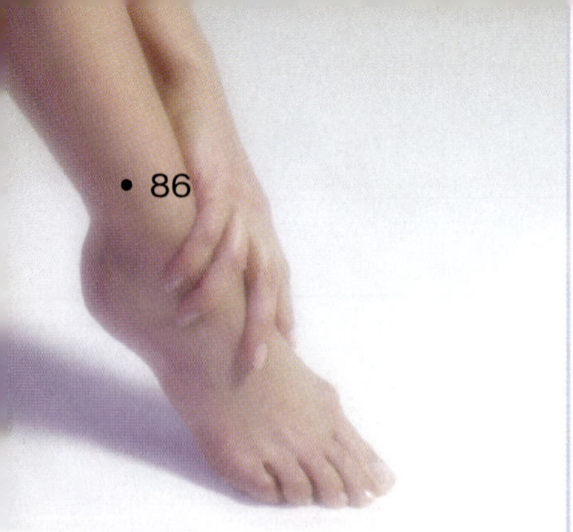

2 Messl. D-Panthenol 75 %
1 Messl. Vitamin E natürlich
20 Tr. Paraben K
evtl. Parfümöl nach Wahl

Tegomuls in das kochende Wasser einstreuen, dabei zügig und ständig rühren. Zu dieser Mischung nun das Natriumalginat geben und glatt rühren. Paraffin und Glycerin mischen und langsam (am besten tropfenweise) in die warme Masse einrühren, gut glatt rühren. Arbeiten Sie zum Schluss die restlichen Pflegekomponenten ein. Das Ergebnis ist eine etwas unansehnliche Creme, die dazu neigt, etwas Glycerin und Paraffin abzusondern. Dennoch ist der »Handschuh« in der Wirkung unschlagbar. Tragen Sie den »Handschuh« nach dem Händewaschen dünn auf die trockenen Hände auf und lassen den Handschuh mindestens 5 Minuten einziehen, bevor Sie mit den Händen arbeiten.
Der ideale Schutz vor Schmutz und Wasser, die Hände werden geschützt und gleichzeitig gepflegt.

Tipps und Tricks

Sollten Sie Einsteiger in die selbst gemachte Kosmetik sein, so heben Sie sich die Herstellung dieses Rezeptes für einen späteren Zeitpunkt auf, da die Herstellung für Neueinsteiger nicht ganz einfach ist.

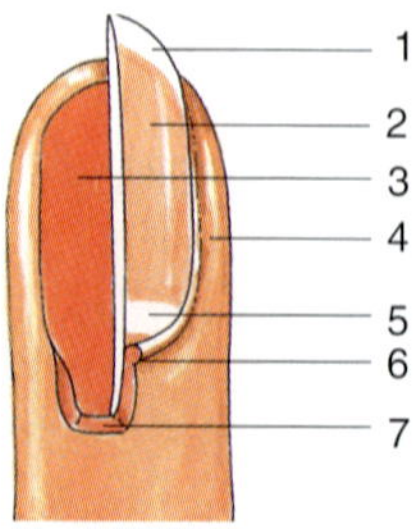

Aufbau des Nagels

1 freier Teil des Nagels
2 Nagelplatte
3 Nagelbett
4 Nagelwall
5 Möndchen
6 Nagelhäutchen
7 Nagelwurzel

Nagelpflegeöl

bei rissigen, trockenen Nägeln und spröder Nagelhaut

20 ml Nachtkerzenöl oder Neutralöl
2 Messl. D-Panthenol 75 %
8 Tr. Zi Cao
1 Messl. Vitamin E natürlich
3 Tr. Betain

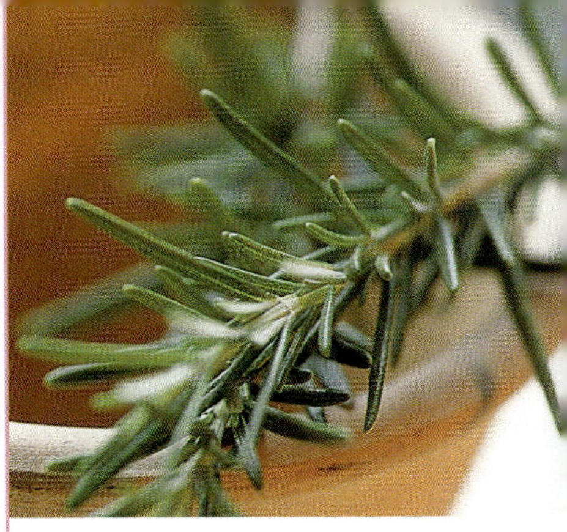

Rohstoffe kalt miteinander vermischen. Das Öl regelmäßig in den Nagel und ins Nagelbett einmassieren. Der Nagel und die Nagelhaut werden nachhaltig gegen Risse und Austrocknung geschützt. Als Kur zwei Wochen lang täglich anwenden.

Pflegeöl

gegen rissige und raue Hände und Füße

50 ml Mandelöl
3 ml gepresster Zitronensaft

Ca. 5 ml dieser Mischung langsam in die Haut einmassieren, bis das Öl vollständig von der Haut aufgenommen wurde. Raue, spröde und trockene Haut wird wieder samtweich.

Belebendes Gel

bei schweren, müden Beinen

80 ml Hamameliswasser
20 ml Aloe-vera-Gel
1–1 1/2 Messl. Xanthan
15 Tr. äth. Öl Pfefferminz
1 ml Apfelessig
5 Tr. äth. Öl Manuka
5 Tr. Da Zao
3 Messl. LV 41
2 ml Klettenwurzelöl
20 Tr. Paraben K

Schwere, müde Beine, zum Beispiel durch zu langes Stehen oder Sitzen, werden Ihnen dieses belebende Gel danken.

Tipps und Tricks

Nur durch gesunde Ernährung erhält man auch gesunde Nägel. Biotin verbessert die Keratinstruktur im Haar und in den Fingernägeln. Calcium, Magnesium und andere Mineralien sorgen für ein gesundes Wachstum. Nahrungsergänzungsmittel helfen Ihnen, wenn Ihre tägliche Nahrung nicht genügend Mineralstoffe enthält.

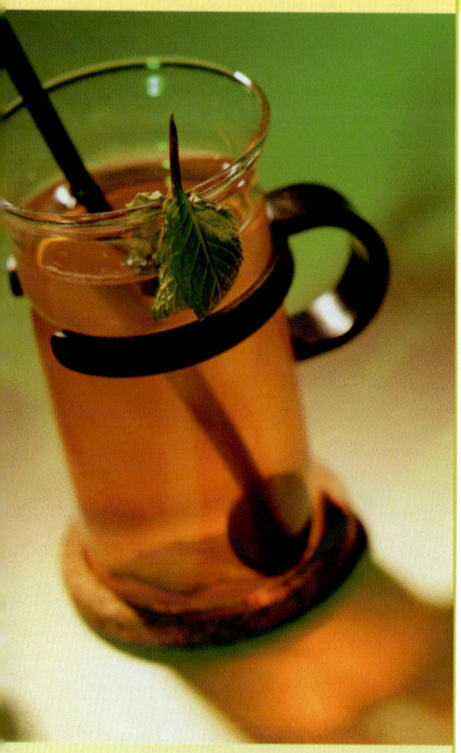

Tipps und Tricks

Sprühen Sie mit dem Fußspray bei einer Pilzbehandlung auch den Innenbereich Ihrer Schuhe aus. So vermeiden Sie bei einem evtl. Nagel- oder Fußpilz eine weitere Übertragung oder Rückansteckung. Schuhe nach dem Einsprühen gut trocknen lassen!

Schutz vor Pilzen

Belebendes Fußspray

bei müden Füßen – auch nach sportlichen Aktivitäten sehr erfrischend

- 70 ml kosmetisches Haarwasser
- 30 ml Wasser
- 30 Tr. äth. Öl Pfefferminz
- 5 Tr. äth. Öl Salbei
- 5 Tr. äth. Öl Rosmarin
- 7 Tr. äth. Öl Manuka oder Teebaum

Zutaten kalt miteinander vermischen. Das Fußspray schützt gleichzeitig vor der Übertragung von Pilzen und Bakterien, wie sie oft in Nassräumen vorkommen. Fußspray einfach zwischendurch oder nach der Reinigung auf die Füße aufsprühen, eintrocknen lassen, anschließend Füße eincremen.

Niemgel

bei Fuß- und Nagelpilz, Version I

- 50 ml Wasser
- ca. 1/2 Messl. Xanthan
- 3 – 4 Messl. LV 41
- 3 ml Niemöl
- 10 Tr. äth. Öl Manuka oder Teebaum
- 10 Tr. Paraben K

Wasser mit Xanthan andicken, evtl. etwas quellen lassen. LV 41 mit dem Niemöl vermischen und in das angedickte Wasser rühren, anschließend Manuka und Paraben dazugeben.

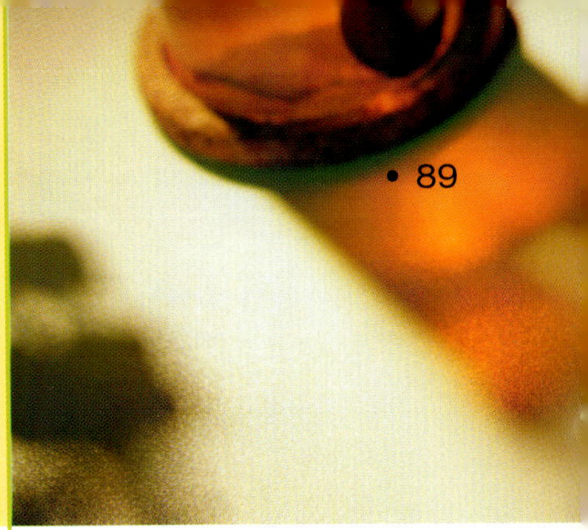

Niemgel

bei Fuß- und Nagelpilz, Version II

60 ml Wasser
3 Messl. Niemblätter
ca. 1/2 Messl. Xanthan
10 Tr. äth. Öl Manuka oder Teebaum
10 Tr. grüner Tee flüssig Extrakt
20 Tr. Paraben K

Niemblätter mit warmem Wasser übergießen, zwei Stunden ziehen lassen, abfiltern. Anschließend mit Xanthan andicken und die restlichen Rohstoffe einarbeiten. Das Gel täglich auf die gereinigte Haut und Nägel (Hand oder Fuß) aufbringen. Am besten das Niemgel mit einem Wattebausch auf die betroffenen Partien auftragen – Watte danach nicht mehr wiederverwenden.

Niemöl

bei Nagel und Fußpilz

20 ml Neutralöl
10 ml Andirobaöl 100 %
10 ml Niemöl
1 Messl. D-Panthenol 75 %
30 Tr. äth. Öl Manuka oder Teebaum
1 ml Vitamin E natürlich
5 Tr. äth. Öl Zitrone

Rohstoffe kalt miteinander vermischen. Niemöl mit einem Wattestäbchen oder Wattebausch auf die betroffenen Stellen (Hand oder Fuß) auftragen. Watte anschließend entsorgen.

Verwenden Sie auch nach dem optischen Abklingen von Pilzerscheinungen die Produkte mindestens noch 10 Tage weiter.
Besonders bei Pilzerkrankungen sollten Sie darauf achten, dass Sie den Pilz nicht mit den Händen weiter ausbreiten, zum Beispiel während des Auftragens von Pflegeprodukten. Immer nur direkt die Stelle behandeln, auf keinen Fall über die von Pilz befallenen Stellen heraus streichen oder gar dort massieren. Sonst breiten Sie den Pilz aus.

Nageltinktur bei Pilz

50 ml kos. Haarwasser
2 ml Niemöl
1 ml Andirobaöl 100 %
30 Tr. äth. Öl Manuka oder Teebaum
2 Messl. D-Panthenol 75 %
20 Tr. Vitamin E Fluid HT

Rohstoffe kalt miteinander vermischen. Tinktur vor Gebrauch schütteln. Tinktur einmal täglich direkt auf den Nagel (Hand oder Fuß) und das Nagelbett auftragen.

Deoprodukte und Mundhygiene-artikel

Zu einem kompletten Pflegeprogramm gehören auch Zahnpflegeprodukte und Deodorantien. Hier eine kleine Auswahl an Rezepten.

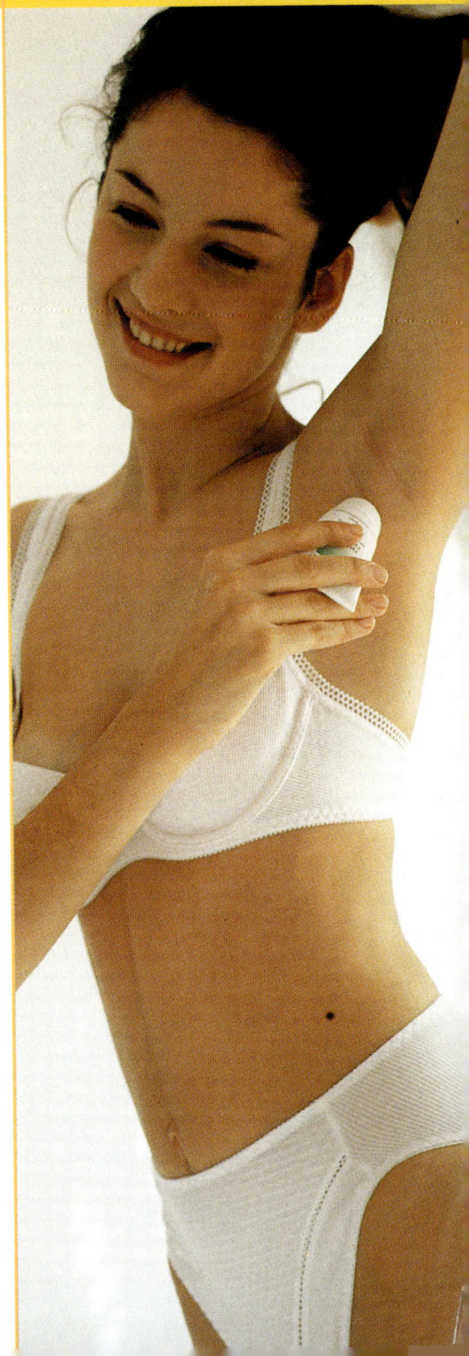

Deoprodukte

Deocreme

50 g Cremaba HT
3/4 Messl. Odex oder 12 Tr. Odex Super + 10 Tr. kosmetisches Haarwasser
1 Msp. Allantoin
30 Tr. Meristemextrakt
8 Tr. äth. Öl Salbei
10 Tr. äth. Öl Manuka
12 Tr. Paraben K
20 Tr. grüner Tee flüssig Extrakt

Wirkstoffe kalt in die Cremaba HT einrühren. Die Deocreme dünn auftragen.

Deospray

30 ml kosm. Haarwasser oder Weingeist
70 ml Rosenwasser
1 Messl. Odex oder 24 Tr. Odex Super + 20 Tr. Kosmetisches Haarwasser

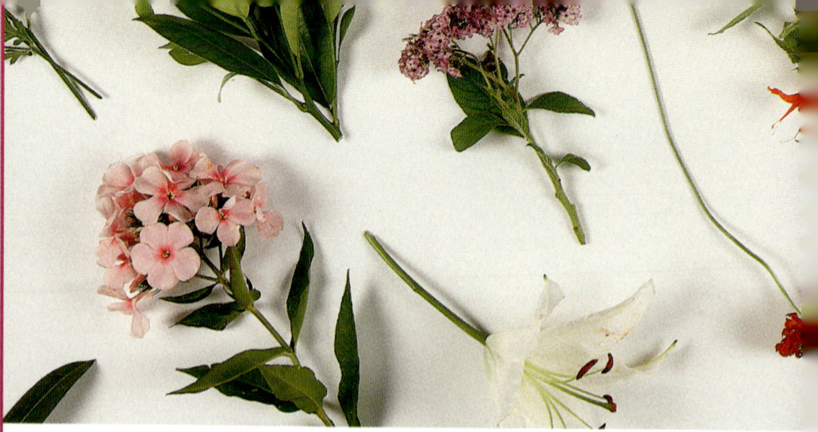

10 Tr. äth. Öl Manuka
evtl. 10–12 Tr. Parfümöl nach Wahl

Deoroller

50 ml Wasser
ca. 1/4 Messl. Xanthan (je nach gewünschter Dicke)
1 Messl. LV 41
3/4 Messl. Odex oder 12 Tr. Odex Super + 10 Tr. kosmetisches Haarwasser
1 Msp. Allantoin
8 Tr. Meristemextrakt
25 Tr. grüner Tee flüssig Extrakt
12 Tr. Paraben K oder
36 Tr. BioKons

Dicken Sie das Wasser mit Xanthan an und lassen es etwas quellen. Anschließend die Zusatz- und Wirkstoffe einrühren.

Deo-Spray bei empfindlicher Haut

50 ml Teebaumölhydrolat
8 Tr. Odex Super
1 ml kosmetisches Haarwasser oder Basiswasser
10 Tr. äth. Öl Salbei
1 Msp. Allantoin
2 Messl. LV 41
10 Tr. Meristemextrakt
12 Tr. Paraben K

Odex Super und LV 41 mit dem kosm. Haarwasser vermischen, anschließend die restlichen Komponenten unterrühren.

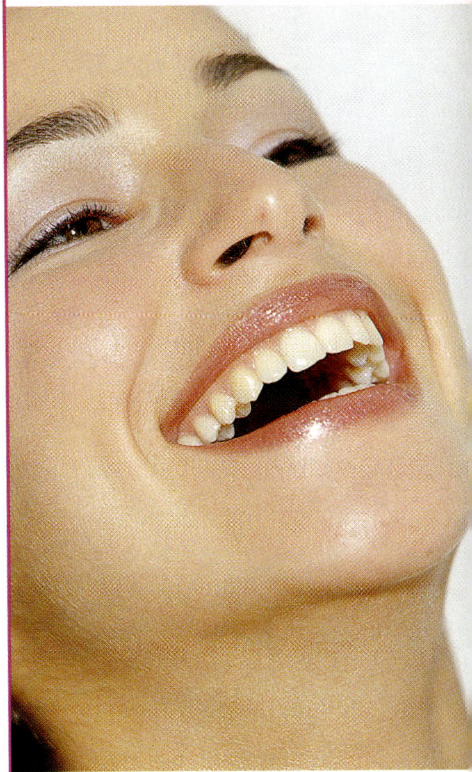

Mundhygieneartikel

Regelmäßige und richtige Mundpflege ist die Voraussetzung für gute Zähne und gesundes Zahnfleisch.
Speisereste sind die ideale Grundlage für Mikroorganismen, die sich von diesen Nahrungsrückständen und zersetzbaren Speichelsubstanzen ernähren. Bei fehlender Mundhygiene wird so ein guter Nährboden für schädigende Mikroorganismen geschaffen. Ein typisches Zeichen für ein vermehrtes Vorkommen dieser Mikroorganismen ist die typische Plaquebildung auf den Zähnen. Diese netzartige Schicht, die sich über den Zahn und den Zahnfleischansatz zieht, schädigt unseren Zahn und unser Zahnfleisch.
Nur die regelmäßige Pflege schützt uns vor schädigendem Plaque und Bakterien, die sich im Mundinnenraum bei fehlender Pflege ansiedeln. Um den Plaque richtig zu entfernen und vorzubeugen, bedarf es nicht nur einer regelmäßigen Pflege, sondern auch einer richtigen Zahnputztechnik.
Beachten sollten Sie beim Zähneputzen:

- Reinigen Sie mit kleinen kreisenden Bewegungen.
- Putzen Sie immer möglichst den Plaque vom Zahnfleisch weg.
- Von Rot (Zahnfleisch) nach Weiß (Zähne).
- Ein häufiger Fehler beim Zähneputzen ist, dass

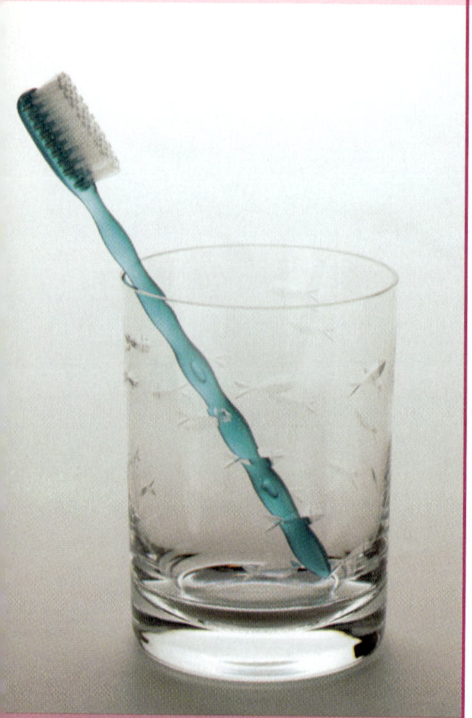

durch eine falsche Putztechnik der Plaque unter das Zahnfleisch geschoben wird und so oft Entzündungen hervorgerufen werden.

- Vergessen Sie auch die etwas schwerer zu erreichenden Backenzähne nicht.
- Verwenden Sie keine zu harten Zahnbürsten, diese können bei zu starkem Putzen das Zahnfleisch schädigen.
- Wählen Sie eine Zahnbürste mit abgerundeten Kunststoffborsten, diese fügen dem Zahnfleisch keinen Schaden zu.
- Eine gute Zahnbürste hat einen kurzen Bürstenkopf, damit Sie bequem auch in die nicht so leicht zu erreichenden Winkel im Mundraum kommen.
- Wechseln Sie spätestens nach 12 Wochen Ihre Zahnbürste.

Mildes Zahnputzgel

50 ml Wasser
1 Messl. Xanthan
2 Messl. Kieselsäure
2 Messl. Glycerin
1 Tablette Lightsüß (Zuckeraustauschstoff)
1 Messl. Betain
3 Tr. äth. Öl Teebaum oder Manuka
8–10 Tr. äth. Öl Orange oder Zitrone oder Pfefferminz
3 Tr. Zi Cao
12 Tr. Paraben K

Lösen Sie die Lightsüßtablette in Wasser auf, dicken Sie das Wasser dann mit Xanthan an und lassen es etwas quellen. Anschließend langsam die restlichen Zutaten einrühren. Das Zahnputzgel ist ein sanft reinigendes Putzgel ohne starke Abrasionsmittel. Es schmeckt etwas bitter, woran man sich aber leicht gewöhnen kann. Es verhindert Zahnfleischbluten und unterstützt die natürliche Flora des Mundinnenraums.

Mundwasser mit grünem Tee

zur Erfrischung und zur Erhaltung und Pflege des Zahnfleisches

20 ml Weingeist
5 Tr. äth. Öl Manuka oder Teebaum
25 Tr. grüner Tee flüssig Extrakt
8 Tr. Meristemextrakt

Auf ein Glas mit ca. 80-100 ml Wasser geben Sie von der Mundwassermischung ca. 5 Tropfen und rühren das Ganze einmal um. Spucken Sie das Wasser anschließend aus. Eine weitere Möglichkeit der Anwendung ist die Beigabe eines Tropfens des Mundwassers auf die Zahnbürste. Bewahren Sie das Mundwasser in einem gut verschließbaren Gefäß auf, da die Flüssigkeit verfliegen könnte.

Erfrischendes Mundwasser

10 ml Weingeist
2 Messl. LV 41
3 Tr. Niemöl
15 Tr. äth. Öl Teebaum oder Manuka
20 Tr. äth. Öl Pfefferminz

Tipps und Tricks

Um die Mundhygiene weiter zu optimieren, sollten Sie zur Reinigung der Zahnzwischenräume Zahnseide verwenden. Sollten Sie bisher noch nie Zahnseide verwendet haben, so gehen Sie besonders zu Anfang behutsam bei der Verwendung vor, um nicht Ihr Zahnfleisch durch Einrisse zu verletzen.

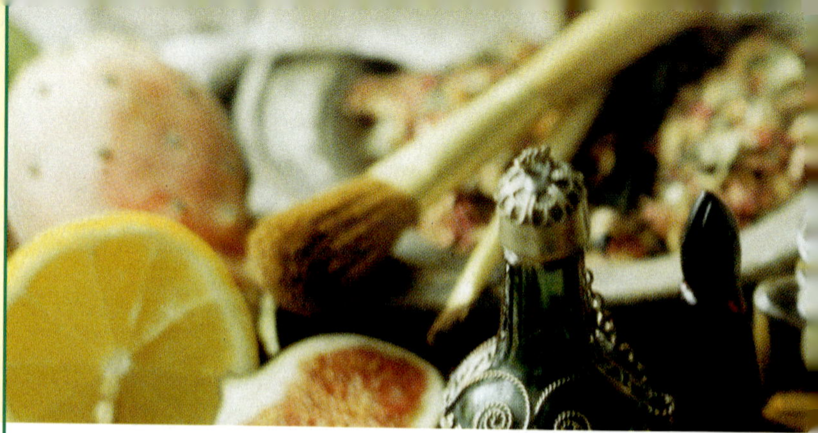

10 Tr. Meristemextrakt
1 Tr. äth. Öl Nelke

Niemöl mit LV 41 vermischen und in den Weingeist geben, mit den anderen Rohstoffen glatt rühren. Auch dieses Mundwasser in einer verschließbaren Flasche aufbewahren.
Dosieren Sie ca. 5 Tropfen in ein Glas (ca. 100 ml) mit lauwarmem Wasser. Das Mundwasser erfrischt, beugt Karies vor und erhält die natürliche Mundflora.

Herpes-Öl

bei Lippenbläschen

2 ml äth. Öl Litsea cubeba
5 Tr. äth. Öl Teebaum
2 Tr. äth. Öl Deutsche Kamille
1 ml äth. Öl Eucalyptus citriodora
3 Tr. äth. Öl Strohblume
1,5 ml äth. Öl Melisse
7 ml äth. Öl Citronella
10 ml Haselnussöl
5 Tr. äth. Öl Oregano

Vermischen Sie alle Rohstoffe miteinander und bewahren Sie diese Mischung in einem gut verschließbaren Gefäß auf. Die Mischung hält sich ca. 15 Monate. Tragen Sie das Öl sofort auf, wenn Sie das typische Kribbeln z. B. auf den Lippen oder im Nasenbereich bemerken. Wird das Öl rechtzeitig aufgetragen, so wird der Herpesvirus unterdrückt.

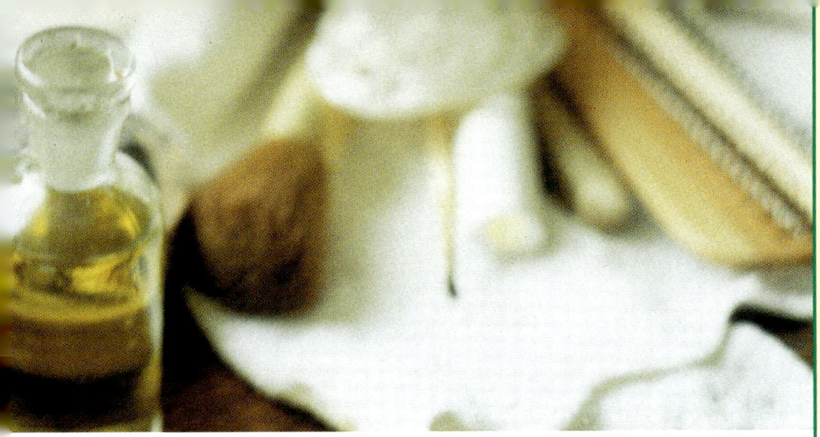

Wir haben festgestellt, dass bei regelmäßiger Behandlung mit dem Herpes-Öl die Intervalle, in denen der Herpes auftritt, immer länger werden und dann ganz ausbleiben. Führen Sie die Behandlung so lange fort, bis Sie merken, dass die Blasen abklingen bzw. das Kribbeln ausbleibt. Anschließend mit einem Pflegestift die Hautstellen nachbehandeln.

Ätherische Öl-Komposition

bei Aften und eingerissenen Mundwinkeln

2 Tr. äth. Öl Salbei
1 Tr. äth. Öl Eucalyptus
23 Tr. äth. Öl Pfefferminzöl
2 Tr. äth. Öl Zimtrinde
5 Tr. äth. Öl Nelkenblüte
10 Tr. äth. Öl Fenchel
5 Tr. äth. Öl Anis
1 Tr. äth. Öl Melisse
2 Tr. äth. Öl Thymian thymol
30 Tr. Weingeist

Ätherische Öle mit dem Alkohol vermischen und in einer gut verschließbaren Flasche aufbewahren. Die Haltbarkeit beträgt ca. 15 Monate.

Tragen Sie das Öl pur auf die Aften, am besten mit einem Wattestäbchen, auf. Der Abheilprozess wird gefördert und der Schmerz gelindert. Verwenden Sie das Öl so lange wie Sie die Afte spüren, meist verschwinden die Aften schon nach ein paar Tagen.

Tipps und Tricks

Die hier zusammengestellten Mundwässer und die Zahnpasta schützen bei regelmäßiger Anwendung den Zahn und das Zahnfleisch.

Die natürliche Mundflora wird erhalten und es wird nachhaltig Zahnfleischbluten entgegengewirkt. Auch beugen Sie Aften und Entzündungen vor und wirken Prozessen entgegen, die zu Karies führen. Die eingearbeiteten, ätherischen Öle sorgen für nachhaltige Frische. Verwenden Sie ein Mundwasser ruhig zwischendurch und nicht nur nach dem Zähneputzen.

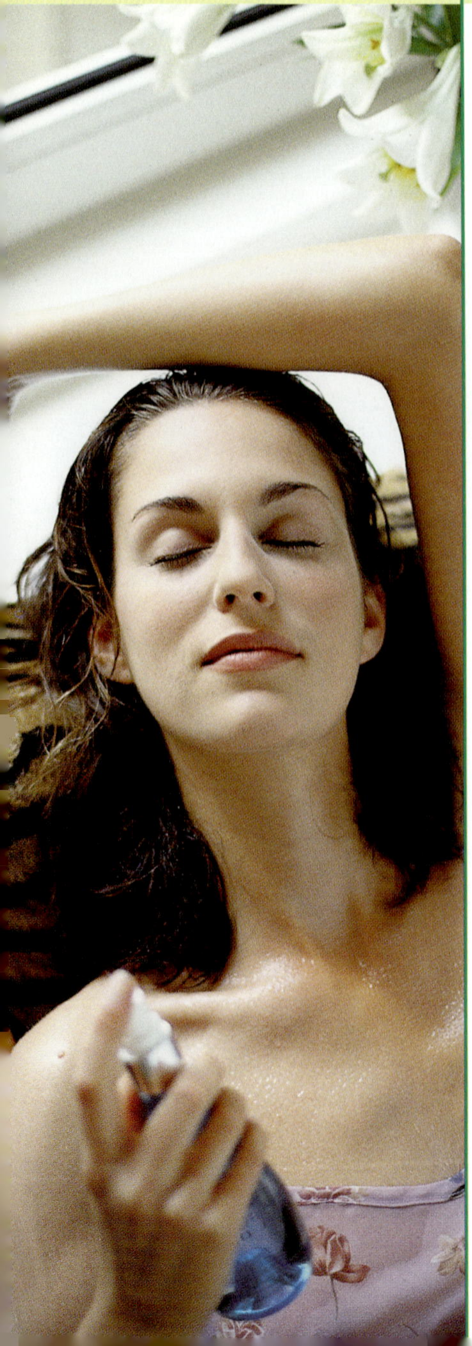

Rezepte allgemein

Vitamin-Gel für strapazierte Haut

2 ml Vitamin E Fluid HT
1 ml D-Panthenol 75 %
1 ml Vitamin A Fluid HT
1 ml Nachtkerzenöl Fluid HT
3 ml Glycerin
1/2 Messl. Gelbildner PNC 430
40 ml dest. Wasser
Konservierung: 5 Tr. Paraben K

After Sun Hair & Body-Spray

4 ml Vitamin E Fluid HT
1 ml D-Panthenol 75 %
10 Tr. Aloe vera 10fach
25 Tr. Glycerin
60 ml Wasser
Konservierung: 12 Tr. Paraben K

After Sun Lotion

100 ml Cremaba HT
3 Messl. Avocadoöl
2 Messl. Lipoderminkonzentrat HT
2 Messl. Kosm. Basiswasser
1 Messl. D-Panthenol 75 %
1/2 Messl. Meristemextrakt
10 Tr. Aloe vera 10fach
1 Messl. Glycerin
evtl. 5 Tr. äth. Öl Lavendel

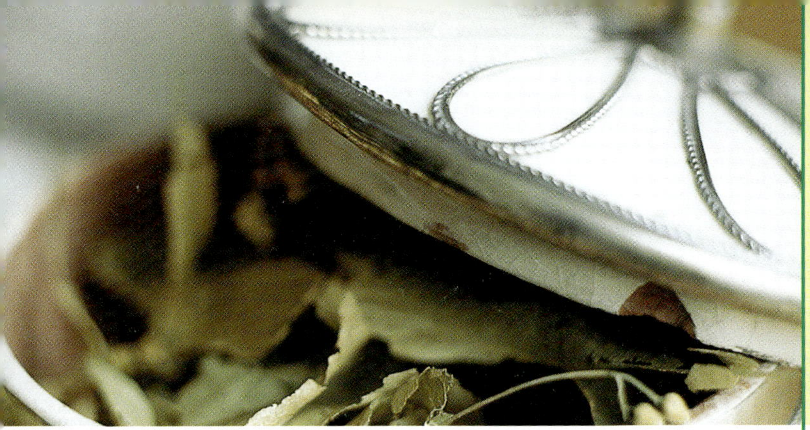

Lipsomengel

2 Messl. Lipoderminkonzentrat HT
2 Messl. Wasser
1/2 Messl. Vitamin A Fluid HT
1/2 Messl. Vitamin E Fluid HT
Konservierung: 2 Tr. Paraben K

Dieses vitaminreiche Gel kann man für die Tages- und Nachtpflege anwenden.

Pflegende selbst bräunende Bodylotion

Fettphase

25 ml Macadamianussöl
10 g Shea-Butter
2 g Ctylalkohol
6 g Confonder

Auf die gesamte Fettphase kommen ca. 120 – 150 ml Wasser + 5–6 Messl. DHA

Zusatz- und Wirkstoffe für ca. 200 ml Selbstbräuner:

2 Messl. D-Panthenol 75 %
10 Tr. Zi Cao
1 ml Vitamin E natürlich
Konservierung: 20 Tr. Paraben K

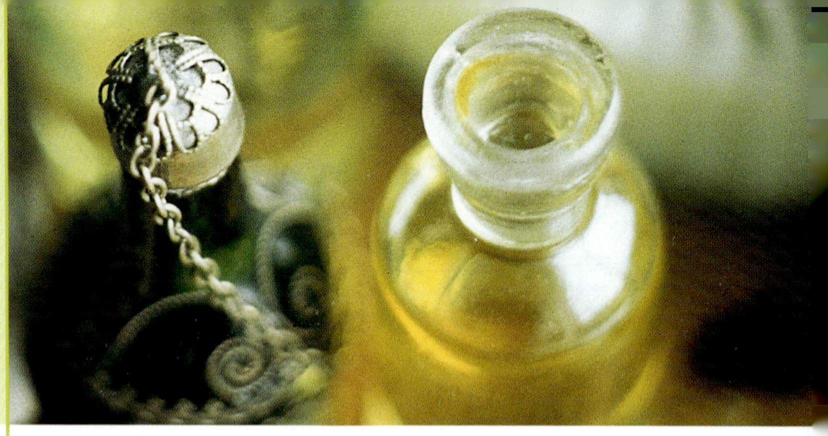

Sonderpflegeprodukte

Apfelessig-Massage-Wasser

bei Spannungen in der Brust/Brustschmerzen

100 ml Wasser
5 Essl. Apfelessig
2 Teel. Honig
1 ml äth. Öl Teebaum oder Manuka
2 ml Kokosöl
20 Tr. Paraben K

Honig, Kokosöl, Paraben K und ätherisches Öl miteinander vermischen, dann den Apfelessig dazugeben und anschließend das Wasser einarbeiten. Tragen Sie das Apfelessig-Wasser mit einem Waschlappen oder einem weichen Massagehandschuh auf die Brust auf. Massieren Sie nun die Brust mindestens 10- bis 15-mal mit kreisenden Bewegungen.

Tipps und Tricks

Apfelessig-Wasser, Entschlackungs-Wasser und Body-Spray immer vor Gebrauch schütteln.

Entschlackungs-Wasser

50 ml Wasser
4 Messl. Salz aus dem Toten Meer
1 Carnitinkapsel
40 Tr. Fibrostimulin P
2 Mps. Harnstoff

Füllen Sie das Entschlackungs-Wasser in eine Sprühflasche und sprühen es zum Beispiel nach einem Bad auf die Haut auf. Tupfen Sie es nicht ab, lassen Sie das Wasser langsam in die Haut einziehen. Anschließend wie gewohnt eincremen.

Tipps und Tricks

Probieren Sie das Entschlackungs-Wasser auch bei Cellulitis aus.

Falls die Zeit einmal knapp sein sollte, hier ein Body-Spray für die »Straffung« zwischendurch.

Body-Spray

3 ml Vitamin E Fluid HT
1 ml D-Panthenol 75 %
20 Tr. Aloe vera 10fach
5 Tr. äth. Öl Strohblume
30 Tr. Glycerin
60 ml Wasser
4 Messl. Salz aus dem Toten Meer
14 Tr. Paraben K

Verwenden Sie das Body-Spray wie das Entschlackungs-Wasser. Mit diesem Body-Spray wird Ihre Haut gleichzeitig eingecremt, so lässt sich das Body-Spray durch die leichte Art des Auftragens auch sehr gut als Spray zum Eincremen des Rückens verwenden. Vor Gebrauch schütteln.

Dekolleté-Gel

erfrischend, straffend

50 ml Hamameliswasser
1/2 Messl. Xanthan
35 Tr. Vitamin ACE Fluid HT
3 Tr. äth. Öl Pfefferminze
1/2 Messl. D-Panthenol 75 %
5 Tr. Da Zao
10 Tr. Paraben K

Wasser mit Xanthan andicken, anschließend die restlichen Rohstoffe untermischen.

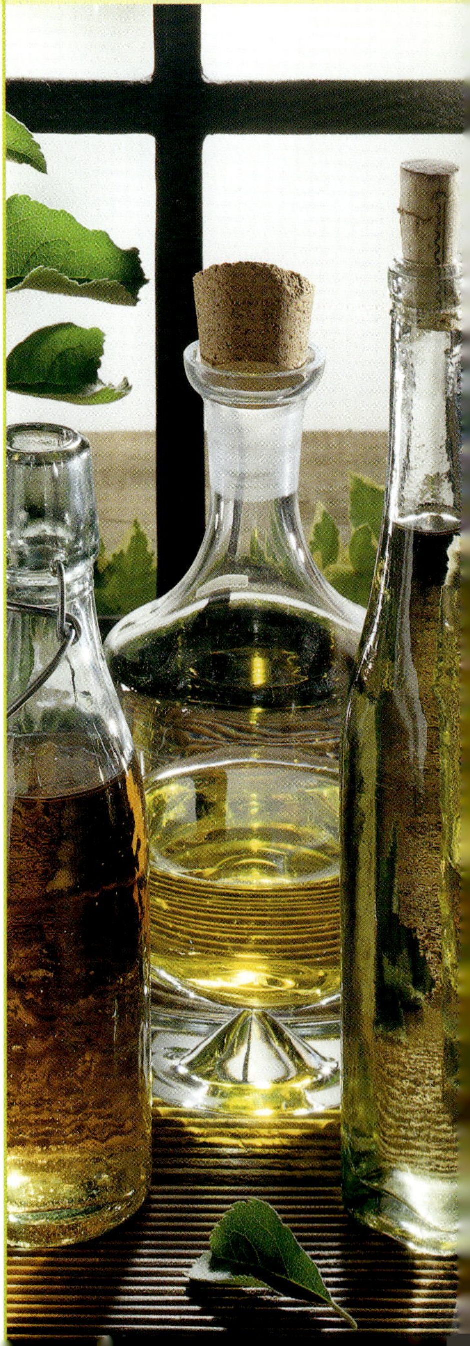

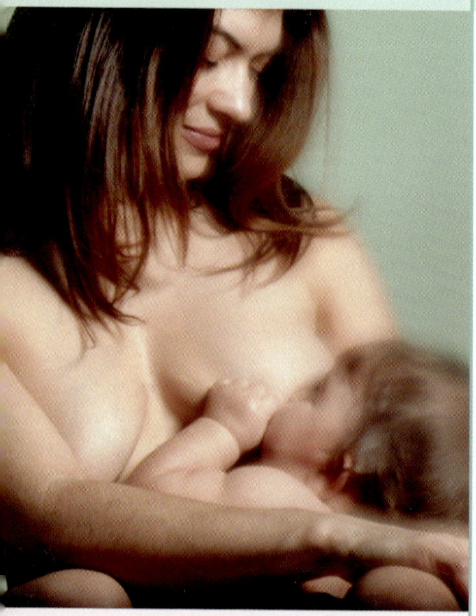

Massageöl während der Stillzeit

bzw. während der Schwangerschaft/Schutz vor Schwangerschaftsstreifen.

30 ml Macadamianussöl
10 g Shea-Butter
30 ml Kokosöl
4 ml Vitamin E natürlich
5 Tr. äth. Öl Lavendel traditionell

Öl leicht erwärmen und die Shea-Butter darin auflösen, anschließend die restlichen Produkte einarbeiten.

Pflegecreme bei empfindlichen/ gereizten Brustwarzen

z. B. während der Stillzeit

20 g Cremaba HT
3 Messl. D-Panthenol 75 %
1 ml Meristemextrakt
1 Tr. äth. Öl Deutsche Kamille
20 Tr. Aloe vera 10fach
10 Tr. Paraben K oder
30 Tr. BioKons
5 Tr. Carotinöl
10 Tr. grüner Tee flüssig Extrakt
5 Tr. Vitamin E natürlich

Apfelessig-Massage-Öl

95 ml Macadamianussöl
5 ml Andirobaöl 100 %
4 ml Apfelessig
2 ml D-Panthenol 75 %
2 Messl. Vitamin E natürlich

Vermischen Sie die Zutaten kalt miteinander. Massage-Öl vor jedem Gebrauch schütteln. Verwenden können Sie das Massage-Öl zur Massage der Brust, des Bauches, der Oberschenkel und des Halsbereichs. Die Haut wird zart und geschmeidig, das Gewebe wird gestrafft und gleichzeitig wird der Körper zur Ausscheidung von Schlackenstoffen angeregt.

Massageöl bei Verspannungen

20 ml Andirobaöl 100 %
60 ml Neutralöl oder Mandelöl
15 Tr. äth. Öl Pfefferminz
2 ml ProVit F
2 ml Vitamin E natürlich

Ein sehr effektives Massageöl z. B. bei Verspannungen im Schulter- oder Rückenbereich. Damit es seine optimale Wirkung entfalten kann, sollte es vor dem Auftragen in den Händen etwas erwärmt werden.

Pflegeöl bei Prellungen oder blauen Flecken

55 ml Andirobaöl 100 %
40 ml Haselnussöl oder Macadamianussöl
5 Tr. äth. Öl Strohblume
5 ml Calendulaöl oder Klettenwurzelöl

Das Öl sollte mehrmals täglich leicht auf die betroffenen Hautpartien aufgetragen werden, evtl. vorsichtig einmassieren.

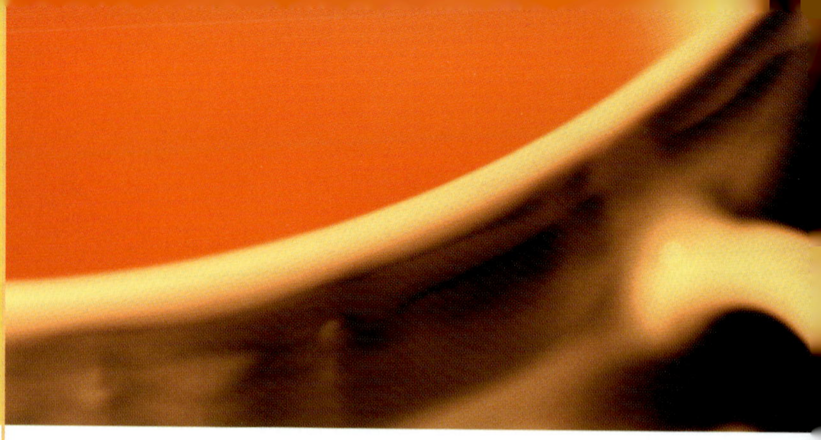

Pflegecreme bei kleinen Hautabschürfungen

50 ml Cremaba oder Cremaba Plus
1 ml Andirobaöl 100 %
30 Tr. Meristemextrakt
12 Tr. ProVit F
20 Tr. grüner Tee flüssig Extrakt
3 ml Borretschöl oder Nachtkerzenöl
2 Tr. äth. Öl Manuka
1 Messl. D-Panthenol 75 %

Alles kalt miteinander vermischen – fertig.
Die Wirkstoffe für diese Pflegecreme können Sie selbstverständlich in eine selbst hergestellte Creme Ihrer Wahl einarbeiten, allerdings sollten Sie vorher testen, ob die Emulsion stabil bleibt.

Haarwasser bei fettiger Kopfhaut

50 ml Wasser
1 ml Bioschwefel
2 g Salz aus dem Toten Meer
2 ml Plantessenz
4 Tr. Paraben K oder 12 Tr. BioKons

Alle Zutaten kalt miteinander vermischen. Tragen Sie das Haarwasser am besten abends mit einer Pipette auf und massieren es in die Kopfhaut ein. Wem der Geruch zu streng ist, kann sich am nächsten Morgen dann die Haare waschen. Haarwasser vor jedem Gebrauch schütteln.

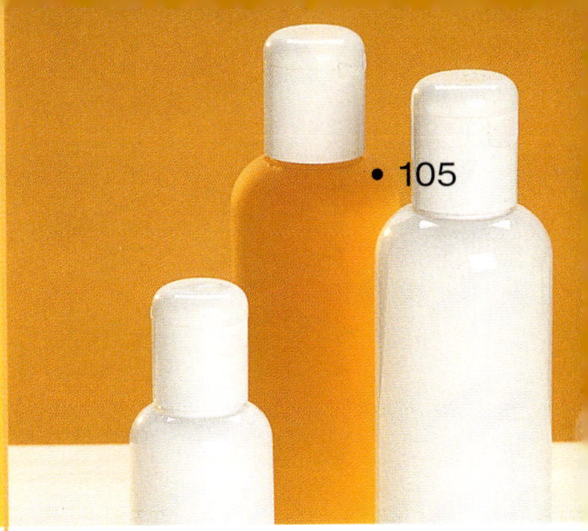

Haarwasser bei trockener, juckender Kopfhaut

50 ml Aloe-vera-Gel
2 ml Plantessenz
2 ml Meristemextrakt
2 g Salz aus dem Toten Meer
30 Tr. Vithaar
4 Tr. Paraben K oder 12 Tr. BioKons
1 g Harnstoff

Herstellung und Anwendung wie Haarwasser bei fettiger Kopfhaut.

Regenierendes Haarwasser

50 ml Wasser oder 50 ml Brennnessel-Tee,
bei Wasser + 2 ml Brennnessel-Extrakt
35 Tr. Vithaar
2 ml Plantessenz
2 ml ProVit F

Herstellung und Anwendung wie bei den anderen Haarwässern.

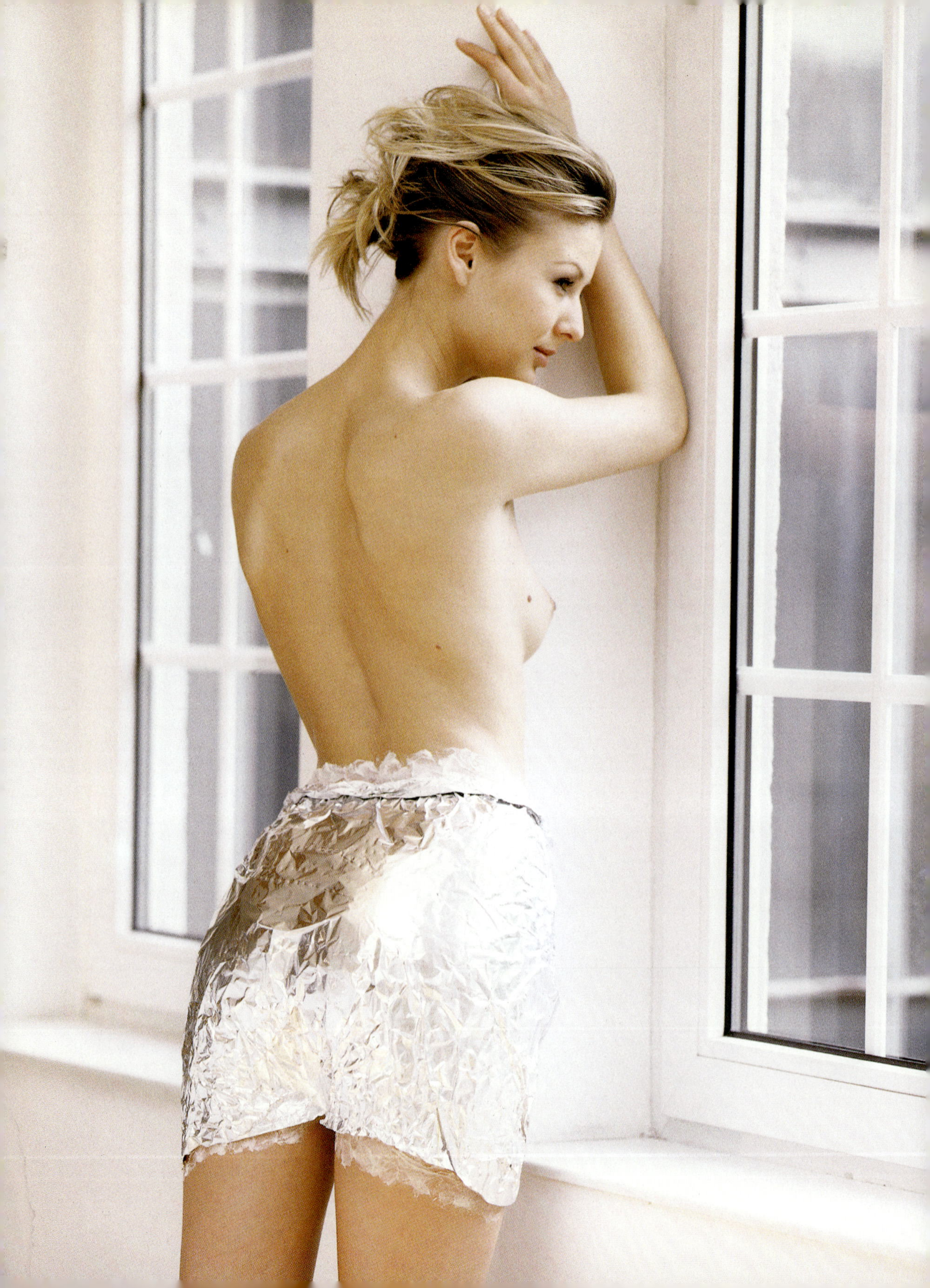

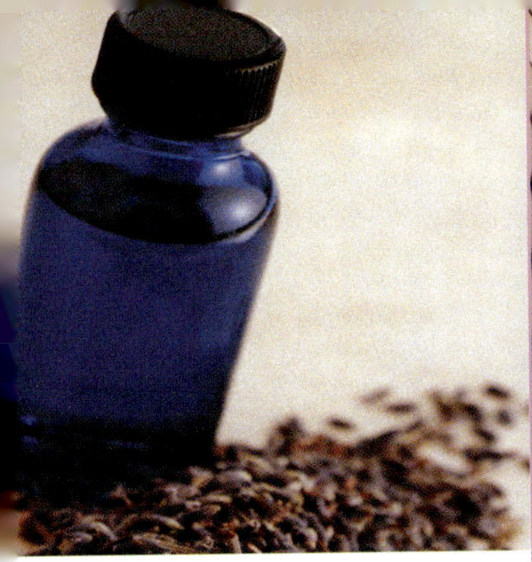
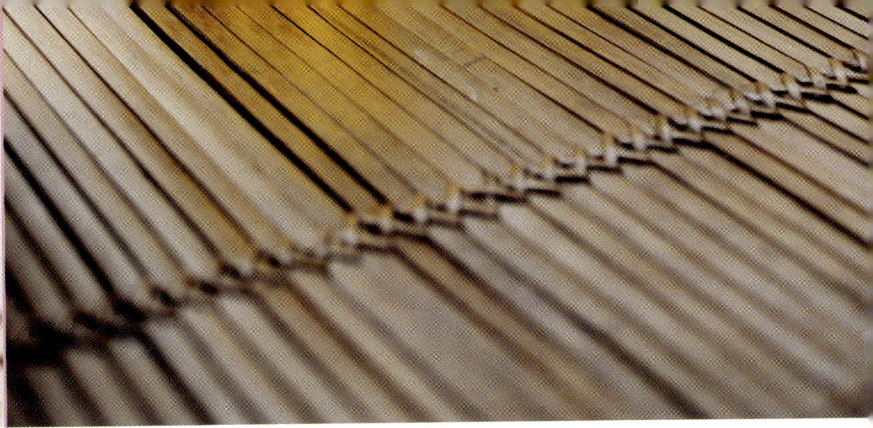

CELLULITIS

Was Sie dagegen tun können

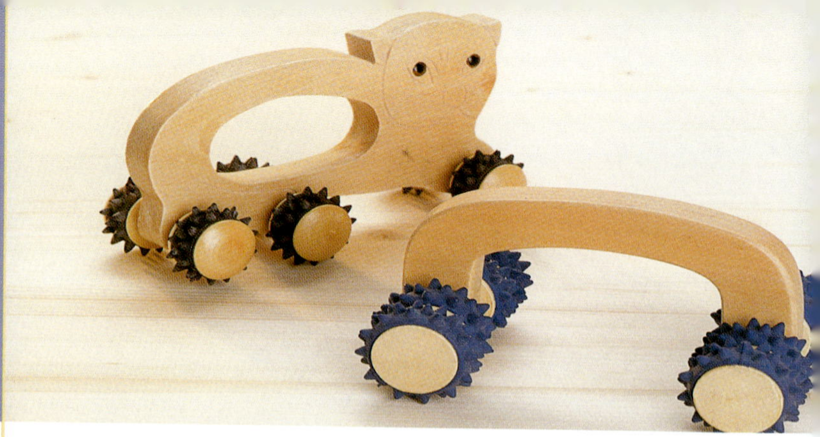

Was ist Cellulitis?

Im Volskmund auch oft als Orangenhaut bezeichnet, beschreibt Cellulitis eine Hautveränderung, die laut Statistik fast 80 % aller Frauen betrifft.

Der wohl am meisten verbreitete Irrglaube bezüglich Cellulitis ist, dass nur Dickleibige unter ihr leiden würden. Vielmehr entsteht Cellulitis, wie nach heutigem Stand der Forschung bekannt, durch eine Störung des Stoffwechsels (u. a. Protein-Degeneration). Das subkutane Bindegewebe verändert sich, das heißt u. a. die Konzentration in Elastinfasern wird vermindert, und die Collagenfasern verhärten sich. Durch diese Störung quellen die Fettzellen im Unterhautgewebe verstärkt auf und es kann zu vermehrten Wassereinlagerungen kommen. Durch die erhöhte Quellung drückt nun das Unterhautgewebe gegen die darüber liegenden Hautschichten und verursacht so die optisch unschönen Wellungen und Dellen in der Oberhaut. Häufig betroffene Stellen sind Po, Hüften, Oberschenkel, Bauch und Oberarme, da hier die Neigung der Haut zur vermehrten Fettzelleneinlagerung erhöht ist. Auch sorgt die unterschiedliche Anordnung der Elastin- und Collagenfasern beim Mann (kreuzförmig) und der Frau (fast parallele Vernetzung) dafür, dass die Stoffwechselstörung eher bei Frauen eine optisch sichtbare Veränderung in der Haut bewirkt.

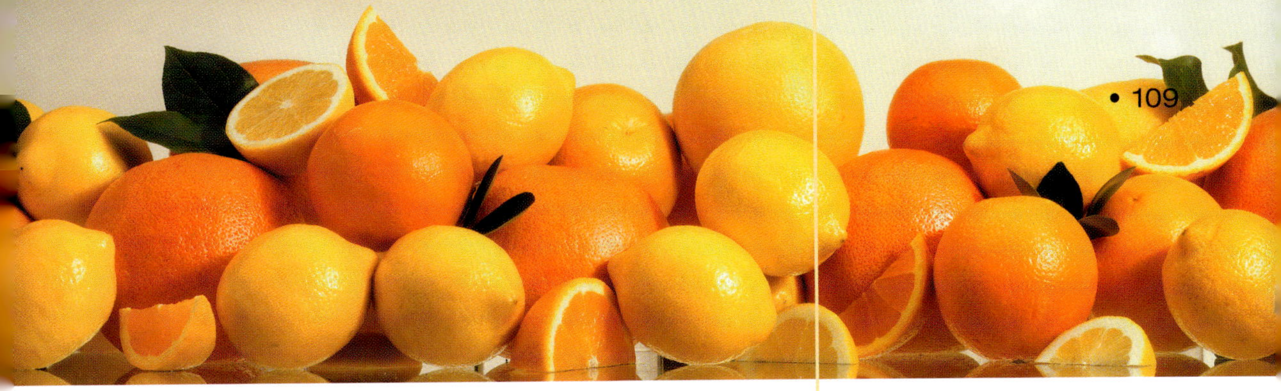

Durch die fast parallele Anordnung ist es der weiblichen Haut eher möglich, sich stärker zu dehnen als der Haut eines Mannes. Eine Folge davon ist eine vermehrte Einlagerung von Fettzellen zwischen den Fasern, sodass neben der Wassereinlagerung ein zusätzliches Depot an Fett gebildet werden kann. Das ist durch die Natur bewusst so eingerichtet worden, da sich die weibliche Haut bei einer Schwangerschaft ja um das Vielfache dehnen muss und eingelagerte Fettdepots z. B auch vor Stößen schützen sollen. Gerade aus diesen Gründen leiden überwiegend Frauen unter Cellulitis. Zum Trost der Frauen sei aber gesagt, dass es dennoch Männer gibt, die zu Cellulitis neigen.

Weitere Faktoren, die die Bildung von Cellulitis fördern, sind falsche Ernährung, fehlende kosmetische Pflege, aber auch Erbanlagen spielen eine Rolle.

Im Alter (Wechseljahre) kommt noch die hormonelle Umstellung dazu, die zusätzlich die Cellulitis fördert. Cellulitits erkennt man an folgenden äußeren Merkmalen:

- die typischen Eindellungen in der Haut
- die Haut ist meist blasser durch die verminderte Durchblutung
- wegen der verminderten Durchblutung ist die Haut an den betroffenen Stellen etwas kühler
- durch den erhöhten Anteil an Collagenfasern etwas härter als das umliegende Gewebe.

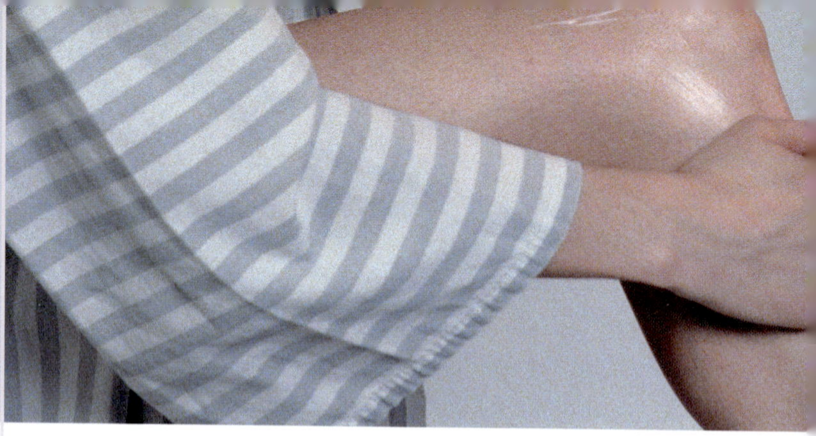

Hilfe bei Cellulitis

Hier ein paar Kosmetik-Rezepte

Natürliches Peeling bei Cellulitis

Sie brauchen:

20 ml Öl, z. B. Sojaöl
30 g Salz aus dem Toten Meer
60 Tr. äth. Öl Zitrone

Die Rohstoffe erst direkt vor dem Gebrauch miteinander vermischen. Massieren Sie das Peeling mit leicht kreisenden Bewegungen in die Haut ein. Peelen Sie am besten direkt nach einem Bad in der Wanne, dann nur noch einmal kurz mit lauwarmem Wasser abspülen. Neben den stoffwechselanregenden Eigenschaften entfernt das Peeling sanft, auf natürliche Weise, alte Hautschuppen und macht so den Weg frei für eine bessere Aufnahme der Wirkstoffe aus der Cellulitiscreme oder den Massageölen und erleichtert die Hautatmung. Nach der Anwendung des Peelings haben Sie ein angenehm samtiges Hautgefühl.

Tipps und Tricks

Massieren Sie immer von unten nach oben, in möglichst langen Bahnen in Richtung Herz.

Massageöle

Die beiden nun folgenden Massageölrezepte A und B ergänzen sich und erzielen einzeln angewandt nicht den gewünschten Fett-, Wasser- und Schla-

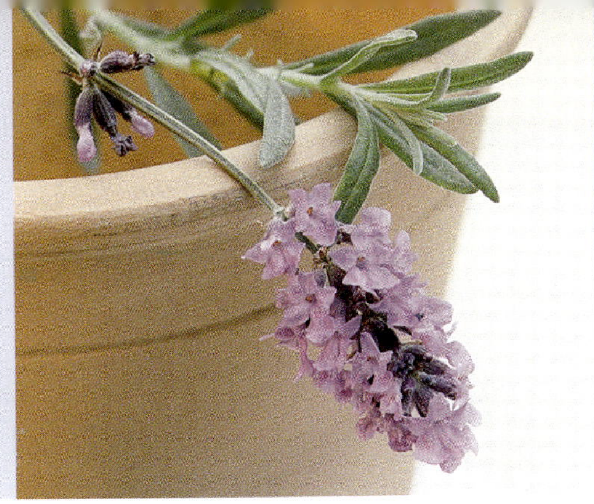

ckenabbau im Gewebe. Wenden Sie daher die beiden Massageöle immer nur in Kombination an.

Massageöl A

Zur Förderung der Fettspaltung (Abbau)

- 93 ml Öl nach Wahl, z. B. Sojaöl oder Haselnussöl
- 3 ml Algenöl
- 1 ml äth. Öl Thymian (Thymus vulgaris)
- 1 ml äth. Öl Atlas Ceder (Cedrus atlantica)
- 1 ml äth. Öl Oregano (Origanum vulgaris)
- 1 ml Vitamin E natürlich (ca. 5 Tropfen)

Vermischen Sie alle Zutaten und füllen sie in eine Flasche ab.

Das Massageöl A wird nach der Reinigung mit einer mittelgroben Massagebürste oder einem Loofahhandschuh ca. 5 Minuten in die Haut einmassiert. Wichtig ist dabei immer, dass die Massage in Richtung Herz durchgeführt wird. Durch die Massage und die ätherischen Öle wird das Gewebe zu einem beschleunigten Fettabbau angeregt und gleichzeitig gestrafft.

Nach einer Einwirkzeit des Massageöls A von mindestens 20 Minuten wird nun das Massageöl B mit einer mittelgroben Bürste oder einem Loofahhandschuh mindestens 5 Minuten in die Haut einmassiert. Das Massageöl B ermöglicht nun einen leichten Abtransport des durch Massageöl A gelockerten Fettgewebes sowie von Wasser und Schlacken über die lymphatischen Bahnen.

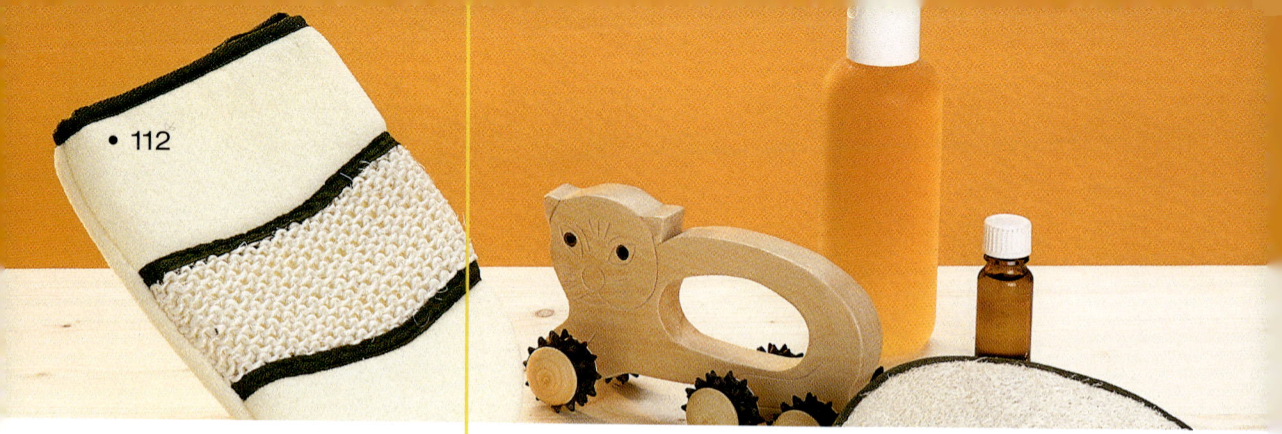

Tipps und Tricks

Zur Intensivierung kann man nach der Anwendung des Massageöls A die Haut mit Frischhaltefolie umwickeln.

Massageöl B

Zum Abtransport des gelockerten Fettgewebes und zum Schlackenabbau über die lympahatischen Bahnen.

95 ml Öl nach Wahl, zum Beispiel Haselnussöl oder Weizenkeimöl
1 ml Algenöl
1 ml äth. Öl Wacholder (Juniperus communis)
1 ml äth. Öl Citronella (Cymbopogon nardus)
1,5 ml äth. Öl Lavendel (Lavendula angustifolia)
1 ml Vitamin E natürlich (ca. 5 Tropfen)

Herstellung wie bei Massageöl A.
Damit schnell ein sichtbares Ergebnis erzielt wird, empfiehlt es sich, die Massageöle mindestens einmal in der Woche anzuwenden – besser wäre natürlich öfter.
Hier noch ein Massageöl für zwischendurch bei Cellulitis – es kann aber auch als normales Partnermassageöl verwendet werden. Bei fortgeschrittener Cellulitis sollte dieses Massageöl täglich neben der Cellulitiscreme angewendet werden.

Cellulitis-Massageöl

75 ml Macadamianussöl oder Mandelöl
10 ml Algenöl
10 Tr. Carotinöl
2 ml Vitamin E natürlich
30 Tr. äth. Öl Zitrone (Citrus limon)
10 Tr. äth. Öl Cistrose (Cistus ladaniferus)
10 Tr. äth. Öl Lavendel (Lavendula angustifolia)

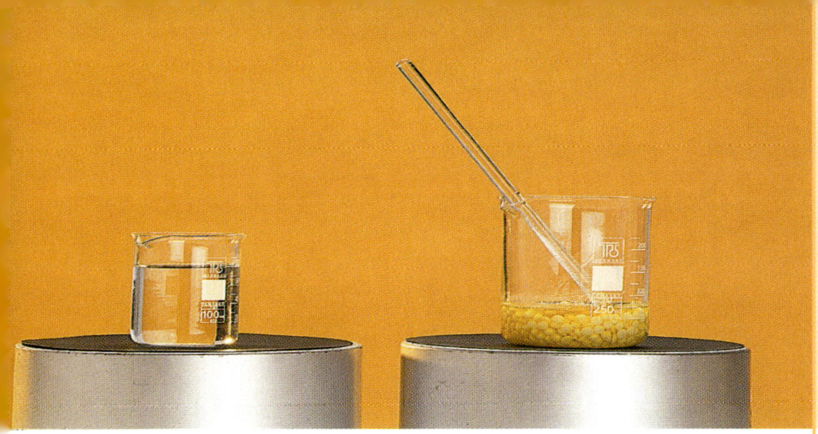

Die ätherischen Öle und die Wirkstoffe abmessen und ins Öl geben, die Mischung nun in eine Flasche füllen. Bei diesem Massageöl ist nicht nur die Wirkung überzeugend, sondern auch der angenehm frische Duft ansprechend. Das Massageöl bewirkt eine Stimulierung des Stoffwechsels im Gewebe und schenkt der Haut Vitalität und Spannkraft. So beugen Sie wirkungsvoll einem Elastizitätsverlust vor.

Um die Haut zusätzlich zu den Massagen gegen Cellulitis und gegen Erschlaffung zu schützen, empfiehlt sich die Verwendung einer Cellulitiscreme. Der Vorteil einer Cellulitiscreme ist der, dass hier die Wirkstoffe der Creme permanent an die Haut abgegeben werden und sie so ständig der Bildung von Cellulitis entgegenwirken.

Cellulitiscreme

30 ml Cremaba HT
2 ml Algenöl
1 Tr. äth. Öl Oregano (Oreganum vulgaris)
8 Tr. äth. Öl Lavendel (Lavendula angustifolia)
15 Tr. Calendulaöl
10 Tr. äth. Öl Zypresse (Cupressus sempervirens)
20 Tr. äth. Öl Zitrone (Citrus limon)
5 Tr. äth. Öl Lorbeer (Laurus nobilis)
3 ml Andirobaöl 100 %
1 Msp. Vitamin C (Ascorbinsäure) oder
20 Tr. frischer Zitronensaft

Falls Sie die Cellulitiscreme gleichzeitig als Bodycreme verwenden möchten, so können Sie noch folgende Pflegekomponenten hinzufügen

5 Tr. Vitamin E natürlich
10 Tr. D-Panthenol 75 %
10 Tr. Sanddornöl
10 Tr. grüner Tee flüssig Extrakt

So erhalten Sie eine hochwertige Bodycreme, welche nicht nur pflegt, schützt und bei Cellulitis wirkt, sondern gleichzeitig die Zellaktivität und Regeneration Ihrer Haut fördert.
Herstellung: Alle Zusatz- und Wirkstoffe kalt in die Cremaba HT rühren – fertig.
Die Cellulitiscreme wird wie jede normale Bodycreme nach der Reinigung auf der Haut aufgetragen, gegebenenfalls leicht in die Haut einmassiert.

Tipps und Tricks

Sehr gute Erfahrungen haben wir mit einer so genannten Noppenmassagebürste gemacht. Hier wird die Wirkung der Massageöle bzw. der Cellulitiscreme noch durch ein kurzes Ansaugen und wieder Fallenlassen des Gewebes durch die Noppen unterstützt. So werden die Wirkstoffe noch tiefer in das Gewebe eingeschleust und überschüssiges Wasser wird dabei aus dem Fettgewebe gesogen.

Entschlackungsbad

Vormischung

65 ml Öl nach Wahl, z. B. Avocadoöl oder Distelöl
15 ml Fluidlecithin CM oder Super
20 Tr. äth. Öl Zitrone (Citrus limon)
10 Tr. äth. Öl Cistrose (Cistus ladaniferus)
15 Tr. äth. Öl Lavendel (Lavendula angustifolia)
10 Tr. äth. Öl Wacholder (Juniperus communis)
10 ml Algenöl

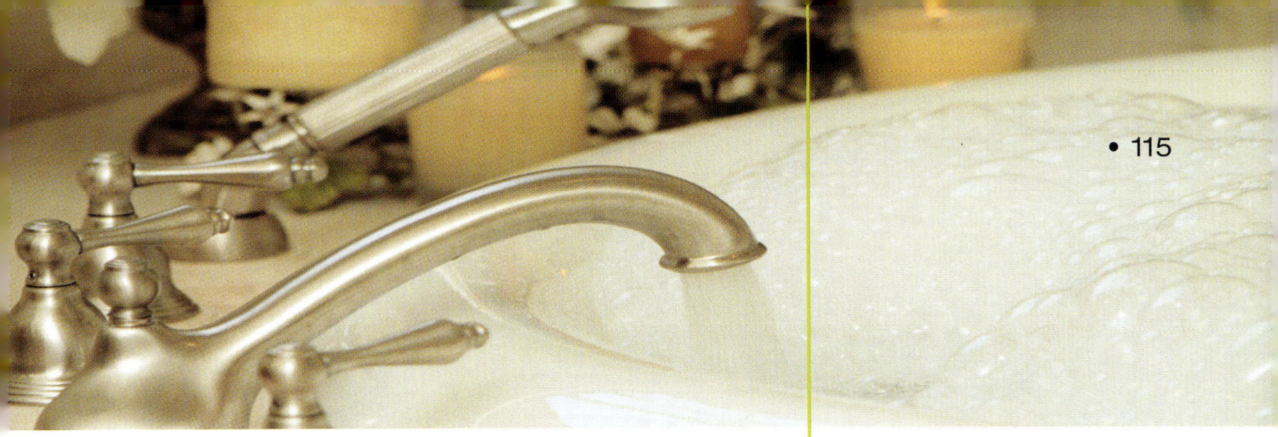

Alle Zutaten einfach kalt miteinander vermischen. Vormischung in einer verschließbaren Flasche aufbewahren. Für ein Vollbad benötigen Sie ca. 10–15 ml der Vormischung. Geben Sie zusätzlich noch 200 g Salz aus dem Toten Meer mit ins Bad. Die Badetemperatur sollte um 36 °C liegen und die Dauer ca. 15 Minuten betragen. Regelmäßiges Baden im Entschlackungsbad fördert die Elastizität der Haut und regt die Stoffwechselaktivität des Körpers an, sodass Gift- und Schlackenstoffe vermehrt ausgeschieden werden. Sie fühlen sich nach einem Entschlackungsbad erholt und erfrischt. Wir haben die Erfahrung gemacht, dass bei den ersten Entschlackungsbädern oft ein Gefühl von Müdigkeit durch die erhöhte Stoffwechselaktivität aufkommt. Dieses Symptom legt sich aber meist nach drei Badesitzungen, denn dann hat sich der Körper meist schon eines großen Teils seiner Schlackenstoffe »entledigt«.

Körperpackung bei Cellulitis

30 g Schlamm aus dem Toten Meer
5 ml Andirobaöl 100 %
30 Tr. äth. Öl Zitrone (Citrus limon)
5 Tr. äth. Öl Lorbeer (Laurus nobiles)
10 Tr. Alpha-Bisabolol
5 Tr. Vitamin E natürlich
2 Essl. Salz aus dem Toten Meer
1 geöffnete Carnitinkapsel (Inhalt)
$^1/_2$ Algentablette (zerstoßen)

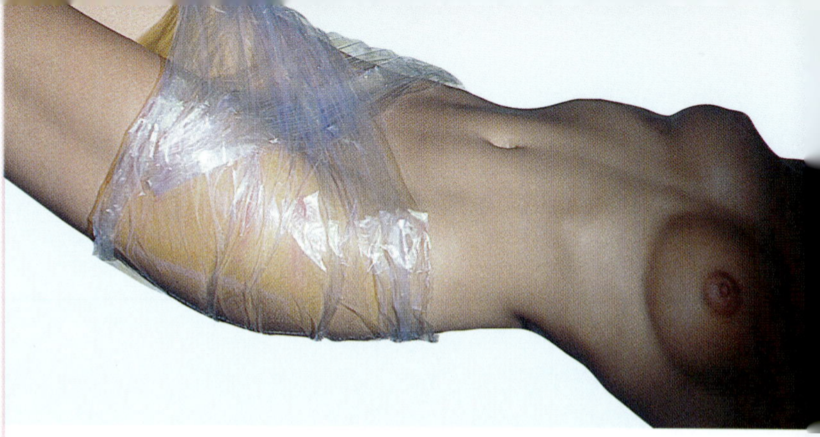

Tipps und Tricks

Der Schlamm und das Salz aus dem Toten Meer treiben das Wasser aus dem Gewebe. Das lymphatische System wird wieder in Schwung gebracht.

Wirkstoffe in den Schlamm mischen. Tragen Sie den angereicherten Schlamm etwa messerdick auf die gereinigte, abgetrocknete Haut auf.
Umwickeln Sie nun die Körperstellen, zum Beispiel Oberschenkel und Hüfte, mit einer Frischhaltefolie. Da die Packung mindestens 20 Minuten auf der Haut verbleiben soll, legen Sie sich am besten entspannt auf eine bequeme Unterlage. Achtung! Unterlage durch ein Handtuch vor dem Schlamm schützen.
Um die Wirkung der Packung durch Wärme zu intensivieren, halten Sie sich z. B. mit einer Decke warm.
Nach der Einwirkzeit erst die groben Teile der Packung mit einem Tuch vom Körper entfernen und anschließend normal reinigen.

Konsequenz heißt der Erfolg

Daher:

1. Tägliches Eincremen mit der Bodycreme.
2. Tägliche Anwendung des Zwei-Phasen-Massageöls A und B bei akuter Cellulitis. Später können Sie dazu übergehen, die Massageöle einmal wöchentlich anzuwenden.
3 Einmal wöchentlich ein Entschlackungsbad.
4. Nach dem Bad das Cellulitispeeling anwenden.
5. Einlam in der Woche die Cellulitispackung auftragen. Wenn es Ihre Zeit zulässt, unterstützen Sie neben der Massage Ihre Haut zusätzlich durch eine Zupfmassage. Hier wird eine Hautfalte zwischen Daumen und Zeigefinger genommen und kurz leicht angehoben (es darf nicht schmerzen!) und wieder fallen gelassen. Dieses wiederholen Sie, bis Sie den ganzen »Cellulitisbereich« durchgezupft haben. Ruhig mehrmals hintereinander wiederholen.

Halten Sie durch! So werden Sie schon nach kurzer Zeit durch eine Abnahme des Körperumfanges, gleichmäßige Hautsilhouette und straffes Gewebe belohnt.

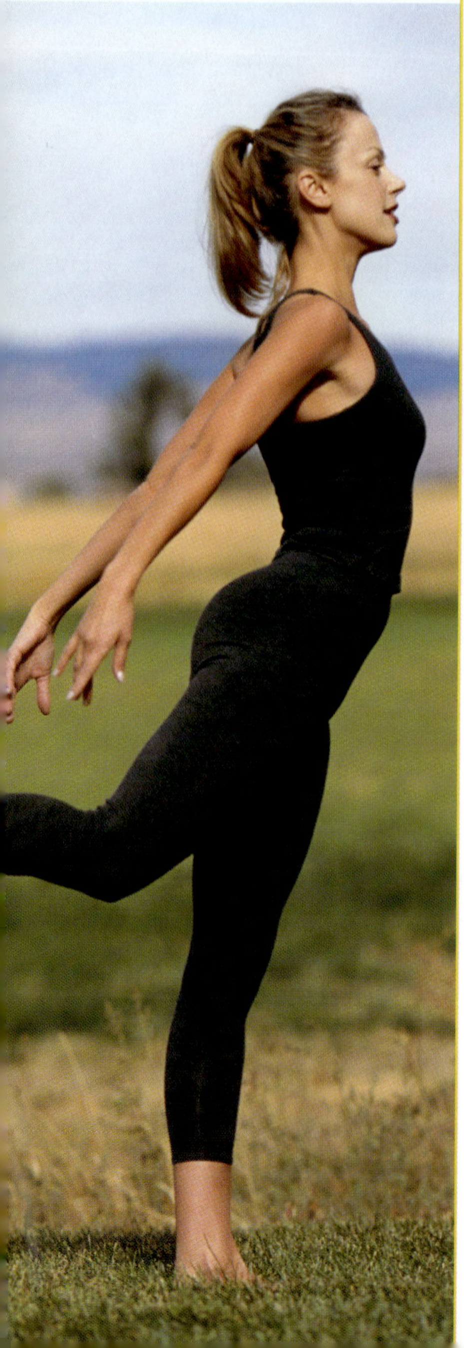

Andere Maßnahmen

- Gönnen Sie Ihrer Haut täglich eine Trockenbürsten-Massage.
- Machen Sie kalt/warme Wechselduschen.
- Trinken Sie viel! Vor allem Getränke mit viel Calcium, Vitamin C und Multimineralstoffen. Oft werden hier schon fertige Mineralmischungen z. B. in Pulverform angeboten. Aber auch Tomatensaft, Kräutertees wie grüner Tee, Birke oder Brennnessel können wir empfehlen.
- Ernähren Sie sich ballaststoffreich.
- Bewegen Sie sich viel, z. B. durch lange Spaziergänge, Fahrrad fahren, Gymnastik usw.
- Reduzieren Sie gegebenenfalls Ihr Gewicht.
- Essen Sie wenig Fleisch und wenn, dann Geflügel oder Fisch.
- Quark sollte auch auf Ihrem Speiseplan stehen, genauso wie probiotische Joghurtkulturen.
- Essen sie viel Ananas, Kiwi, Paprika und Spargel.

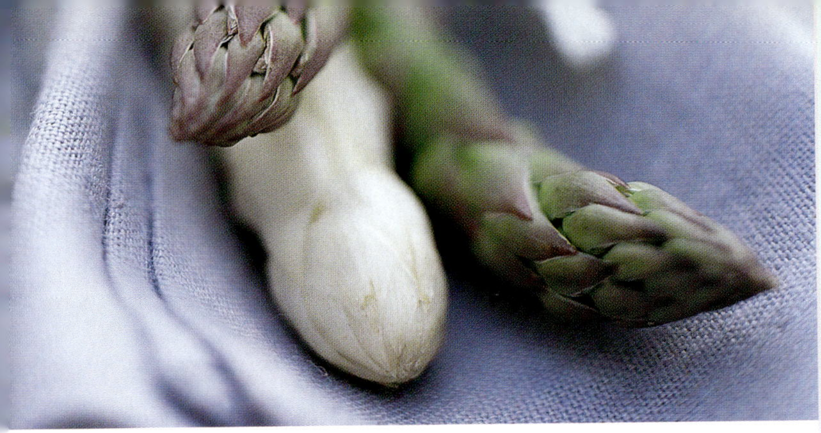

Auf das sollten Sie verzichten

- Verzichten Sie auf Süßigkeiten.
- Wenig Bewegung (vor allem lange sitzende Tätigkeiten).
- Bereiten Sie keine fetten Speisen zu und achten Sie auf versteckte Fette (z. B. in Wurst).
- Kaffee
- Zigaretten
- Alkohol
- Zu viel Salz
- Enge Beinkleidung
- Hohe Schuhe

Aufgaben der Cellulitis-produkte

- Förderung der Durchblutung
- Anregung des lymphatischen Systems
- Lockerung und Ausscheidung von Fettdepots und Wasser in der Unterhaut
- Anregung der Zellregeneration
- Straffung der Haut
- Erhöhung der Stoffwechselaktivität
- Glätten von Vertiefungen und Wölbungen
- Erzielung deutlich festerer Körperkonturen

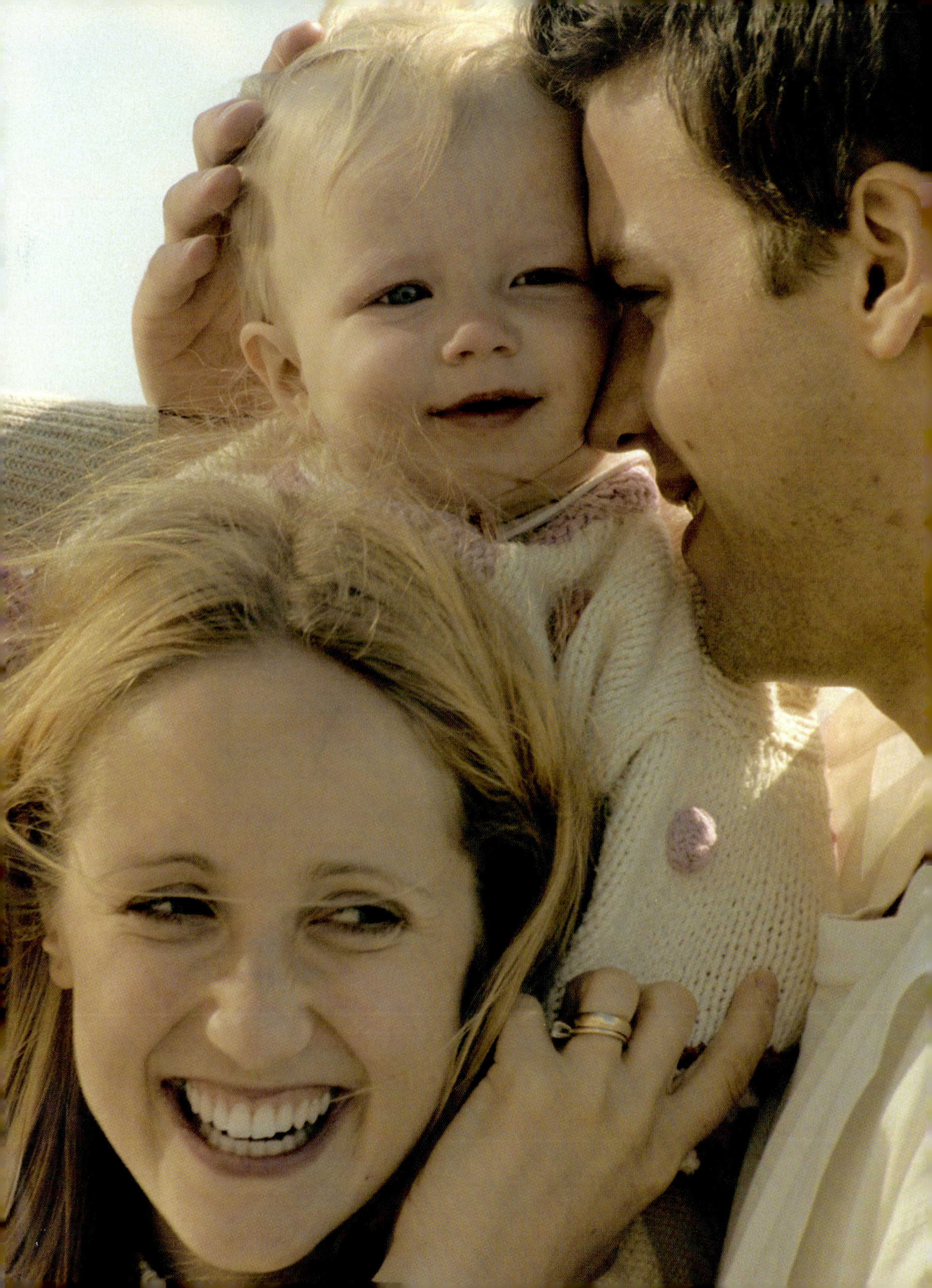

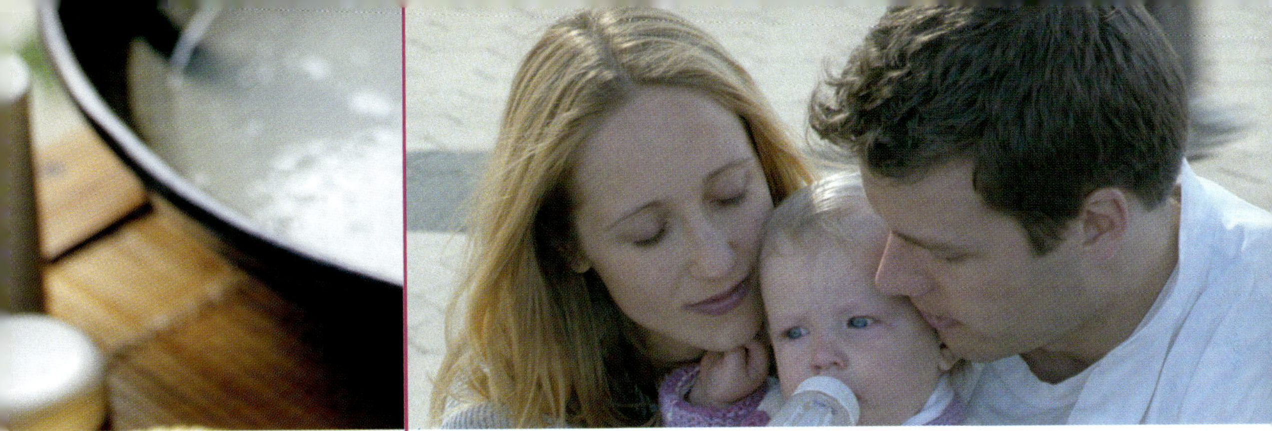

UMGANG

mit der

Schuppenflechte

(Psoriasis

vulgaris)

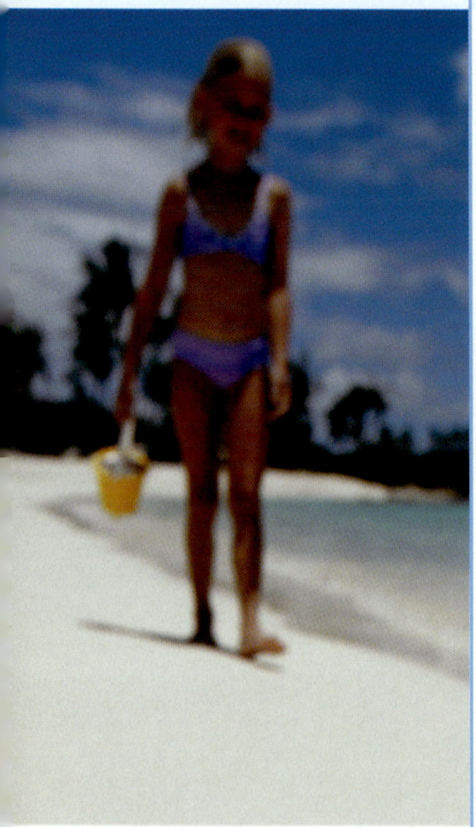

Tipps und Tricks

Psoriasis/Schuppenflechte ist eine nicht ansteckende Hauterkrankung.

Im Volksmund ist die Hautkrankheit Psoriasis eher als Schuppenflechte bekannt. Abgeleitet wird der Name Psoriasis von dem griechischen Wort PSAO, was übersetzt heißt: Ich kratze. Er wird aber auch oft als Krätze übersetzt, obwohl diese Hautkrankheit nichts mehr mit der uns bekannten Krätze zu tun hat.

Genau wie bei der Hautkrankheit Neurodermitis, ist der wohl unangenehmste Teil der Schuppenflechte der Juckreiz und das optische Erscheinungsbild. Man schätzt, dass rund 2–3 % der Bevölkerung unter einer Schuppenflechte leiden.

Genau wie bei der Neurodermitis sind auch hier nicht alle Ursachen erforscht. Im Laufe der Studien zur Schuppenflechte wurde festgestellt, dass diese Hautkrankheit auf jeden Fall vererblich ist. Was leider aber nicht bedeutet, dass es nicht auch Personen treffen kann, deren Eltern keine Schuppenflechte hatten.

Die Krankheit muss aber nicht auf jeden Fall ausbrechen, wenn Schuppenflechte schon in der Familie vorkommt. Es kann sein, dass die Veranlagung dazu ruhend im Körper vorliegt und erst durch verschiedene innerliche oder äußerliche Faktoren zum Ausbruch kommen kann.

Auslösende Faktoren können sein: Stress, erhöhter Alkoholkonsum, Medikamente, falsche Anwendung von Körperpflegeprodukten, die zu einer Schädigung

der Hautbalance führen, Stoffwechselstörungen, Infektionen, hormonelle Schwankungen, Quetschungen, Hautverletzungen, u. v. m.
Obwohl man sich nicht sicher ist, was der eigentliche Auslöser für diese Hautkrankheit ist, so hat man doch festgestellt, dass bei allen psoriatischen Hautveränderungen ein erhöhter Anteil von entzündungsfördernden Eiweißen vorliegt.
Der erhöhte Anteil von entzündungsfördernden Eiweißen und ein beschleunigtes Zellwachstum sorgen für die typische Erscheinungsform der Schuppenflechte.
In einem normalen Stoffwechsel gelangen die Zellen der obersten Hautschicht innerhalb von etwa 27 bis 28 Tagen an die Hautoberfläche und schuppen sich dort ab.
Bei der Schuppenflechte verkürzt sich dieser Prozess auf etwa 5–6 Tage. Dieses hat zur Folge, dass an der Hautoberfläche die Hautschuppen nun um etwa das 5fache schneller auftreten und so für das typische Erscheinungsbild der Schuppenflechte sorgen.
Gleichzeitig wird durch den erhöhten Anteil an entzündungsförderndem Eiweiß in der Lederhaut eine Entzündungsreaktion ausgelöst und es kommt zu den typischen Hautrötungen unter den Schuppen.

Tipps und Tricks

Zum Thema Kratzen und Juckreiz lesen Sie bitte im Kapitel Neurodermitis nach, was wirkungsvoll gegen den Juckreiz getan werden kann.

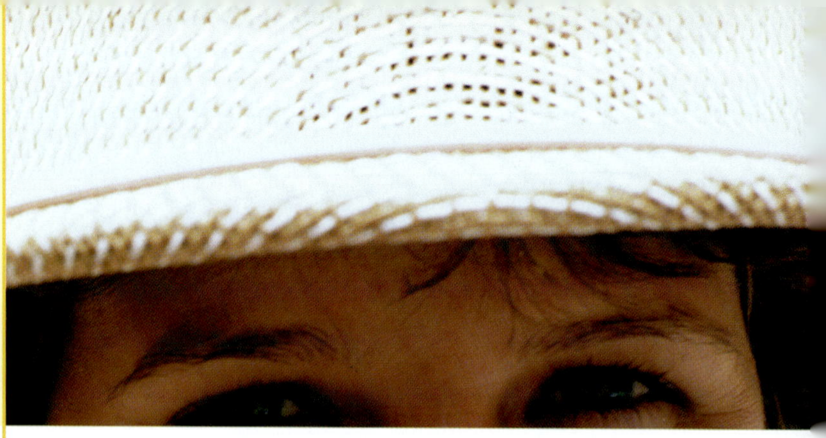

Typische Merkmale

- Es ist eine scharfe Begrenzung des schuppenden Bereiches zu erkennen.
- Meistens sind diese Bereiche besonders gut durchblutet und zeigen so einen geröteten Hautzustand.
- Direkt um den scharf abgegrenzten roten Bereich ist ein etwas hellerer, schlechter durchbluteter Bereich zu erkennen. Dieser hebt sich weiß vom roten Schuppenring ab.
- Die Schuppen sind meist trocken und glänzen silbrig.
- Oftmals ist parallel zu der Hauterscheinung zu beobachten, dass Psoriatiker unter Gelenkschmerzen leiden.
- Es gibt auch Erscheinungsformen, bei denen erst die Gelenkschmerzen auftreten und erst später die typische Schuppenflechtenbildung optisch zu erkennen ist. Oft wird darum zuerst irrtümlich Rheuma oder Arthritis diagnostiziert.
- Oftmals kommt es auch zu eitriger Pustelbildung, rötlichen Knötchen und ekzemartigen Entzündungen, da die dünne Haut an den schuppigen Stellen besonders anfällig gegenüber Bakterien, Schmutz, Dreck und Keimen ist.

Tipps und Tricks

Nicht jede schuppende Hautstelle ist ein Zeichen für Schuppenflechte. Bevor Sie falsche Schlüsse ziehen, sollten Sie einen guten Dermatologen zurate ziehen.

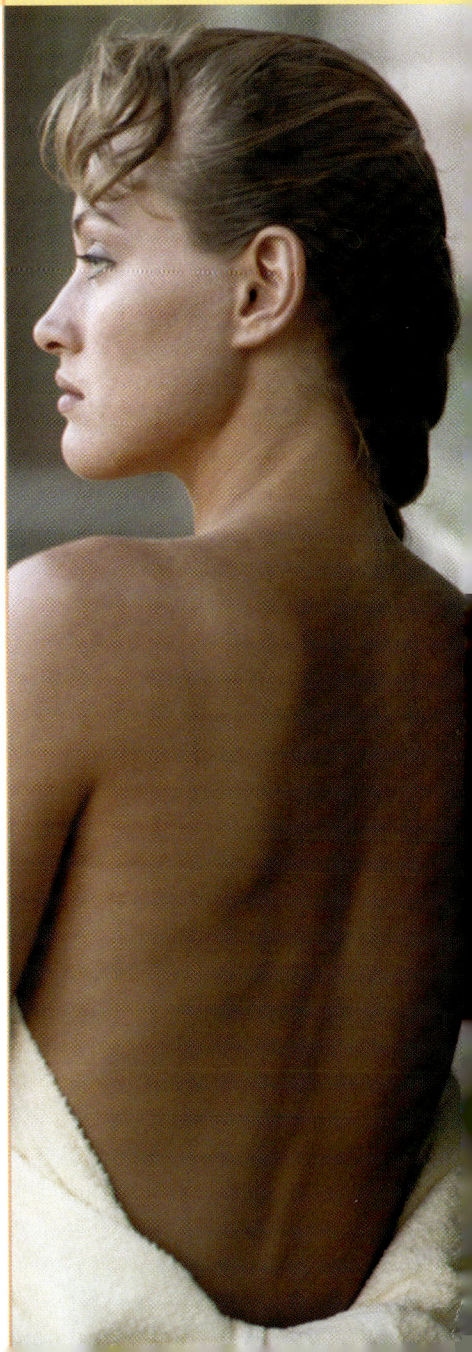

- Oftmals tritt an den abgeheilten Hautstellen eine leichte Depigmentierung (die Haut ist etwas aufgehellt) auf.

Die Schuppenflechtenherde können an den verschiedensten Stellen auftreten:

- Handinnenseiten
- Handoberflächen
- Fingern und Nägeln
- Bauch und Rückenpartie
- Armen
- Kopf und Kopfhaut
- Beinen / Füßen

Theoretisch kann die Schuppenflechte an der gesamten Hautoberfläche zum Ausbruch kommen.
Die Schuppenflechtenherde weisen auch die unterschiedlichsten Größen auf. Diese reichen von Stecknadelkopfgröße bis hin zu Handtellergröße. In Extremfällen sogar darüber hinaus.
Im Gegensatz zur Neurodermitis kann die Schuppenflechte nur einmalig auftreten, aber auch chronisch werden. Es gibt einige Mittel auf dem Markt, die als so genannte Wundermittel gelten, denn durch diese Produkte verschwand angeblich nach der Anwendung die Schuppenflechte. Dieses ist aber sicher nicht alleine auf die Produkte zurückzuführen, sondern eher auf die Tatsache, dass es sich hier bei der

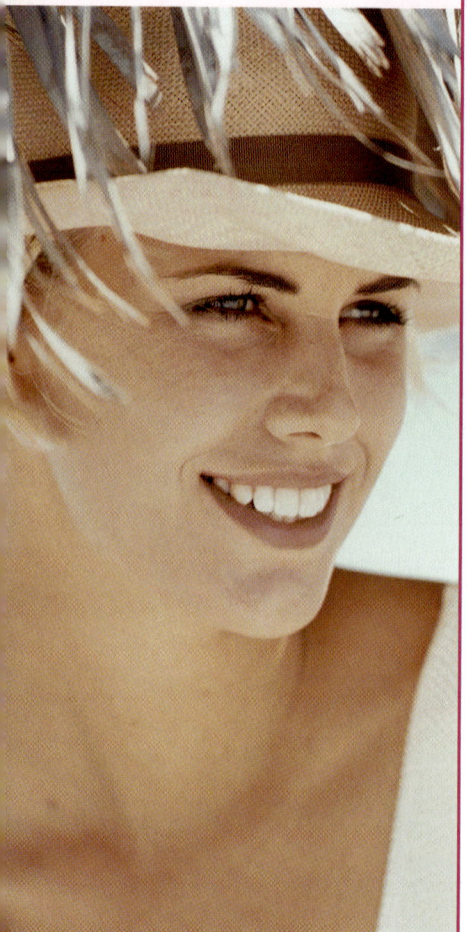

behandelten Schuppenflechte nur um einen einmaligen Schuppenflechtenausbruch gehandelt hat. Ganz gleich um welche Art der Schuppenflechte es sich handelt, die Haut ist in ihrer Schutzfunktion gestört und verliert nun vermehrt Flüssigkeit. Es ist Keimen und Bakterien nun ein Leichtes, durch den gestörten Schutzmantel in die Haut einzudringen und so Entzündungen und Hautreizungen auszulösen.

Wir möchten Ihnen hier ein Pflegeprogramm vorstellen, das sowohl bei der »einmaligen Schuppenflechte« hilft, aber auch für eine Verbesserung des Hautbildes bei einer chronischen Schuppenflechte sorgt und gleichzeitig die Haut in ihrer Schutzfunktion stärkt.

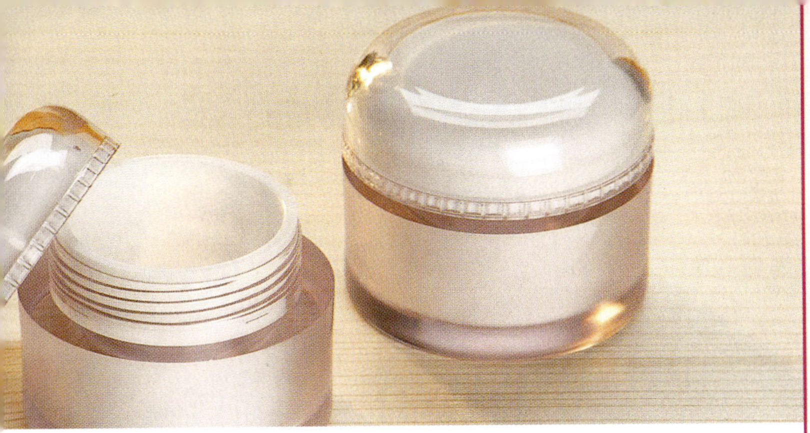

Pflegeprodukte

sollen helfen:

- der Haut Fett und Feuchtigkeit zuzuführen
- die Haut in ihrer Eigenschutzfunktion zu stärken, um Infektionen zu vermeiden
- wieder für mehr Geschmeidigkeit und Elastizität zu sorgen, um Risse zu vermeiden
- das Abstoßen alter Hautschuppen zu erleichtern, um so den Juckreiz zu nehmen und das Hautbild zu verbessern.

Reinigungsprodukte

Pflegendes Waschgel

50 ml Wasser
1/2 Messl. Xanthan
5 ml Glycerin
10 ml Betain
1 Messl. Sanfteen
10 Tr. D-Panthenol 75 %
20 Tr. Meristemextrakt
14 Tr. Paraben K oder 1,5 ml BioKons

Wasser mit dem Xanthan andicken, Sanfteen in Betain vorlösen und anschließend mit den anderen Komponenten vermischen.

Tipps und Tricks

Zur Reinigung der Haut können Sie auch die rückfettende Öldusche aus den Neurodermitis-Pflegeprodukten verwenden.

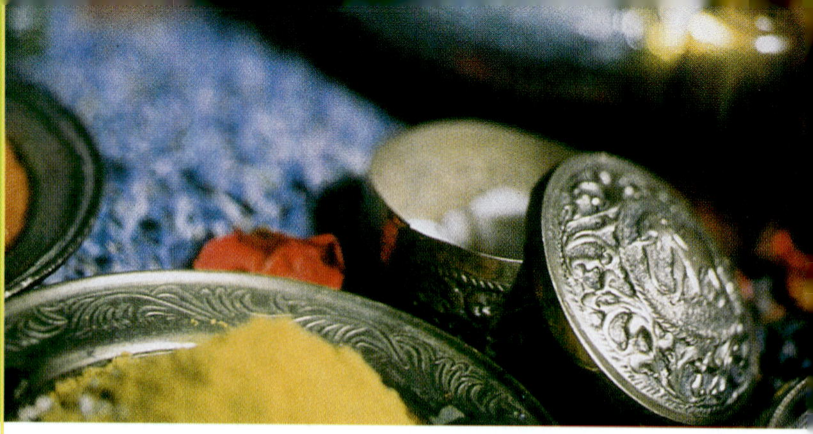

Pflegende Waschlotion

Fettphase

18 ml Sojaöl
2 ml Andirobaöl 100%
6 g Confonder
8 g Shea-Butter
4 g Cetylalkohol
4 Msp. Xanthan

Geben Sie auf die gesamte Fettphase 120–140 ml Wasser.

Wirkstoffe und Zusätze:

5 Messl. Betain
1/2 Messl. D-Panthenol 75 %
2 Msp. Allantoin
22 Tr. Paraben K

Stellen Sie die Waschlotion wie eine Creme her, rühren diese aber erst fast kalt, bevor Sie den letzten Rohstoff Betain langsam einarbeiten.

Hautpflegecremes

Aufbaucreme für den Tag

Fettphase

6 g Confonder
20 ml Macadamianussöl
6 g Shea-Butter
4 g Cetylalkohol

Auf die gesamte Fettphase kommen 65 ml Wasser. Zusatz- und Wirkstoffe für 100 ml fertige Creme:

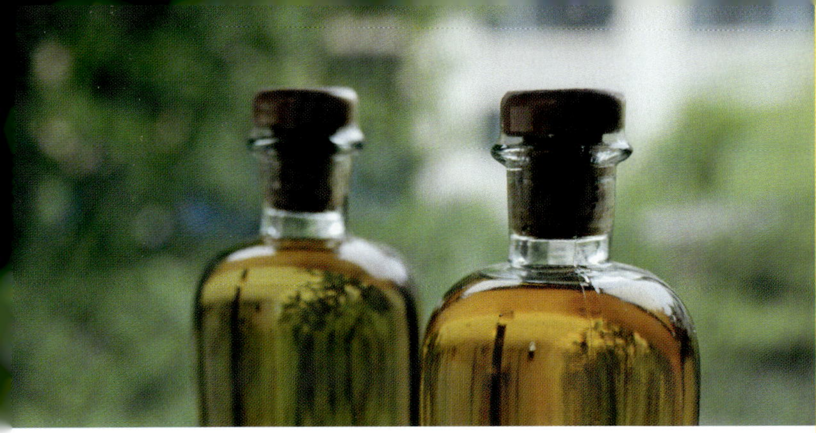

10 Tr. Aloe vera 10fach
1 Messl. D-Panthenol 75 %
1 Msp. Harnstoff
1/2 Messl. Vitamin E natürlich
10 Tr. grüner Tee flüssig Extrakt
1 Msp. Allantoin
10 Tr. Vitamin A Fluid HT
20 Tr. Paraben K

Die Haltbarkeit beträgt ca. 5–6 Monate.

Pflegecreme für den Tag

für mehr Geschmeidigkeit und Elastizität

Fettphase

20 g Tegomuls
5 g Shea-Butter
5 g Ceralan
25 ml Neutralöl
5 ml Andirobaöl 100 %
10 g Eucerin
40 ml Kokosöl oder Monoi Tiarè

10 g Fettphase mit 20-40 ml Wasser vermischen.

Verhältnis 1:2 bis 1:4.

Zusatz- und Wirkstoffe für 30 g fertige Creme:

4 Tr. Vitamin E natürlich
5 Tr. D-Panthenol 75 %
9 Tr. Algenöl
6 Tr. Paraben K

Tipps und Tricks

Wir stellen Ihnen eine Auswahl an Rezepten vor. Testen Sie selber, welches Kosmetikprodukt für Sie am besten ist. Jede Schuppenflechtenhaut hat andere Bedürfnisse.

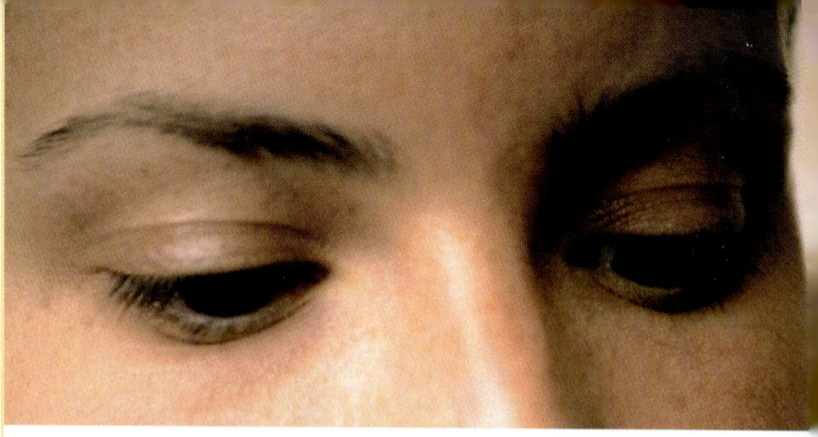

Meersalz-Harnstoffcreme

- 50 g Cremaba HT
- 5 g Salz aus dem Toten Meer
- 2 g Harnstoff
- 15 Tr. Paraben K oder
- 1,5 ml BioKons
- 5 ml D-Panthenol 75 %
- 3 ml Aloe vera 10fach
- 5 ml Borretschöl
- 25 Tr. ProVitamin

Die Creme fördert die Entschuppung, spendet nachhaltig Feuchtigkeit und fördert die Regeneration.

Pflegecreme

mit Sanddornöl und Andirobaöl

- 50 g Cremaba HT
- 1 Msp. Harnstoff
- 5 Tr. Alpha-Bisabolol
- 10 Tr. Vitamin E Fluid HT
- 10 Tr. Sanddornöl
- 20 Tr. Aloe vera 10fach
- 12 Tr. Paraben K
- 2 ml Andirobaöl 100 %

Einfach alle Zutaten kalt miteinander vermischen. Harnstoff vorlösen.

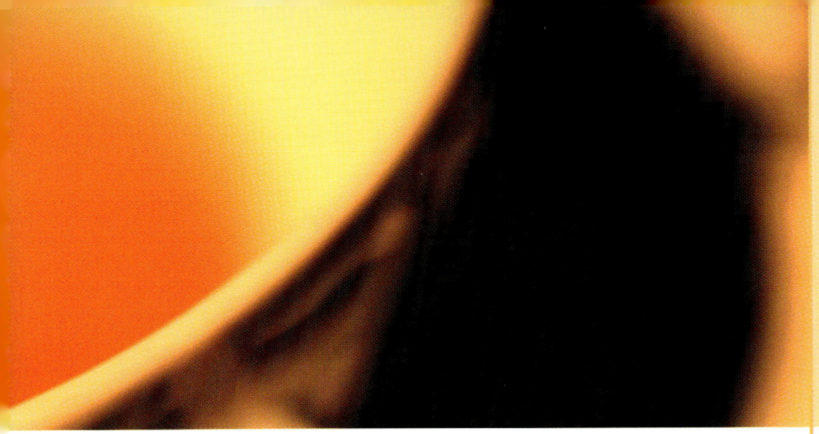

Aufbaucreme für die Nacht

Fettphase:
10 ml Borretschöl
5 ml Johanniskrautöl
10 ml Macadamianussöl
1 g Kakaobutter
5 g Cetylalkohol
6 g Confonder

Auf die gesamte Fettphase kommen 65 ml Wasser.

Zusatz- und Wirkstoffe für 100 ml fertige Creme:

10 Tr. grüner Tee flüssig Extrakt
20 Tr. D-Panthenol 75 %
10 Tr. Seidenproteine
1/2 Messl. Elastinpulver P
10 Tr. Sanddornöl
20 Tr. Paraben K

Die Creme hat eine Haltbarkeit von ca. 5–6 Monaten. Tragen Sie diese ruhig großzügig über Nacht auf.

Regenerations-Creme

Fettphase:
15 g Emulsan II
2 g Cetylalkohol
5 g Kakaobutter
10 g Shea-Butter
25 ml Weizenkeimöl

Auf die gesamte Fettphase kommen 120 – 130 ml Wasser.

Für ca. 170 ml fertige Creme geben Sie folgende Zusatz- und Wirkstoffe hinzu:

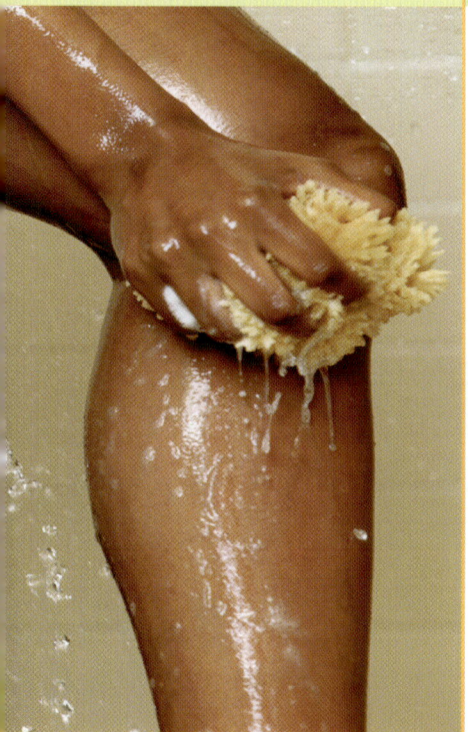

20 Tr. D-Panthenol 75 %
2 Msp. Allantoin
20 Tr. grüner Tee flüssig Extrakt
24 Tr. Paraben K
1 Messl. Lipoderminkonzentrat

Körperlotionen

Regenerations-Bodylotion

Fettphase

8 g Confonder
20 ml Macadamianussöl
1 g Cetylalkohol
10 g Shea-Butter

Auf die gesamte Fettphase kommen 140 ml Wasser und 10 ml Echinacea Presssaft

Zusatz- und Wirkstoffe für ca. 190 ml Bodylotion:

30 Tr. D-Panthenol 75 %
1 ml Algenöl
1 Msp. Hyaluronsäure
1 ml Klettenwurzelöl
3 ml Vitamin E natürlich
36 Tr. Paraben K
1 Messl. Fluidlecithin CM oder Super

Bodylotion mit Schwarzkümmelöl

100 ml Cremaba HT
5 ml Schwarzkümmelöl
20 Tr. Propolis-Tinktur
3 Tr. äth. Öl Manuka
10 ml Aloe-vera-Gel

Tipps und Tricks

Für eine schöne Emulsion schütteln Sie die abgefüllte Bodylotion in der Flasche noch einmal gut durch.

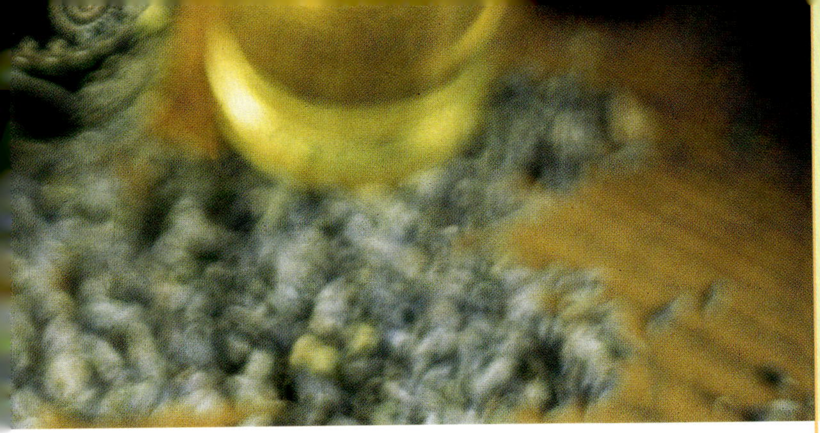

30 ml Wasser oder Orangenblütenwasser
3 ml Andirobaöl 100 %
1 ml ProVit F
20 Tr. Vithaar
25 Tr. Paraben K

Care-Bodylotion

Fettphase

30 ml Avocadoöl oder Hagebuttenkernöl
40 ml Jojobaöl
8 g Ceralan
20 g Tegomuls
10 g Shea-Butter
10 g Eucerin

20 g Fettphase 40 – 80 ml Wasser vermischen. Bei einem Verhältnis von 1:2 erhalten Sie eine Creme. Bei einem Verhältnis von 1:3 bis 1:4 eine Bodylotion.

Zusatz- und Wirkstoffe für ca. 60 m l fertige Creme:

5 Tr. D-Panthenol 75 %
4 Tr. Zi Cao
3 Tr. Da Zao
8 Tr. Alpha-Bisabolol
12 Tr. Paraben K

Achtung! Diese Lotion muss bis zur Handwärme durchgängig gerührt werden und erst dann können Sie die Zusatz- und Wirkstoffe nach und nach einarbeiten. Lassen Sie sich nicht täuschen, wenn diese Lotion zwischendurch aussieht, als ob sie geronnen wäre. Es ist eine kompakte Körperlotion.

Größere Portion Creme oder Bodylotion

- Vergrößern Sie einfach die Mengen im gleichen Verhältnis.
- Beispiel:
- Angegebene Rezeptmenge war 10 g Fettphase zu 20 ml Wasser = 30 g Creme = 1:2
- Sie ändern die Mengen auf 30 g Fettphase zu 60 ml Wasser = 90 g Creme = 1:2
- Sie ändern die Mengen auf 50 g Fettphase zu 100 ml Wasser = 150 g Creme = 1:2

Das Verhältnis 1:2 oder 1:4 muss immer gleich bleiben. Vergrößern Sie die Mengen immer auf beiden Seiten anteilig.

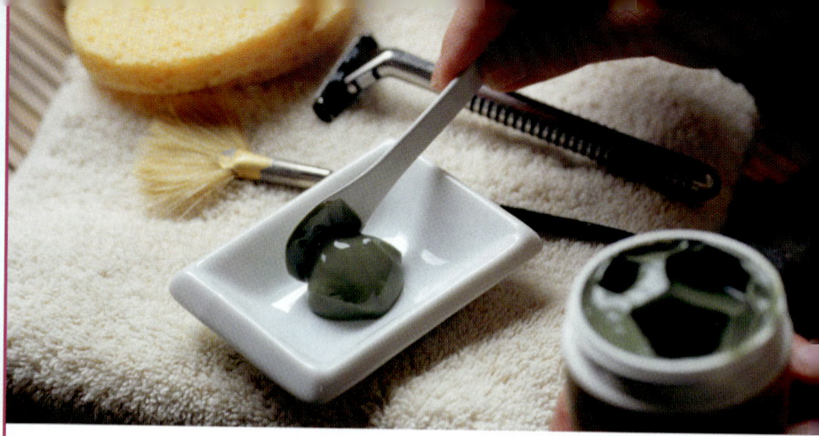

Zusatzpflegeprodukte

Schutzcreme

z. B. vor kalten Witterungsbedingungen

Fettphase
12 g Emulsan II
10 g Bienenwachs
10 g Shea-Butter
50 ml Mandelöl
20 ml Schwarzkümmelöl
50 g Fettphase + 3 g Eucerin, 1 Messl. Vitamin E natürlich und 60 ml Wasser.

Zusätze für ca. 100 ml fertige Schutzcreme:
2 Messl. D-Panthenol 75 %
1 ml Glycerin
20 Tr. Klettenwurzelöl
12 Tr. Alpha-Bisabolol
20 Tr. Paraben K

Rühren Sie diese Creme durchgängig kalt.

Pflegende Fettcreme

50 ml Eucerin
1/2 Messl. Vitamin E natürlich
20 Tr. D-Panthenol 75 %
3 ml Nachtkerzenöl
4 Msp. Harnstoff
20 Tr. Aloe vera 10fach
2 ml Andirobaöl 100 %

Harnstoff in Aloe vera vorlösen, dann alles kalt miteinander vermischen. Eine schöne Schutzcreme, die

die Haut sowohl mit Fett als auch mit Feuchtigkeit versorgt.

Aufbau-Maske, feuchtigkeitsspendend und regenierend

- 90 ml Rosenwasser
- 10 ml Aloe-vera-Gel
- 1 Messl. Gelbildner oder Xanthan
- 1 Essl. Haferkleie
- 20 Tr. D-Panthenol 75 %
- 5 Tr. Zi Cao
- 1 ml Vitamin E natürlich
- 1/2 Messl. Fluidlecithin CM
- 1 Messl. Elastinpulver P
- 24 Tr. Paraben K

Wasser, Elastinpulver und Aloe vera mischen und mit dem Gelbildner andicken. Fluidlecithin mit Zi Cao, Vitamin E und Carotinöl mischen und in das angedickte Wasser-Aloe-vera-Gemisch geben. Anschließend die restlichen Substanzen einarbeiten. Maske 10 Minuten auf der Haut lassen.

Feuchtigkeitsmaske

- 100 ml Rosenwasser
- 1-1 1/2 Messl. Gelbildner
- 2 Messl. Aloe vera 10fach
- 2 Messl. Elastinpulver P
- 20 Tr. Fibrostimulin P
- 3 Msp. Allantoin
- 10 Tr. Zi Cao
- 24 Tr. Paraben K

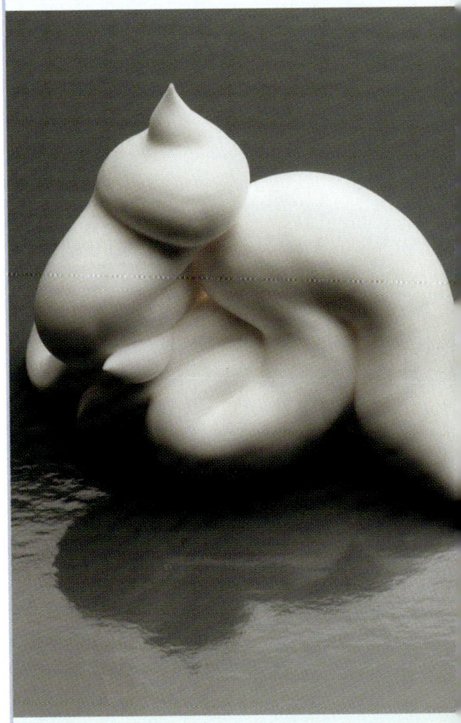

Tipps und Tricks

Machen Sie regelmäßig eine Ganzkörperwaschung mit Apfelessig. Das stärkt und schützt die Haut und fördert die Abwehrkräfte. Hierzu 1 Tasse Apfelessig auf ca. 3 Liter Wasser geben. Mit dem Apfelessigwasser nun den ganzen Körper abreiben.

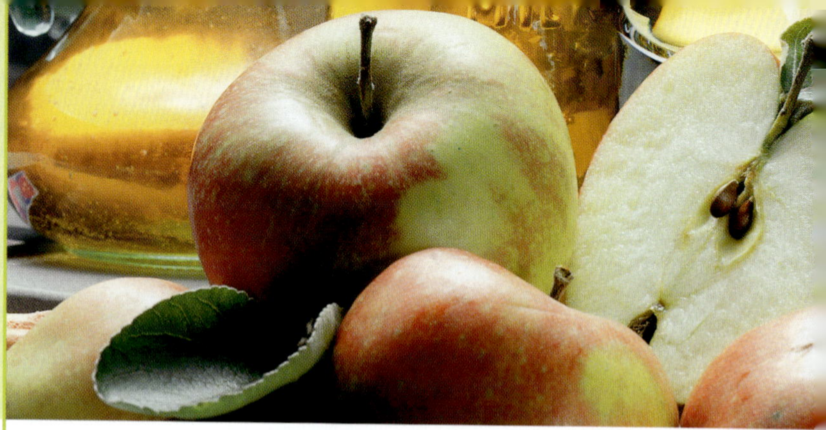

Tipps und Tricks

Zur Stärkung des Abwehrsystems sollten Sie täglich 2 Esslöffel Apfelessig auf ca. 200 ml lauwarmes Wasser mit 1–2 Teelöffel Honig zu sich nehmen.

Fettspendende Maske

für mehr Elastizität und Geschmeidigkeit

- 50 g Cremaba HT
- 3 ml Johanniskrautöl
- 8 Tr. Sanddornöl
- 3 ml Kokosöl
- 3 Tr. Carotinöl
- 20 Tr. Vitamin E Acetat
- 12 Tr. Paraben K oder
- 1 ml BioKons
- 20 Tr. Vithaar
- 15 Tr. ProVit F

Abwehrkräfte-förderndes Gel

Zum Auftragen auf akute Schuppenflechtenstellen, zur Vorbeugung von Infektionen

- 100 ml Hamameliswasser
- 1 1/2 Messl. Xanthan
- 1 ml Apfelessig
- 3 Stück Meersalzkristalle (in Wasser vorlösen)
- 1 Msp. Harnstoff (in Wasser vorlösen)
- 30 Tr. D-Panthenol 75 %
- 20 Tr. Grüner Tee flüssig Extrakt
- 20 Tr. Meristemextrakt
- 2 Tr. äth. Öl Oregano

Schuppenlösende Tinktur

50 ml Wasser
3 Messl. Salz aus dem Toten Meer
3 Msp. Harnstoff
2 Msp. Allantoin

Salz, Allantoin und Harnstoff im Wasser lösen und ca. 15 Minuten vor der Reinigung auf stark verschuppte Stellen auftragen. Wiederholen Sie diesen Vorgang mindestens dreimal in den 15 Minuten. Anschließend wie gewohnt reinigen. Durch das Ablösen der Schuppen wird es den Wirkstoffen besser ermöglicht, in die Haut einzudringen und die pflegende Wirkung zu entfalten.

Tipps und Tricks

Tragen Sie die Tinktur vor einem Sonnenbad auf. Die Sonnenstrahlung sorgt in Kombination mit dem Salz aus dem Toten Meer dafür, dass die Schuppenbildung reduziert wird.

UV-Gel

Gel für Sonnenbäder oder für den Besuch von Sonnenbänken (Dieses Gel unterstützt die positive Wirkung der UV-Bestrahlung, beinhaltet aber keinen Sonnenschutzfilter)

100 ml Rosenwasser
1–$1\frac{1}{2}$ Messl. Gelbildner oder Xanthan
40 Tr. grüner Tee flüssig Extrakt
30 Tr. Hamamelisextrakt
15 Tr. Meristemextrakt
20 Tr. Paraben K

Wasser mit dem Gelbildner/Xanthan andicken und etwas quellen lassen. Grünen Tee dazugeben und glatt rühren. Anschließend die restlichen Wirkstoffe einarbeiten.

Tipps und Tricks

Besuchen Sie ruhig öfter mal ein Sonnenstudio. Die UV-Strahlung wirkt positiv auf Ihre Schuppenflechte. Achten Sie aber darauf, dass Sie sehr behutsam anfangen! Auf keinen Fall einen Sonnenbrand riskieren.

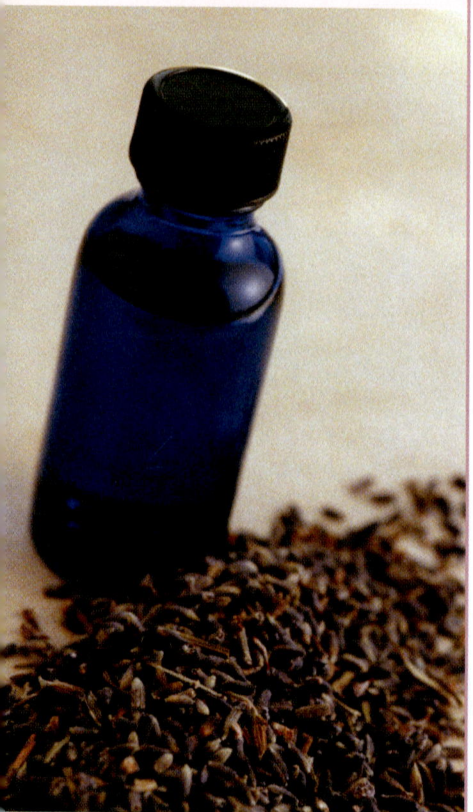

Tipps und Tricks

Ein Warmwasservollbad wirkt juckreizstillend, beruhigend, glättet die Haut und entfernt sanft Cremereste und sorgt dafür, dass sich der Psoriatiker wieder wohl in seiner Haut fühlt. Die Wirk- und Nährstoffe der Pflegeprodukte können besser aufgenommen werden.

Bäder

Harnstoff-Bad

80 ml Mandelöl oder Neutralöl
20 ml Fluidlecithin CM
5 Msp. Harnstoff
2 ml Aloe vera 10fach
20 Tr. Paraben K
2 ml Vitamin E natürlich
45 Tr. grüner Tee flüssig Extrakt

Harnstoff und grünen Tee in Aloe vera lösen und in das Fluidlecithin CM geben. Anschileßend alle anderen Rohstoffe hinzugeben und gut vermischen. Pro Vollbad werden ca. 30–40 ml benötigt, die Badedauer sollte ca. 20 Minuten betragen. Das Harnstoff-Bad hält sich ca. 5 Monate und ist etwas dickflüssig und leicht weißlich. Sollte sich nach einiger Zeit die Emulsion einmal entmischen, einfach vor Gebrauch aufschütteln.

Kräuter-Wohlfühlbad

400 ml Wasser
4 Essl. Kräutertee
8 Essl. Salz aus dem Toten Meer

Kräuter mit kochendem Wasser übergießen und mindestens 10 Minuten abgedeckt ziehen lassen. Abfiltern und Salz aus dem Toten Meer dazugeben. Nur direkt vor einem Bad herstellen und sofort verbrauchen.

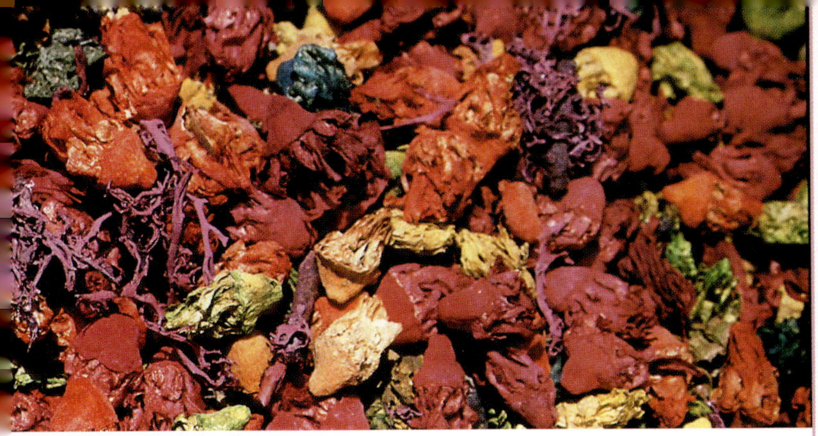

Schuppenlösendes Bad, mit beruhigender Wirkung

500 g Salz aus dem Toten Meer
5 Tr. äth. Öl Lavendel
20 Tr. Hamamelisextrakt
10 Tr. Calendulaextrakt

Schuppenlösendes Bad, belebend für die Sinne

500 g Salz aus dem Toten Meer
3 Tr. äth. Öl Manuka
10 ml Echinacea Presssaft

Schuppenlösendes Bad, zur Entspannung der Muskulatur

500 g Salz aus dem Toten Meer
3 Tr. äth. Öl Salbei
2 Tr. äth. Öl Wacholder
10 Tr. Calendulaextrakt

Bei den Bädern mit Salz aus dem Toten Meer alle Zutaten erst direkt vor dem Bad miteinander vermischen. Die Mischung (ca. 500 g) reicht für ein Vollbad.

Tipps und Tricks

Sollten Sie unter Juckreiz leiden, so können Sie auf die Rezepte im Kapitel Neurodermitis zurückgreifen.

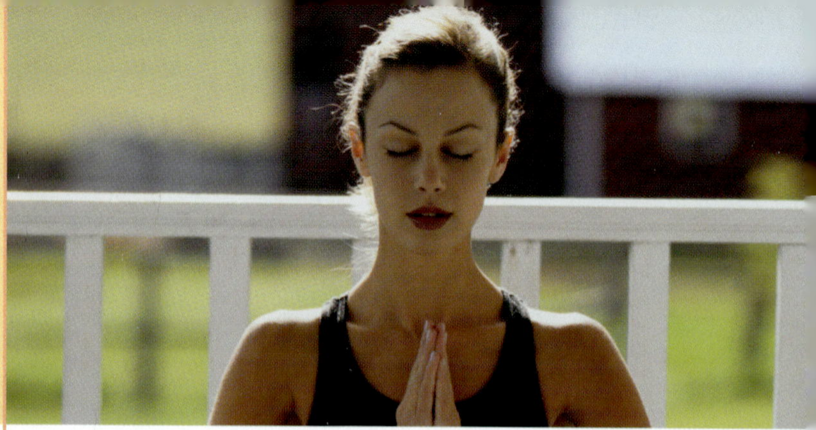

Tipps und Tricks

Was hilft

- Ein kurzes Bad in der Sonne (Vorsicht Sonnenbrand kann wieder Schübe auslösen!).
- Meersalz
  Beim Meersalz spielen unter anderem der Kalium- und Magnesium-Anteil eine Rolle. Diese Stoffe sind in der Lage, gezielt Kationen in die Haut einzuschleusen und dort frei zu setzen. Hierdurch wird der Stoffwechsel begünstigt, was zu einem schnelleren Abheilen entzündlicher Hautveränderungen führen kann. Des Weiteren wirken sich Vitamin E, Vitamin D und Harnstoff positiv auf den Zellstoffwechsel aus.
- Pflegen Sie die Schuppenflechtenherde immer mit ausreichend Fett und Feuchtigkeit.
- Regelmäßige, körperliche Bewegung, zum Beispiel durch Sport.
- Luftige, nicht zu eng anliegende Kleidung, die nicht auf der Haut scheuert.
- Eine gesunde, ausgewogene Ernährung.

Tipps und Tricks

Machen Sie mal eine dreiwöchige Kur mit Borretschöl. Essen Sie hierfür 4-mal täglich 10 Tropfen Borretschöl, zum Beispiel auf einem Stück Vollkornbrot. Da Borretschöl reich an Gamma-Linolensäuren ist, sorgt diese Kur bei einem extrem trockenen Hautbild für mehr Spannkraft, Geschmeidigkeit und eine bessere Zellregeneration.

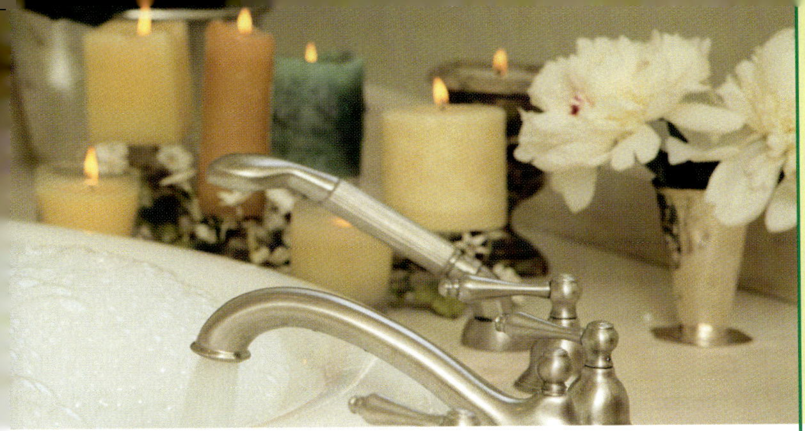

Was schadet

- Vermeiden Sie Hautverletzungen.
- Vermeiden Sie längere, mechanische Belastungen Ihrer Haut.
- Meiden Sie Stressfaktoren.
- Verzichten Sie auf Nikotin und Alkohol, einige Ernährungswissenschaftler warnen auch vor einem Verzehr von Chili, Peperoni und scharfen Gewürzen.
- Sollten schon Ihre Eltern oder ein Elternteil unter Schuppenflechte leiden, so sollten Sie, wenn möglich, auf die Einnahme von einigen Medikamentenarten verzichten. Die Forschung hat festgestellt, dass zum Beispiel bestimmte Herz-Kreislauf-Medikamente wie Betablocker oder Clondin, ACE-Hemmer, Chindin, aber auch Malariamittel und andere Medikamente sich auf einen Ausbruch von Schuppenflechte förderlich auswirken.
- Auch kleine Schuppenflechtenherde sollten sorgfältig gepflegt werden, denn diese können bei Vernachlässigung zu einem großflächigen Ausbruch führen.
- Kalte Temperaturen, wenn die Haut nicht ausreichend geschützt ist.

Tipps und Tricks

Kleidung sollten Sie unter den gleichen Bedingungen kaufen wie bei Neurodermitis. Lesen Sie dazu im Kapitel Neurodermitis nach.

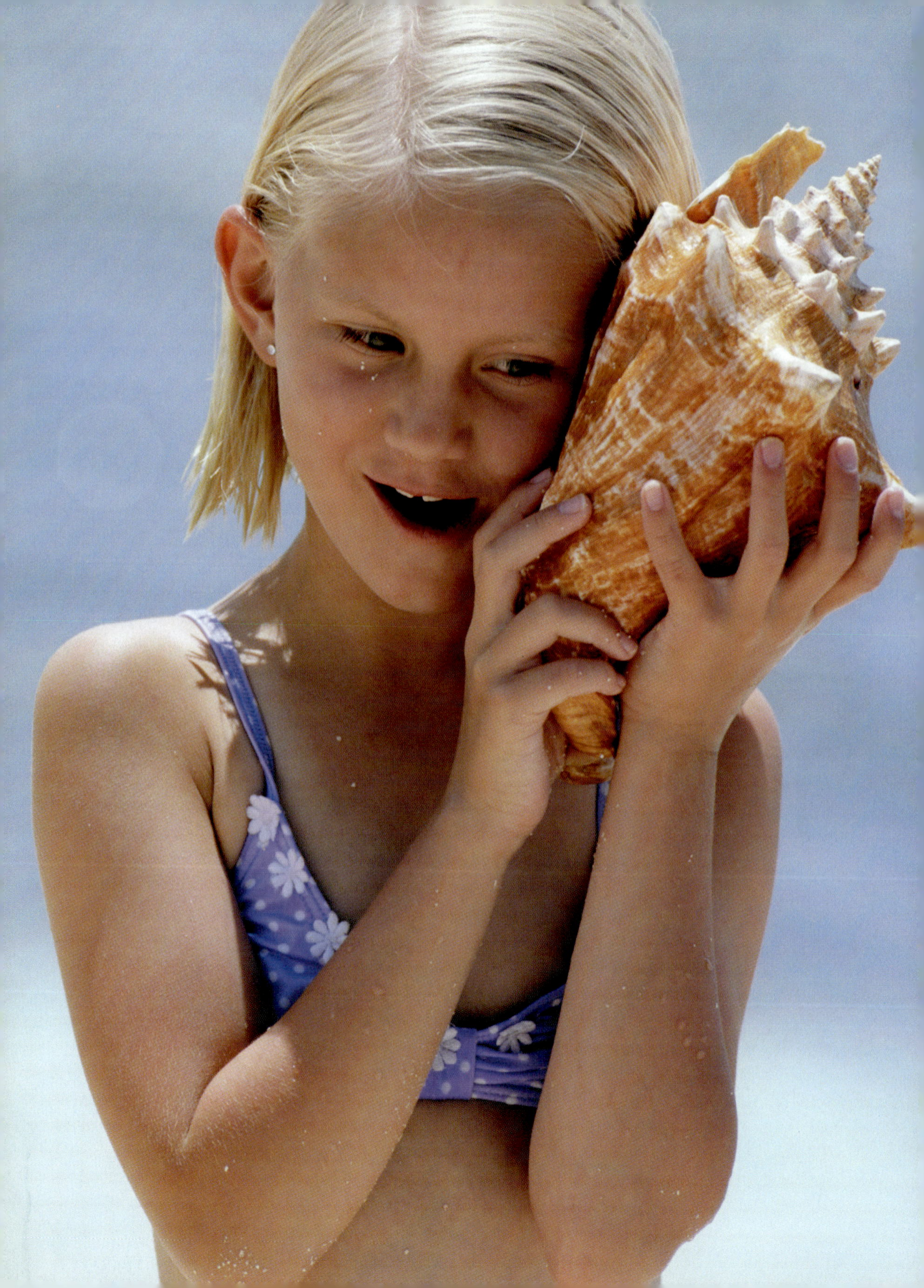

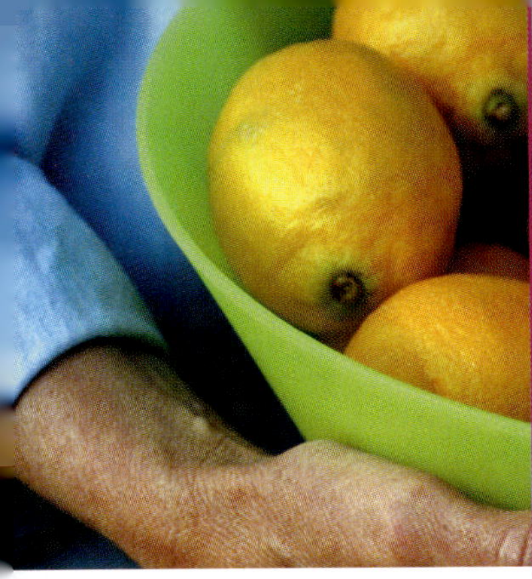

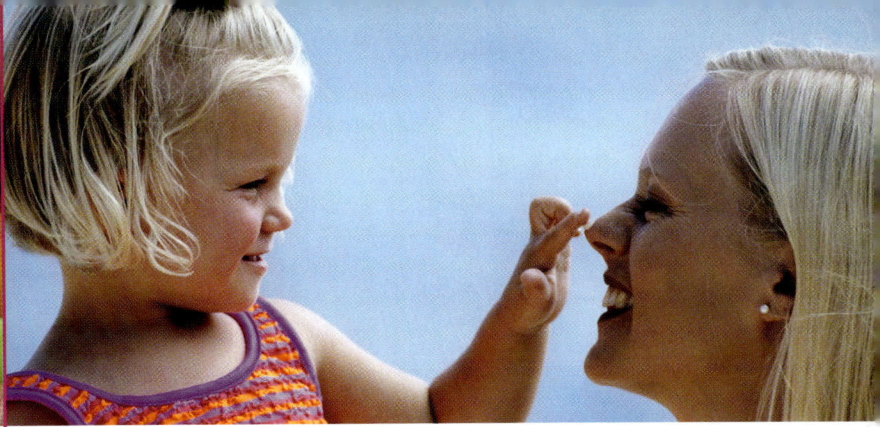

HILFE

bei

Neurodermitis

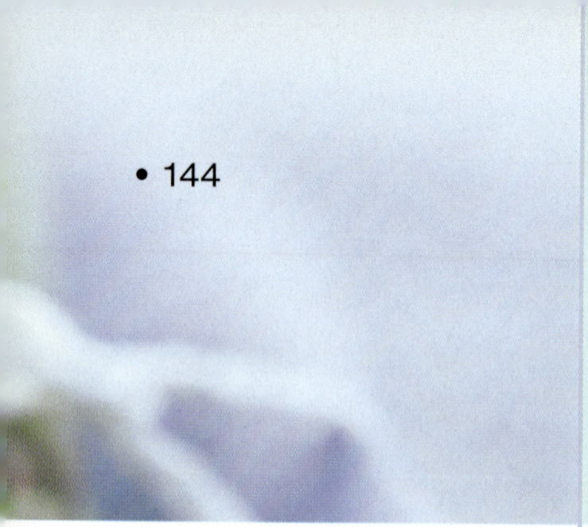

Was ist Neurodermitis?

Neurodermitis wird heute als eine Fehlfunktion des Immunsystems bezeichnet. Die Haut reagiert auf diesen Fehler mit Rötungen, Juckreiz und Ekzemen, es bilden sich Schuppen, die sowohl hauteben als auch hauterhebend sein können.

Neurodermitis ist unter den unterschiedlichsten Namen bekannt bzw. wird mit unterschiedlichen Namen bezeichnet, wie zum Beispiel: atopische Dermatitis (AD), Neurodermitis atopica oder auch ganz einfach nur als endogenes Ekzem.

Glaubt man den Statistiken, so leiden alleine in Deutschland zwischen 4–5 Millionen Menschen unter Neurodermitis.

Die Ursachen für Neurodermitis werden uns schon in die Wiege gelegt und sind genetisch bedingt. Man vermutet heute, der »Fehler« liegt darin, dass der Körper zu viel Immunglobulin E produziert. Das hat zur Folge, dass der Organismus eher dazu bereit ist, auf äußerliche und innerliche Faktoren mit einer verstärkten allergischen Reaktion zu reagieren.

Oftmals liegt die Vererbung latent ruhend im Körper, kann aber durch äußerliche Einflüsse wie eine Allergie, falsche Körperpflege, Schadstoffe in der

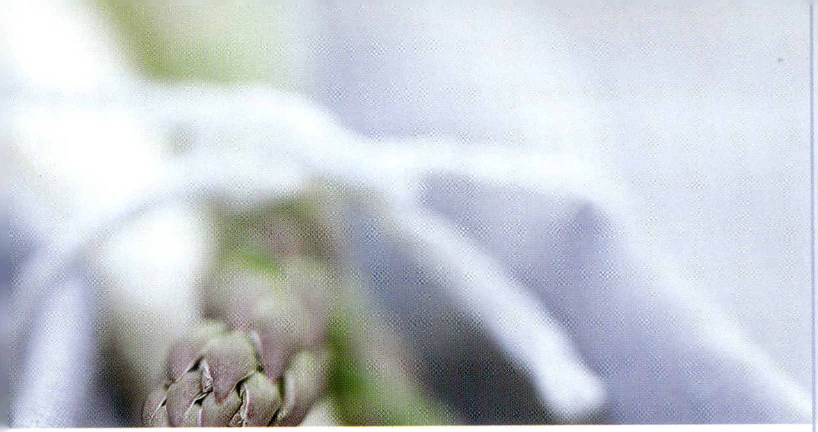

Luft, Stress, falsche Nahrung, Hitze, psychische Überanstrengung oder Probleme, schlechte Klimabedingungen wie zum Beispiel der Aufenthalt in zu überhitzten, trockenen Räumen u. v. m. dazu führen, dass die bisher ruhig im Körper schlummernde »Schwäche« nun äußerlich in Erscheinung tritt. Dennoch kann niemand heute mit Sicherheit sagen, was der eigentliche Auslöser für Neurodermitis ist. Man vermutet eher, dass verschiedene Faktoren für Neurodermitis verantwortlich sind.

Meist werden die ersten Neurodermitisschübe nicht als solche erkannt und als »normale« Ekzeme oder Allergien »abgetan«. Sie äußern sich vor allem durch juckende und nässende Ekzeme. Nach diesen ersten sichtbaren Zeichen einer Neurodermitis ist die Haut nun leider für die restliche Zeit des Lebens besonders anfällig gegenüber negativen äußeren Einflüssen und muss sehr sorgfältig gepflegt werden. Neurodermitis ist zwar chronisch, dies muss aber nicht heißen, dass man sich von nun an damit »abfinden« muss. Es gibt zahlreiche Maßnahmen, die Linderung verschaffen oder sogar Neurodermitisschübe verhindern.

Man hat festgestellt, dass diesem Hauttyp vor allem neben Fett besonders feuchtigkeitsspendende Stoffe wie Hyaluronsäure und Harnstoff fehlen. Der Harnstoff fehlt im Gegensatz zu einer gesunden Haut bei einem Neurodermitiker bis zu 70 %, das

heißt, die Feuchtigkeitsbindung ist in der Hornschicht sehr gering, daher ist das Hautbild meist extrem trocken.
Eine weitere wichtige Feststellung war, dass den meisten Neurodermitikern auch Gamma-Linolensäuren fehlen. Dieses ist bedingt durch ein fehlendes Enzym bei Neurodermitikern, welches aus Linolsäure die Gamma-Linolensäure bildet. Gerade die Gamma-Linolensäuren sind ein wichtiger Bestandteil beim Aufbau der Hautzellen.
Ist Neurodermitis von einem Dermatologen festgestellt worden, so heißt es ab sofort dafür zu sorgen, dass die Haut nicht mehr austrocknet, um unnötige Risse und Juckreiz zu vermeiden. Denn der Juckreiz gehört wohl zu den unangenehmsten Erscheinungen der Neurodermitis.

Tipps und Tricks

Oft wird irrtümlich angenommen, Neurodermitis sei ansteckend. Dies ist nicht der Fall!

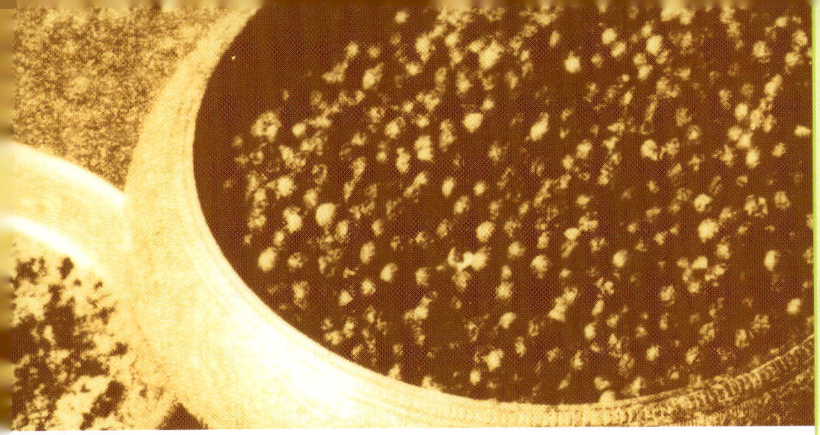

Gehen Sie gegen den Juckreiz an!

Nehmen Sie den Juckreiz als solchen speziell wahr. Wenn sie sich des Juckreizes bewusst sind, dann können Sie auch etwas gegen ihn unternehmen! Oftmals geschieht das Kratzen der Haut aus dem Unterbewusstsein heraus – lassen Sie das nicht zu. Als eine wirkungsvolle Methode hat sich nach dem Wahrnehmen des Juckreizes eine bewusste Entscheidung gegen das Kratzen in Verbindung mit einer Ablenkung (hier müssen Sie selbst wählen, was Sie in solch einem Fall am meisten beschäftigen kann), sowie durch Auftragen eines juckreizstillenden Gels, bzw. Umschläge bewährt.
Weitere Maßnahmen als Kratzalternative sind: Klopfen, kalte oder auch warme Umschläge, Eisbeutel, die juckende Hautstelle unter kaltes Wasser halten. Manchmal hilft auch schon ein sofortiges Eincremen mit einem stark rückfettenden Produkt.
Bedenken Sie bei einer »Juckreizattacke«, dass der Reiz auch oft durch subjektive Faktoren ausgelöst werden kann, wie zum Beispiel alleine der Gedanke an einen Juckreiz oder durch die sichtbaren äußerlichen Zeichen wie schuppige Haut.
Machen Sie sich klar, dass Sie, wenn Sie dem Juckreiz nachgeben, Ihrer Haut Schäden wie »blutig krat-

zen« oder auch Dauerschäden wie Narben zufügen. Es ist absurd zu denken, dass man dem Juckreiz »beikommt«, indem man ihn gegen einen Schmerzreiz austauscht, den man durch das Kratzen auslöst. Ein kleiner Tipp ist auch die Nägel immer sehr kurz zu halten, damit, wenn man dennoch einmal im Unterbewusstsein kratzt, keinen so großen Schaden an der Haut verursachen kann. Nachts sollten Sie auch zusätzlich Baumwollhandschuhe tragen, wenn Sie unter akutem Juckreiz leiden oder dazu neigen, aus dem Unterbewusstsein heraus zu kratzen.

Neurodermitis erkennt man zum Beispiel an folgenden äußeren Merkmalen:

- Hauptmerkmal der Neurodermitis ist die extrem trockene Haut (Sebostase).
- Oftmals starker Juckreiz an den trockenen Hautpartien oder Ekzemen.
- Oftmals sind kleine Hautrisse zu erkennen.
- Die am meisten betroffenen Hautstellen sind: Innenseiten der Knie, Ellenbogen, hier vor allem die Gelenkbeugen, Handgelenke, Nacken und Hände.

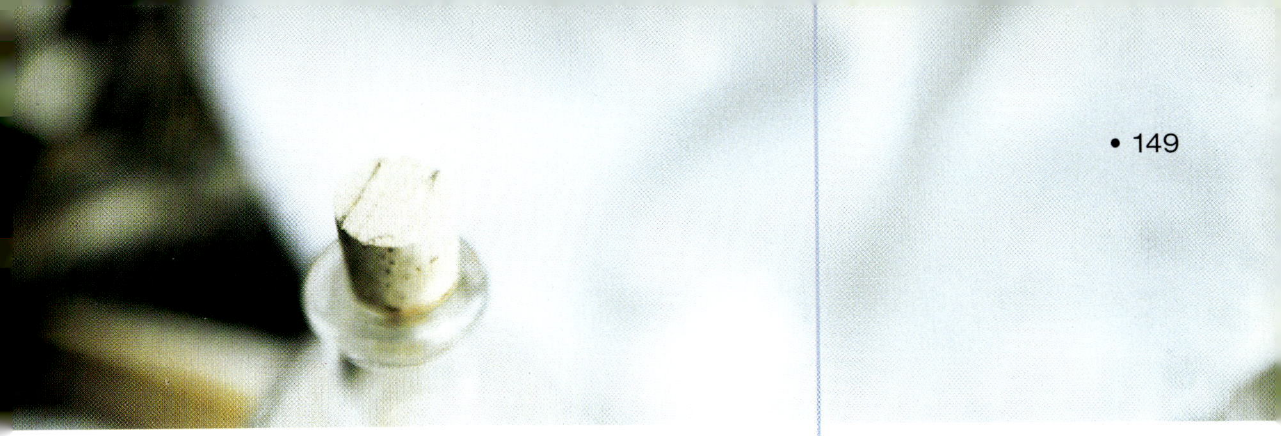

Pflegeprodukte

Wir stellen Ihnen hier unterschiedliche Rezepte vor, aber nur Sie können aus eigener Erfahrung ermitteln, welches dieser Rezepte ideal für Ihre Haut ist.

Vorbeugende Produkte

Präventivprodukte bei Juckreiz

Kamillentee-Umschläge

- ca. 300 ml Wasser
- 3 Essl. Kamillenblüten
- 30 Tr. Meristemextrakt
- 3 Msp. Harnstoff

Die Blüten wie beim Teeaufguss mit heißem Wasser übergießen und mindestens 20 Minuten ziehen lassen. Abfiltern und mit den Wirkstoffen vermischen. Der Kamillenansatz lässt sich in einem verschlossenen Gefäß im Kühlschrank einige Tage aufbewahren.

Umschläge mit schwarzem Tee

- ca. 300 ml Wasser
- 1 Essl. schwarzer, nicht aromatisierter Tee
- 30 Tr. Meristemextrakt
- 3 Msp. Harnstoff

Den Tee mit heißem Wasser übergießen und mindestens eine Stunde ziehen lassen. Abfiltern und die restlichen Wirkstoffe hinzugeben. Auch dieser Tee

Tipps und Tricks

Viele Neurodermitiker verwenden diese Umschläge auch als Gesichtswasser

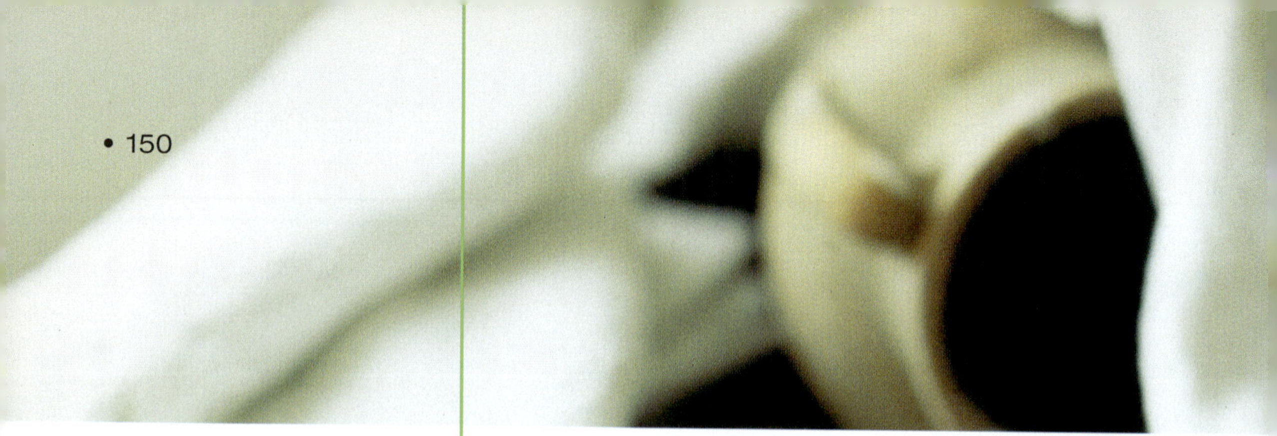

kann ruhig ein paar Tage im Kühlschrank aufbewahrt werden.
Lassen Sie die Umschläge aber nicht länger als eine Stunde auf der Haut, da diese ansonsten durch die Feuchtigkeit zu stark aufquillt. Nach der Anwendung der Umschläge sollten Sie nicht vergessen, die Haut sofort wieder nachzufetten.

Juckreizstillendes Gel

120 ml Wasser
20 g Niemblätter
1–1 1/2 Messl. Xanthan
2 Msp. Harnstoff
5 ml Meristemextrakt
1 Msp. Hyaluronsäure
evtl. 24 Tr. Paraben K

Niemblätter mit heißem Wasser übergießen und mindestens zwei Stunden ziehen lassen. Abfiltern und mit Xanthan andicken. Anschließend die restlichen Substanzen einarbeiten. Das Gel kann auch unter die Nachtcreme auf die Haut aufgebracht werden, um so zusätzlich nachts dem Juckreiz entgegenzuwirken.
Ohne Konservierung beträgt die Haltbarkeit ca. 14 Tage, mit 24 Tropfen Paraben K ca. 5–6 Monate.

Juckreizstillendes Augengel

auch bei geschwollenen und schweren, müden Augen

50 ml Hamamelisswasser oder dest. Wasser
oder kaltes abgekochtes Wasser
3 ml Meristemextrakt
1/2 Messl. Xanthan
15 Tr. Aloe vera 10fach
10 Tr. Echinacea Presssaft
10 Tr. grüner Tee flüssig Extrakt

Alle Zutaten kalt miteinander vermischen.

Rückfettende Reinigungsprodukte

Sojaöl-Bad – hautberuhigend

100 ml Sojaöl
10 ml Fluidlecithin CM, Super oder Mulsifan
3 ml Meristemextrakt
5 Tr. äth. Öl Teebaum oder Manuka

Mischen Sie einfach alle Zutaten kalt miteinander.

Proteinbad – feuchtigkeitsspendend

100 ml Mandelöl
10 ml Fluidlecithin CM, Super oder Mulsifan
5 ml Seidenproteine
4 Messl. Elastinpulver P

Tipps und Tricks

Einige Ölbäder neigen bei längerem Stehen dazu, einen leichten Bodensatz zu bilden. Schütteln Sie diese einfach vor Gebrauch gut auf.

Tipps und Tricks

Fluidlecithine in Bad- und Duschformulierungen hinterlassen leider in der Badewanne oder in der Duschschüssel einen unschönen Fettrand. Dafür pflegen und rückfetten sie sehr gut.

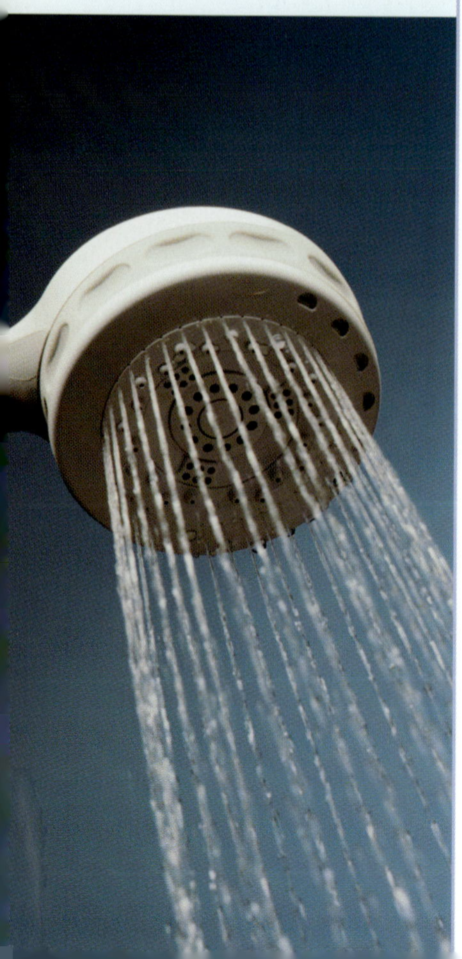

Algenbad

erhöht die Elastizität der Haut und spendet Feuchtigkeit

100 ml Avocadoöl oder 50 ml Neutralöl und 50 ml Avocadoöl
10 ml Fluidlecithin CM, Super oder Mulsifan
5 ml Algenöl
1 Algentablette (zerstoßen)

Vermischen Sie alle Zutaten des jeweiligen Rezepts kalt miteinander – manche Duschformulierungen sehen etwas »geronnen/grisselig« aus, dieses ist bedingt durch das Fehlen von synthetischen Emulgatoren, daher immer vor Gebrauch gut schütteln. Für ein Vollbad benötigen Sie zwischen 20 bis 50 ml der Mischung. Der Vorteil dieser Ölbäder ist, dass sich im Wasser ein feiner Film bildet, der sich beim Aussteigen wie ein feiner dünner, pflegender Film um die Haut legt und so sofort gegen Austrocknung schützt. Dennoch sollten Sie nicht öfter als einmal pro Woche baden. Bei Neurodermitis ist eher Duschen zu empfehlen.

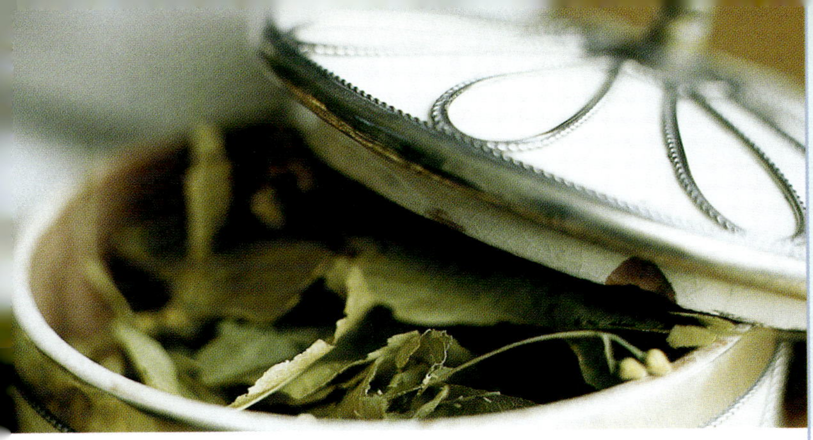

Niem-Pflegebad

200 ml Wasser
10 g Niemblätter
20 ml Neutralöl
5 ml Fluidlecithin CM, Super oder Mulsifan
45 Tr. grüner Tee flüssig Extrakt
10 Tr. Sanddornöl

Niemblätter wie einen Tee in 200 ml Wasser ziehen lassen, absieben und mit dem grünen Tee vermischen. Neutralöl mit Fluidlecithin vermischen und in das Niemwassergemisch rühren. Diese Mischung für ein Vollbad muss direkt vor einem Bad zubereitet werden.

Rückfettende Öldusche

60 ml Neutralöl
2 Messl. Betain oder 1 Messl. Sanfteen
3 Messl. Elastinpulver P
3 Messl. Fluidlecithin CM

Betain oder Sanfteen in das Neutralöl mischen und miteinander verrühren. Nun erst das Elastinpulver unterstreuen und unterrühren, zum Schluss das Lecithin dazugeben. Schütteln Sie das Ölbad vor jedem Gebrauch, da sich das Elastinpulver nur in der Schwebe hält und nicht auflöst – daher sind feine Elastinpartikel in der Öldusche zu erkennen.

Tipps und Tricks

Gerade Neurodermitiker sollten darauf achten, ihre Produkte nicht mit Keimen und Bakterien zu verunreinigen. Denn gerade die geschwächte Haut des Neurodermitikers ist besonders anfällig. Achten Sie daher immer auf die strikte Einhaltung des Haltbarkeitsdatums und entnehmen Ihre Cremes, falls Sie diese in eine Cremedose gefüllt haben, am besten immer mit einem sauberen Spatel.

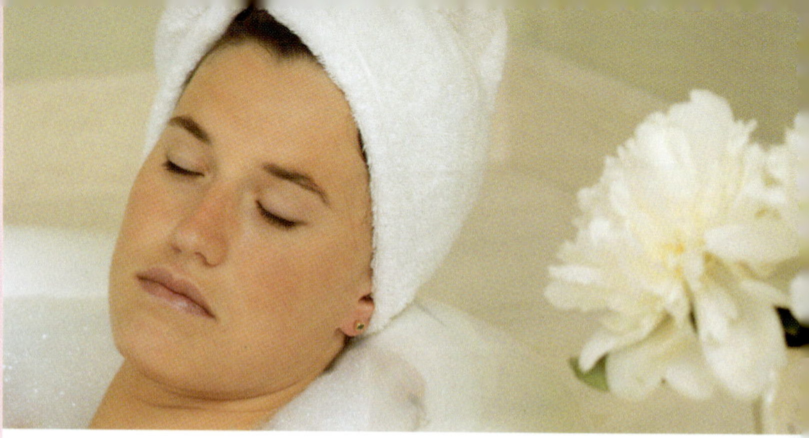

Bäder mit Salz aus dem Toten Meer

Aloe-vera-Meersalzbad

500 g Salz aus dem Toten Meer
5 Tr. äth. Öl Teebaum
10 ml Fluidlecithin CM
4 ml Aloe vera 10fach
20 ml Sojaöl

Soja-Meersalzbad

500 g Salz aus dem Toten Meer
15 ml Sojaöl
3 ml Johanniskrautöl
2 Messl. Elastinpulver P
10 ml Fluidlecithin CM

Meristem-Meersalzbad

500 g Salz aus dem Toten Meer
3 ml Meristemextrakt
2 ml Algenöl
5 ml Fluidlecithin CM

Manuka-Kieselsäure-Meersalzbad

500 g Salz aus dem Toten Meer
2 Essl. Kieselsäure
5 Tr. äth. Öl Manuka oder Teebaum

Bei diesem Bad müssen Sie die Meersalzmischung, wegen der Kieselsäure, erst zum Schluss ins Bad geben und gut im Badewasser lösen, um eine Klümpchenbildung zu vermeiden.

Herstellung der Bäder

Einfach alle Zutaten bei den jeweiligen Meersalzbädern in einem großen Gefäß direkt vor dem Bad gut miteinander verschütteln. Die Mischung vor dem Einlassen des Wassers in die Wanne geben.

Hautcremes

Aufbaupflege-Creme mit D-Panthenol

Fettphase

25 ml Macadamianussöl
10 g Shea-Butter
4 g Cetylalkohol
4 g Confonder

Auf die gesamte Fettphase kommen ca. 65 ml Wasser

Zusatz- und Wirkstoffe für ca. 100 ml Creme

2 Messl. D-Panthenol 75 %
30 Tr. Meristemextrakt
2 Msp. Hyaluronsäure

Fett und Nährcreme I

Fettphase

25 g Emulsan II
30 ml Borretschöl
30 ml Nachtkerzenöl
20 g Shea-Butter

15 g Fettphase mit 30–45 ml Wasser mischen. Bei 45 ml Wasser erhält man eine dünnflüssige Lotion.

Tipps und Tricks

Bei einem starken Neurodermitisschub ist es schon manchmal für die Haut zu viel, wenn sie nach dem Bad mit einem Handtuch in Berührung kommt. Hier ein Tipp: Föhnen Sie sich mit lauwarmer Luft trocken. Anschließendes Eincremen nach einem Bad nie vergessen.

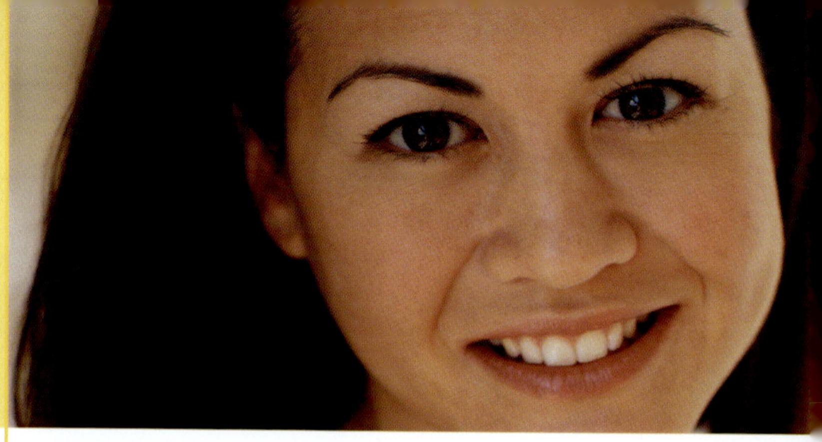

Zusatz- und Wirkstoffe bei 45 ml fertiger Creme (15 g Fettphase + 30 ml Wasser)

15 Tr. D-Panthenol 75 %
30 Tr. Meristemextrakt
2 Msp. Hyaluronsäure
1 Msp. Harnstoff
10 Tr. grüner Tee flüssig Extrakt
1/2 Messl. Vitamin E natürlich
15 Tr. Meersalzlösung
evtl. 10 Tr. Paraben K

Mindestens zweimal täglich auftragen! Auch großzügig vor dem Schlafen gehen auf die Haut geben, um ein nächtliches Austrocknen der Haut zu verhindern.

Tipps und Tricks

Das Salz aus dem Toten Meer lässt sich am einfachsten in gelöster Form verarbeiten. Stellen Sie am besten eine Meersalzlösung her. Herstellung der Meersalzlösung = 30 ml Wasser + 5 g Salz aus dem Toten Meer.

Fett- und Nährcreme II (Nachtcreme)

Fettphase: 25 g Emulsan II
4 g Cetylalkohol
60 ml Macadamianussöl oder Nachtkerzenöl oder Borretschöl
25 g Shea-Butter
5 g Lanolin
20 g Fettphase und 40–60 ml Wasser

Zusatz- und Wirkstoffe für ca. 60 g Creme:

1 Msp. Hyaluronsäure
10 Tr. Da-Zao
5 Tr. Sanddornöl
15 Tr. grüner Tee flüssig Extrakt
8 Tr. Paraben K
5 Tr. Meersalzlösung
1 Msp. Harnstoff

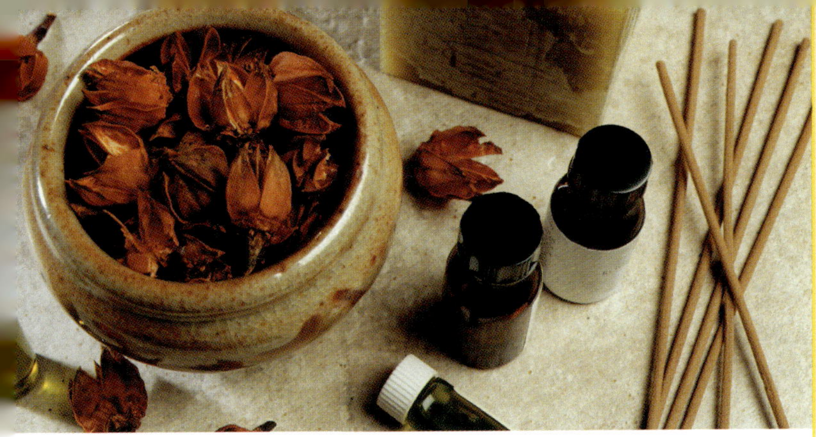

Zuerst macht diese Creme einen etwas dünnflüssigen Eindruck, dickt aber nach kurzer Zeit etwas nach.
Es ist möglich, dass sich – bedingt durch das Meersalz und den Harnstoff – auf der Creme etwas Wasser absetzt. Mischen Sie die Creme dann einmal mit einem Spatel durch.

Konnten Sie einer Juckreizattacke nicht widerstehen, hier eine Aufbaucreme, welche die gereizte Haut wieder beruhigt und die Hautregeneration beschleunigt. Tragen Sie die Creme dünn unter die Fett- und Nährcreme auf. Diese Creme beugt vor allem etwaigen Entzündungen vor.

Schutz- und Pflegecreme

75 g Cremaba HT
3 Msp. Harnstoff
2 Msp. Hyaluronsäure
50 Tr. Meristemextrakt
30 Tr. D-Panthenol 75 %
5 ml Schwarzkümmelöl oder Borretschöl
3 Tr. äth. Öl Manuka
6 Tr. Alpha-Bisabolol
17 Tr. Vithaar
30 Tr. ProVit F

Achten Sie auf die Substanzen, die vorgelöst werden müssen – Harnstoff und Hyaluronsäure – siehe Lexikon.

Tipps und Tricks

Wir raten eher zur Konservierung, es sei denn es liegt eine Konservierungsallergie vor. Denn gerade der Neurodermitishaut kann viel Schaden durch verdorbene/verkeimte Körperpflegeprodukte zugefügt werden.

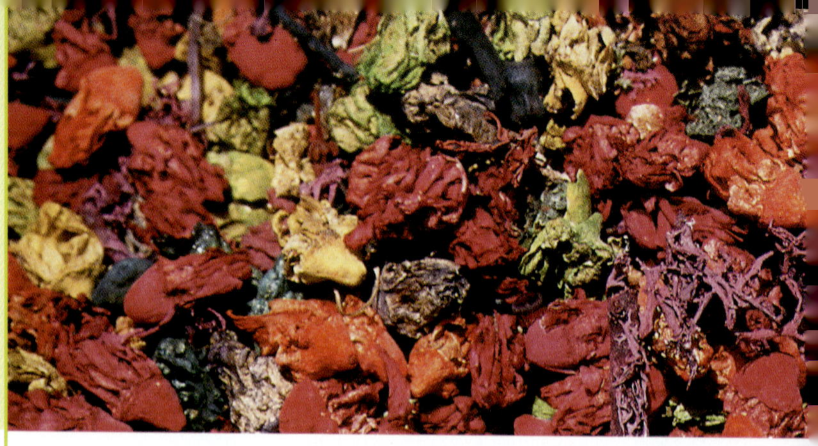

Einfache Fettcreme

50 g Eucerin
5 ml Neutralöl
3 ml Nachtkerzenöl
3 Msp. Harnstoff
30 Tr. Aloe vera 10fach
25 Tr. Meristemextrakt
20 Tr. Calendulaöl
5 Tr. äth. Öl Teebaum

Harnstoff in Aloe vera vorlösen und in das Eucerin einarbeiten. Anschließend die restlichen Komponenten unterrühren.
Haltbarkeit ohne Konservierung ca. 3 Wochen, mit 12 Tropfen Paraben K ca. 5–6 Monate.

Tagescreme

bei leichter Neurodermitis, aber auch bei Winterdermatitis

50 g Cremaba HT
3 ml Vitamin E Fluid HT
3 Msp. Harnstoff
3 ml D-Panthenol 75 %

Orangenblüten-Körperlotion

100 g Cremaba HT
3 Messl. Meersalzlösung
10 ml Mandelöl oder Borretschöl
3 ml Calendularextrakt
2 ml Aloe vera 10fach
40 ml Orangenblütenwasser
2 ml Meristemextrakt

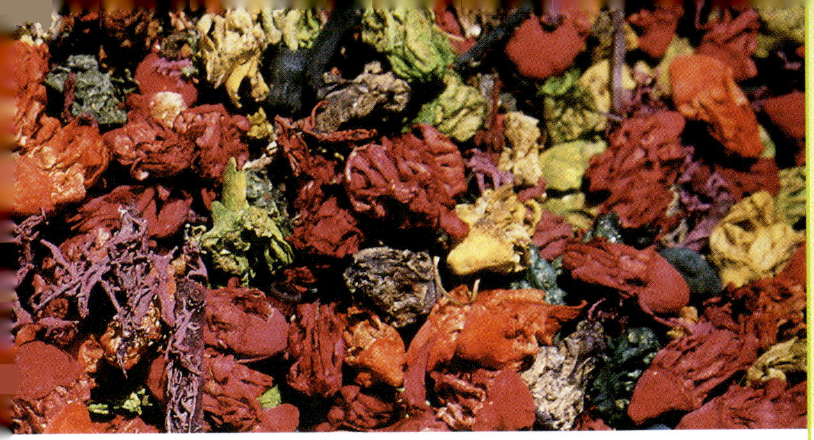

Gesichtswässer

Grüner-Tee-Gesichtswasser

100 ml Hamameliswasser
1 Msp. Allantoin
6 Msp. Harnstoff
45 Tr. grüner Tee flüssig Extrakt

Da sich beim längeren Stehen ein Bodensatz bilden kann, sollten Sie die Gesichtswässer vor Gebrauch schütteln.

Meristem-Gesichtswasser

100 ml Rosenwasser
2 ml Meristemextrakt
2 Msp. Harnstoff
1 ml Zi Cao
1 ml Vithaar

D-Panthenol-Gesichtswasser

100 ml Rosenwasser oder Teebaumölwasser (Teebaumölhydrolat)
5 ml D-Panthenol 75 %
2 Msp. Harnstoff
10 Tr. Da-Zao

In die jeweiligen Wässer, z. B. Rosenwasser, werden die Zusatz- und Wirkstoffe kalt eingerührt.
Die Haltbarkeit der Gesichtswässer beträgt ohne Paraben K ca. 4 Wochen. Mit 20 Tropfen Paraben K ca. 5–6 Monate.

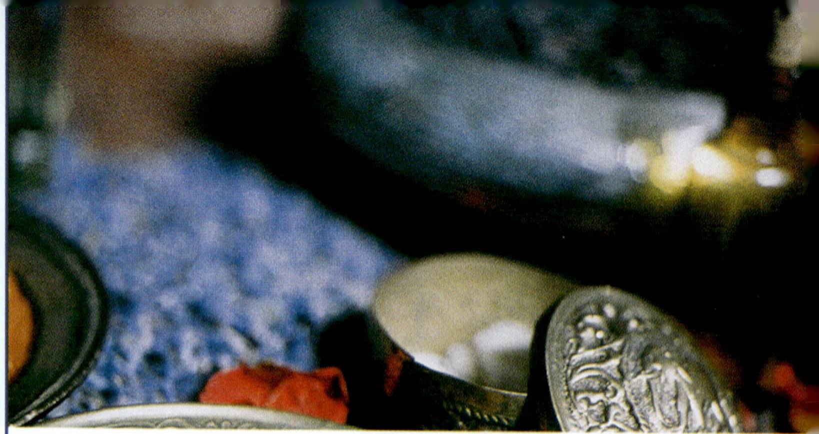

Spezial-Produkte

Entschuppungs-Öl

Öl zur Entfernung alter Salbenreste und sich schon leicht ablösenden Krusten

40 ml Glycerin
50 ml Jojobaöl
2 Messl. Elastinpulver P
2 Messl. D-Panthenol 75 %
2 ml Vitamin E natürlich
2 ml ProVit F

Mischen Sie die Zutaten kalt miteinander – am besten das Elastinpulver erst in das Glycerin geben und glatt rühren. Anschließend die anderen Zutaten beimischen. Sie können das Pflegeöl gut verschlossen mind. 4 Monate aufbewahren. Tragen Sie das Öl auf die betroffenen Hautstellen mit einem weichen Tuch auf. Lassen Sie das Öl ein paar Minuten auf der Haut, sodass sich alte Salbenreste oder Krusten anlösen. Entfernen Sie nun mit einem weichen Tuch die aufgeweichten Teile. Vorsicht: Bitte versuchen Sie nicht mit Gewalt, Hautschuppen zu entfernen. Anschließend überschüssiges Öl von der Haut gut aufsaugen und wie gewohnt eincremen.

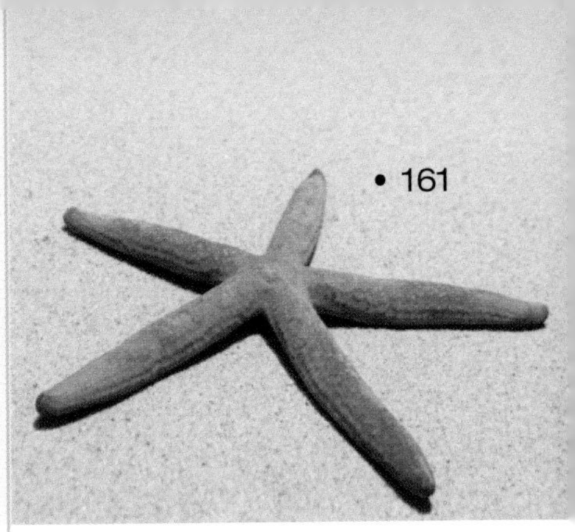

Feuchtigkeitsspendende Maske

100 ml Wasser, destilliert oder
kaltes, abgekochtes Wasser
1–1 1/2 Messl. Xanthan – je nach
gewünschter Festigkeit
5 Msp. Harnstoff
2 ml Da-Zao
2 ml Zi Cao
2 ml Sanddornöl
2 Msp. Hyaluronsäure
evtl. 20 Tr. Paraben K

Für eine kompaktere Feuchtigkeitsmaske gibt man noch 5 ml Fluidlecithin CM oder Super hinzu.
Wasser mit dem Xanthan andicken und die Zusatz- und Wirkstoffe dazugeben – achten Sie darauf, dass der Harnstoff und die Hyaluronsäure vorgelöst werden müssen. Die Maske kann auf alle trockenen Hautstellen aufgetragen werden und sollte mindestens 5 Minuten, aber höchstens 20 Minuten auf der Haut verbleiben.
Die Maske hält sich ohne Konservierung ca. 3 Wochen. Mit Paraben K ca. 5–6 Monate.

Tipps und Tricks

Was hilft

Welche Pflegeprodukte sollten bei Neurodermitis verwendet werden:

- Am besten nur rückfettende und feuchtigkeitsspendende Pflegeprodukte verwenden.
- Rohstoffe wie: Harnstoff (Urea), D-Panthenol, Vitamin E, Algenöl, Carotinöl, Hyaaluronsäure, Meristemextrakt, Da-Zao, Grüner Tee, Zi Cao, Sanddornöl und Salz aus dem Toten Meer. Vor allem auch Öle, die reich an Gamma-Linolensäuren sind wie: Borretschöl, Nachtkerzenöl und Schwarzkümmelöl.
- Produkte, die der Haut einen zusätzlichen Schutz bieten, da Neurodermitis geschädigte Haut eine erhöhte Empfindlichkeit gegenüber Umwelteinflüssen, Druck, Feuchtigkeit oder starker Rauch- und Staubentwicklung zeigt.

Was können Sie noch neben der kosmetischen Pflege für Ihre Haut tun?

- Sollten Sie unter Neurodermitis leiden und ein Kind erwarten, so hat sich die zusätzliche Ergänzung des Speiseplans mit Ölen, die Gamma-Linolensäure enthalten bzw. reich an ungesättigten Fettsäuren sind wie Borretschöl, Nachtkerzenöl oder Schwarzkümmelöl, positiv auf die Entwicklung des Kindes in Hinsicht auf Neurodermitis ausgewirkt. Dosierung siehe Lexikon.

- Das Gleiche gilt für diese Öle als tägliche Nahrungsergänzung. Sie unterstützen den Körper bei der Aufrechterhaltung seines Immunsystems. Des Weiteren sorgen die ungesättigten Fettsäuren dafür, dass die Zellteilung und das Wachstum sowie die Hautregeneration reibungslos ablaufen.
- Lassen Sie sich parallel bei starken Neurodermitisschüben einmal von einem Arzt auf einen Pilzinfekt, zum Beispiel im Darmbereich, untersuchen. Pilzinfekte schwächen das Immunsystem, was wiederum zu Neurodermitisschüben führen kann.
- Begeben Sie sich viel an die Luft, das unterstützt zusätzlich Ihr Immunsystem und lenkt Sie auch mal bei einer Juckreizattacke ab.

Was schadet

Bei kosmetischen Produkten

- Produkte mit einem hohen Alkoholanteil
- Peelings
- Entfettende Produkte

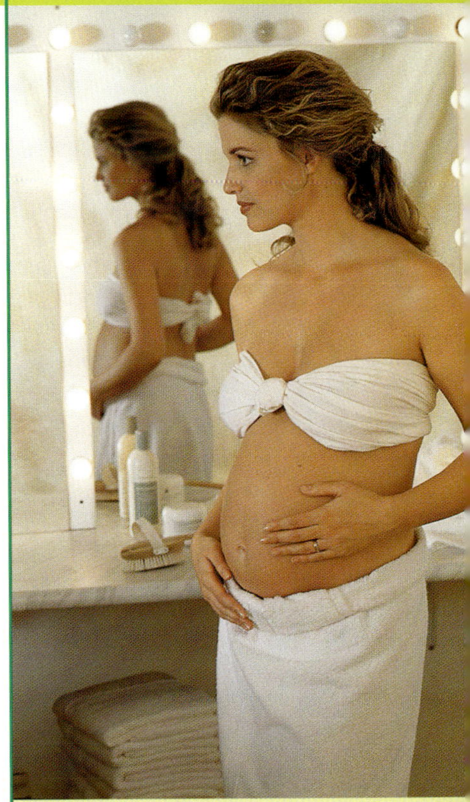

Tipps und Tricks

Zur »Sanierung des Darms« erwärmen Sie etwa 100 ml Apfelessig, in den warmen Apfelessig geben Sie 10 Tropfen Schwarzkümmelöl. Umrühren und innerhalb von 15 Minuten in kleinen Schlucken trinken.

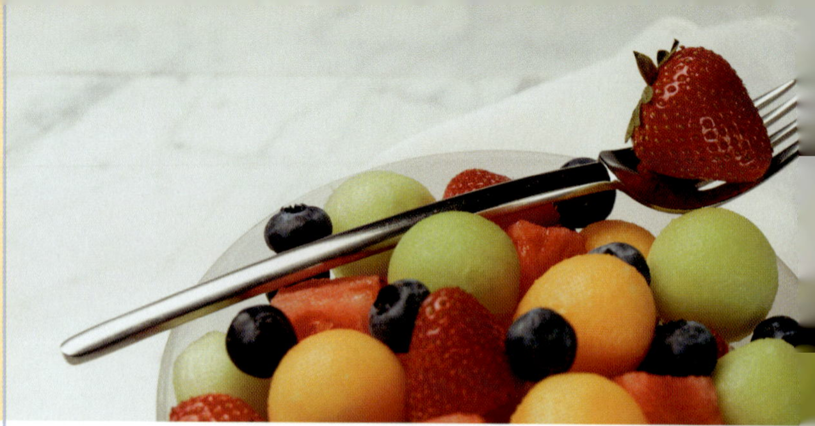

- Produkte mit Fruchtsäuren
- Haarspray
- Luftabschließendes Make-up.
- Glycerin, Jojobaöl, Paraffine, aber nur in Pflegeprodukten, die länger auf der Haut bleiben und höher dosiert sind, da diese die Hautoberfläche erweichen. Auch Vaseline fördert den Juckreiz und führt zu einem Abschluss der Hautporen, sodass es zu einem Wärmestau kommen kann, was wiederum übermäßige Transpiration (= Juckreiz) zur Folge hat.
- Gelee Royale, da es sehr oft bei Neurodermitikern zu einer Verschlimmerung des Hautbildes führt und auch die Poren verstopfen kann.
- Duftstoffe, z. B. Parfümöle

Bei Nahrungs- und Genussmitteln

Es gibt einige Nahrungs- und Genussmittel, bei denen bekannt ist, dass diese von Neurodermitikern eher gemieden werden sollten. Darunter fallen u. a.

- Zitrusfrüchte
- Fruchtsäfte
- Zigaretten
- Alkohol
- Speisen mit gehärteten und gesättigten Fettsäuren
- Zucker

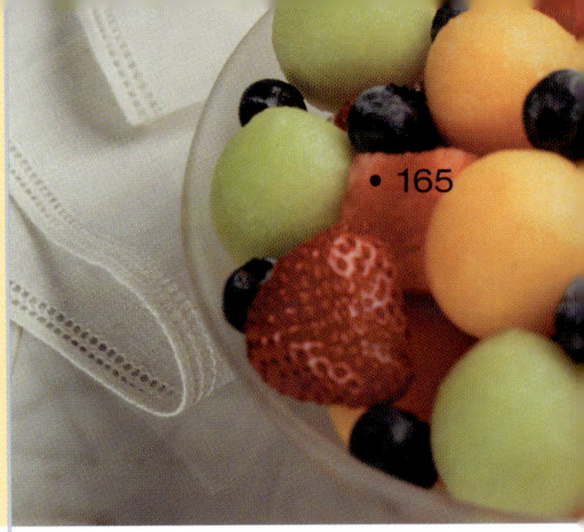

Falls Sie vermuten, dass Sie auf bestimmte Nahrungsmittel oder Genussmittel reagieren, so sollten Sie auf jeden Fall durch einen guten Arzt eine diagnostische Diät machen lassen. Bei dieser wird festgestellt, auf welche Nahrungs- und Genussmittel Sie speziell reagieren und dementsprechend verzichten müssen.
Fakt ist aber, dass nicht jeder Neurodermitiker unbedingt eine bestimmte Lebensmittelunverträglichkeit hat. Wertvolle Tipps zum Thema Ernährung bei Neurodermitis erhalten Sie über die DGE (Deutsche Gesellschaft für Ernährung).

Sonstiges

- Oft wirken sich Sportarten, bei denen man stark schwitzt, negativ aus, dies gilt ebenso für Saunagänge.
- Tragen Sie keine zu enge Kleidung! Neurodermitishaut braucht Luft, daher lockere Kleidung aus Naturfasern wie Leinen, Seide und Baumwolle bevorzugen.
- Keine Naturfasern verwenden wie Wolle oder Kaschmir, diese fördern durch die grobe Faser den Juckreiz.
- Säubern Sie besonders sorgfältig Ihre Dusche oder Badewanne, da sich in den gelösten Hautschuppen oftmals Bakterien einnisten.

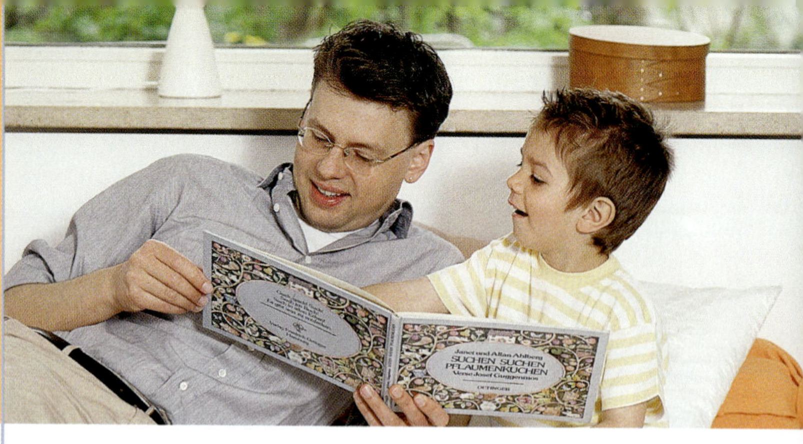

- Meiden Sie gechlorte Bäder. Wenn Sie schwimmen möchten, so sollten Sie eher ein Solebad besuchen.
- Bei der Reinigung im Haushalt sollten Sie darauf achten, milde Reinigungsmittel zu verwenden. Am besten ist es, wenn Sie mit Handschuhen arbeiten, um erst gar nicht lange mit dem Putzwasser in Berührung zu kommen. Tragen Sie aber unter den Gummihandschuhen Baumwollhandschuhe und wechseln diese etwa alle 30 Minuten gegen neue aus, damit die Feuchtigkeit wieder von den Händen ferngehalten wird, die sich unter dem Handschuh bildet.
- Da bei der Neurodermitis die Psyche auch eine große Rolle spielt, sollten auch Stress und Hektik vermieden werden.

Anlaufstellen für Neurodermitiserkrankte

Deutscher Neurodermitisbund e.V.

Spaldingstr. 210
20097 Hamburg
Tel. 0 40 / 23 08 10

Allergie- und umweltkrankes Kind e.V.

Westerholter Str. 142
45892 Gelsenkirchen
Tel. 02 09 / 3 05 30

Bundesverband Neurodermitiskranker in Deutschland e.V.

Oberstr. 171
56154 Boppard
Tel. 0 67 42 / 8 71 30

Deutsche Haut- und Allergiehilfe e.V.

Fontanestr. 14
53173 Bonn
Tel. 02 28 / 36 79 10

DGE (Deutsche Gesellschaft für Ernährung e.V.)

Godesberger Allee 18
53175 Bonn

Selbsthilfegruppe für Neurodermitis – Atopisches Ekzem (ATOP)

Bartgasse 7–9
1030 Wien
Österreich

Kur- und Therapiehäuser

Allergie- und Hautklinik Norderneyi

Lippestr. 9
26548 Norderney
Tel. 0 49 / 32 80 50

Klinikum für Dermatologie und Allergie

Jann-Berghaus-Str. 49
26757 Borkum
Tel. 0 49 / 22 70 86 17

Hier ein paar Anlaufstellen für Personen, die an Psoriasis erkrankt sind:

Deutscher Psoriasis Bund e.V.

Oberaltenallee 20a
22081 Hamburg
Tel. 0 40 / 2 23 39 90

Deutsche Haut- und Allergiehilfe e.V.

Fontanestr. 14
53173 Bonn
Tel. 02 28 / 36 79 10

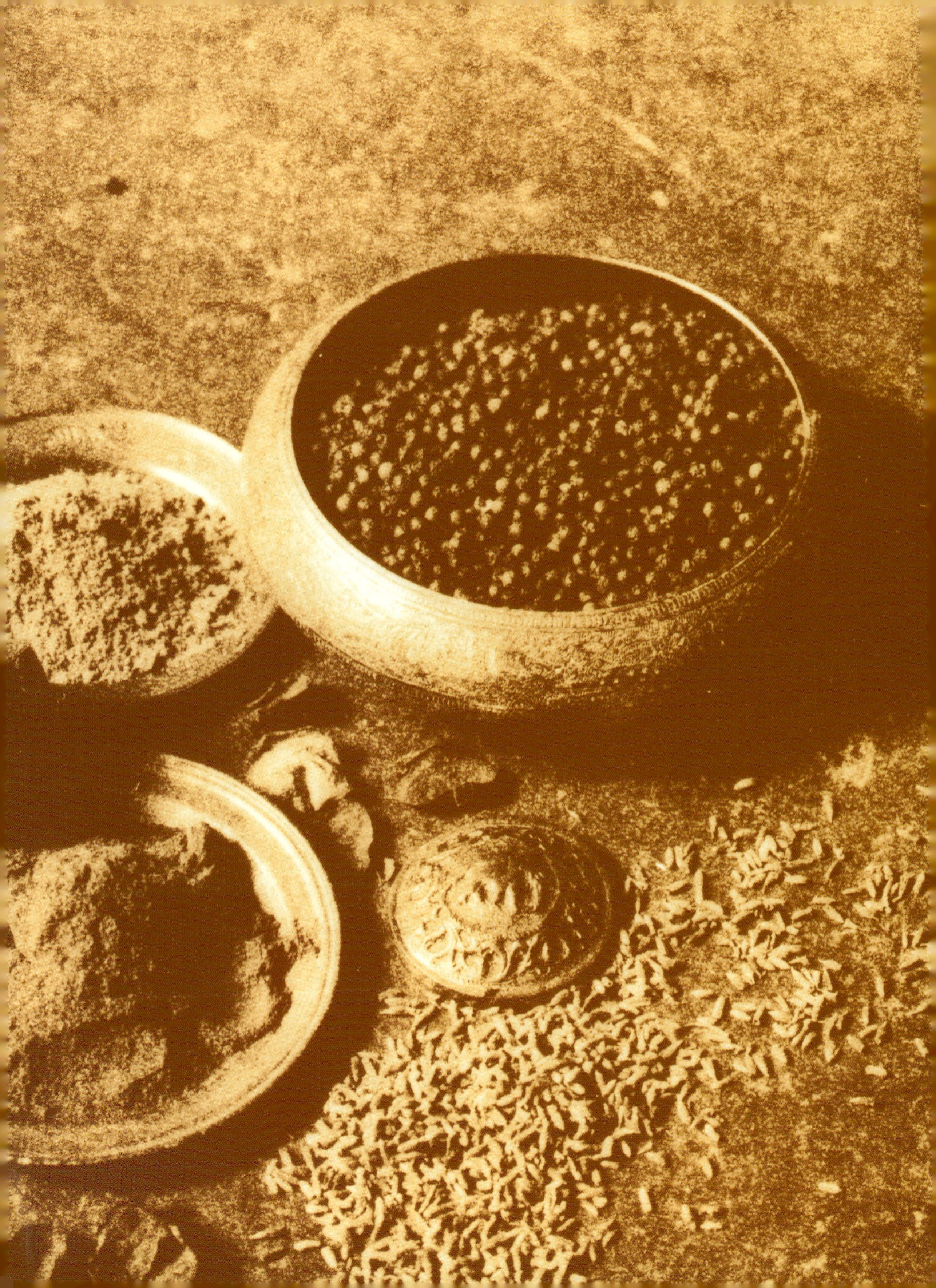

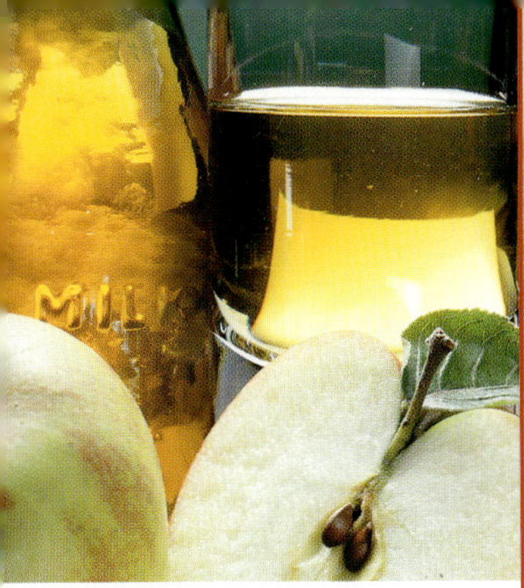

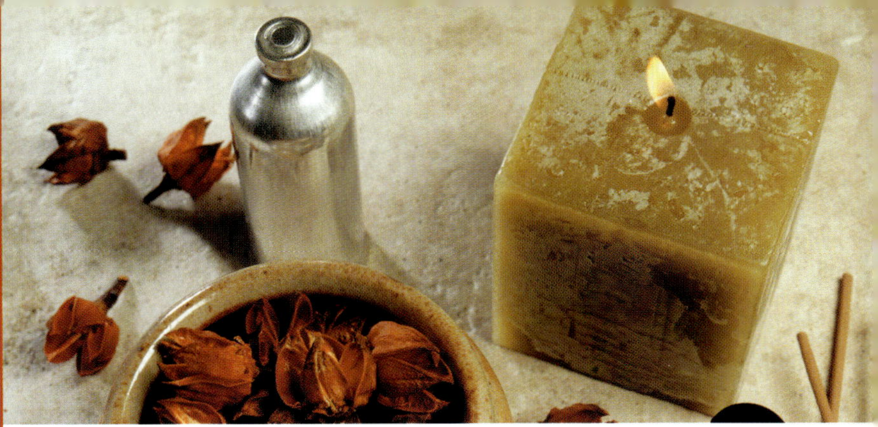

LEXIKON

der Rohstoffe

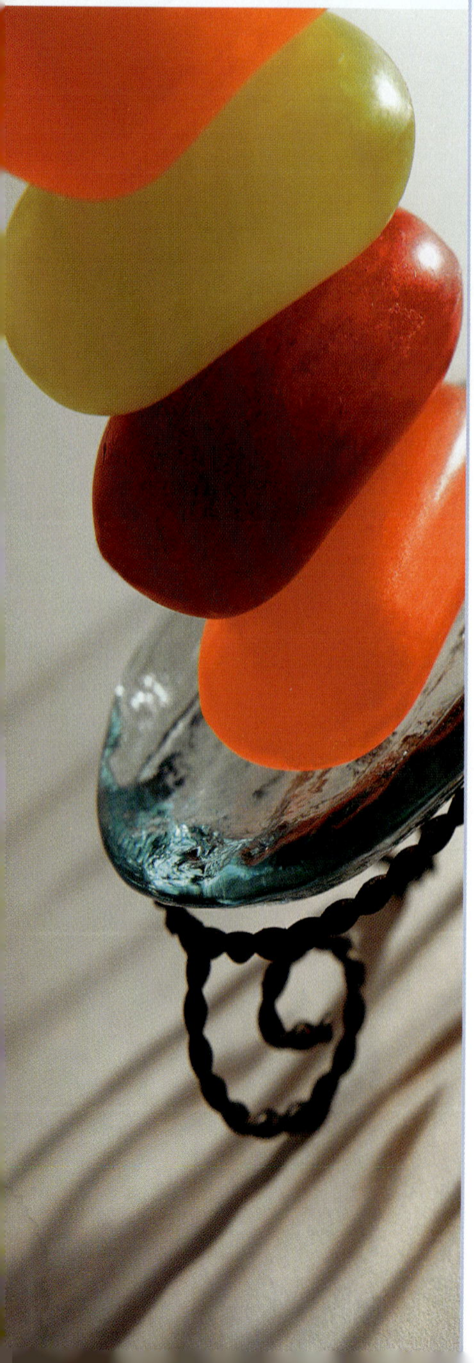

Wir haben uns für diesen Aufbau des Lexikons entschieden, um Ihnen so die Suche zu vereinfachen. Wer ist heute schon in der Lage, bei gekauften Produkten zu erkennen, was sich hinter welcher INCI-Bezeichnung auf den Produkten als Inhaltsangabe verbirgt.
Wobei wir damit nicht sagen wollen, dass diese Europäische Einheitsnorm nicht auch ihre Vorteile hat. Vorbei ist es mit den selbst gewählten Fantasienamen. Sie können jetzt einheitlich die Rohstoffe erkennen, die Sie vielleicht nicht vertragen oder die Sie gerne in Ihrem Hautpflegeprodukt hätten. Auch wird so den Dermatologen die Arbeit bei der Auswertung der Inhaltsstoffe erleichtert, wenn Sie einmal eine Unverträglichkeit auf ein Produkt zeigen. Aber dennoch bleibt der sicherste Weg um zu wissen, was in einem Pflegeprodukt ist, sich seine Körperpflegeartikel selbst herzustellen.
Damit Sie auch bei den Rohstoffen den Überblick behalten, haben wir zum Beispiel die Spalte Rohstoffbeschreibung aufgenommen, um Ihnen eine Hilfestellung bei eventuellen Verwechslungen oder Unsicherheiten, ob es sich um den richtigen Rohstoff handelt, zu geben. Beachten sollten Sie aber hier, dass natürliche Produkte sowohl Schwankungen in der Farbe, als auch im Geruch unterliegen.
Damit Sie Ihre Einkäufe richtig planen können, finden Sie die Spalte »Haltbarkeit« in diesem Lexikon.

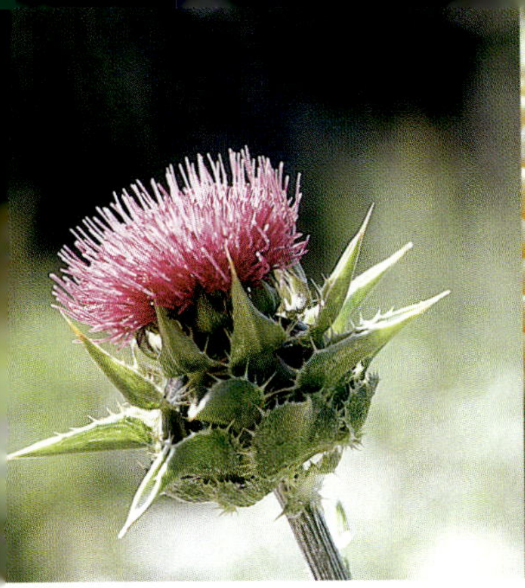
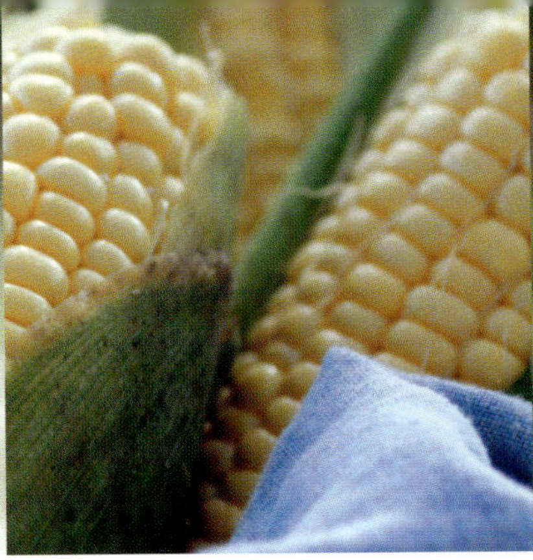
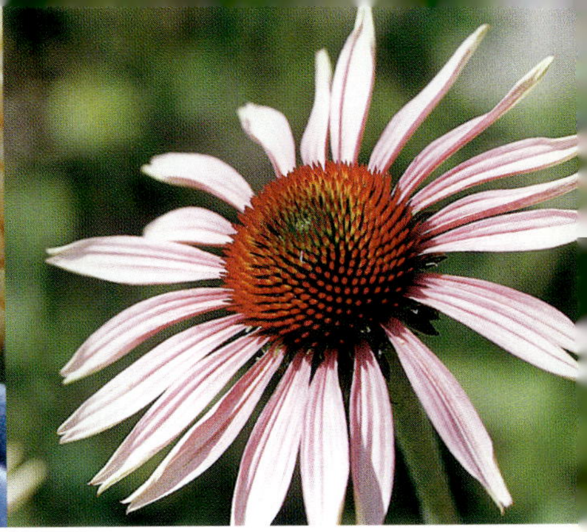

Algenöl

- **INCI-Bezeichnung**

Glycine Soja, Phenoxyethanol, Algae

- **Ursprung**

Pflanzlich

- **Rohstoffbeschreibung**

Algenöl ist ein Extrakt aus der Braunalge (Fucus vesiculosus), aufbereitet in einem fetten Öl, meistens Soja. Algenöl liegt in flüssiger, öliger leicht gelbgrüner Färbung vor.

Oft wird das Öl mit Butyl-Hydroyxtoluol als Antioxidanz versetzt (oder bzw. und mit Phenoxyethanol).

- **Einsatzgebiet/Wirkung**

Die Algenwirkstoffe sind für die Hautpflege von großer Bedeutung. Sie haben positiven Einfluss auf den Hautturgor, machen die Hornschicht geschmeidig und fördern die Durchblutung der Haut. Eingearbeitet werden kann das Algenöl in Cremes, Sonnenpflegeprodukte, Masken, Körpermilch usw., aber auch in Produkten, die der Cellulitis entgegenwirken. Es ist reich an Proteinen, Peptiden, Aminosäuren, Polysachariden u. v. m., beinhaltet aber auch Allantoin, Mineralsalze und Vitamine z. B. B_1 und B_{12}.

- **Einsatzkonzentration**

0,5–3 %.

- **Verarbeitung**

Das Algenöl kann sowohl in die Fettphase kurz vor dem Aufgießen mit der Wasserphase, aber auch erst nach der Fertigstellung der Creme hinzugegeben werden.

- **Lagerung**

Öl lichtgeschützt und bei Raumtemperatur aufbewahren. Haltbarkeit ca. 10 Monate.

- **Tipp**

Nicht über 60 °C erhitzen.

Algentabletten

- **Ursprung**

Pflanzlich

- **Rohstoffbeschreibung**

Grüne Tablette. Mit den Hauptwirkstoffen Spirulina, Chlorella, Vitamin C, Hagebutte, Vitamin B_{12}, Zink, Eisen, Calcium, Magnesium u. v. m. Auch weist diese Tablette ein breites Spektrum an Aminosäuren auf: Leucin, Isoleucin, Lysin, Valin u. a.

- **Einsatzgebiet/Wirkung**

Durch die Vielfalt der Inhaltsstoffe ist diese Tablette ideal zur Weiterverarbeitung in kosmetische Artikel wie Cremes, Duschgele. Wir legen den Schwerpunkt des Einsatzgebietes auf irritierte, trockene, sensible Haut. Die Algentablette kann aber genauso bei unreiner und fetter Haut zum Einsatz gebracht werden.

Die Inhaltsstoffe sorgen u. a. dafür, dass sich der Talgfluss normalisiert und die Haut in der Erhaltung des Säureschutzmantels unterstütz wird.

- **Einsatzkonzentration**

0,2–2 % Algenlösung.

- **Verarbeitung der Algenlösung**

Vor der Verarbeitung wird die Tablette z. B. in einem Mörser zerstoßen. Es geht aber auch mit einem Messer auf einem Brett.

Die zerkleinerte Tablette mit ca. 20 ml Wasser vermischen, etwas stehen lassen und dann den oberen Teil der Algenlösung (nicht den Bodensatz!) entweder in das fertige Endprodukt oder in die Wasserphase geben.

- **Lagerung**

Dunkles Gefäß, 24 Monate

- **Tipp**

Produkte, die mit der Algentablette hergestellt werden, erhalten eine grünliche Farbe und einen für Algen typischen Geruch.

Allantoin

- **INCI-Bezeichnung**

Allantoin

- **Ursprung**

Wird heute meist auf rein chemischem Syntheseweg hergestellt. Die Rohstoffe, die sich hinter dem Namen Allantoin verbergen, sind Glyoxylsäure (über Ozonalyse) und Harnstoff (aus Ammoniak).

- **Rohstoffbeschreibung**

weißes, feinstäubiges Pulver

- **Einsatzgebiet/Wirkung**

Hautpflegeprodukte bei empfindlicher, trockener und gereizter Haut.

- **Einsatzkonzentration**

0,2–0,5 %. Am einfachsten lässt es sich dosieren, indem man ca. 1 Messerspitze auf 50 ml fertiges Endprodukt gibt.

- **Verarbeitung**

Am besten in die Wasserphase des Produktes geben. Kann aber auch, wenn es mit etwas Wasser vorgelöst wurde, ins fertige Endprodukt eingearbeitet werden.

- **Lagerung**

Trocken, 36 Monate

- **Tipp**

Das Produkt sollte nicht über 65 °C erwärmt werden.

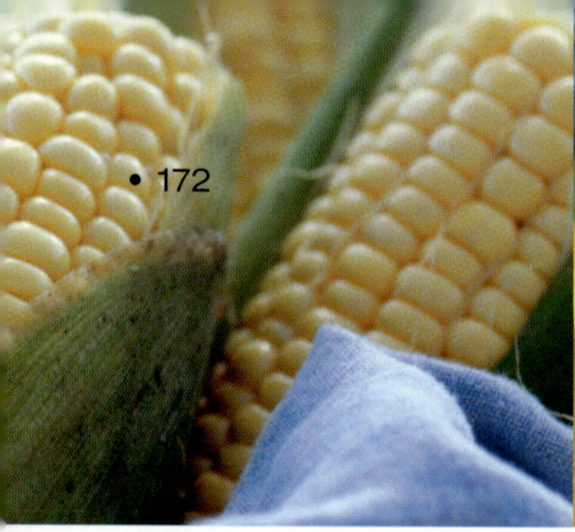
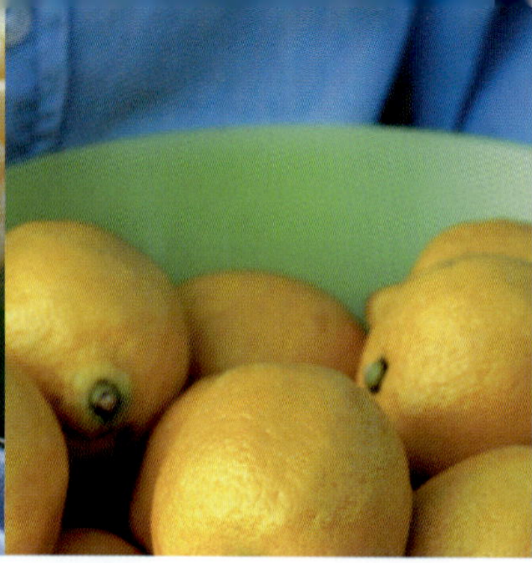
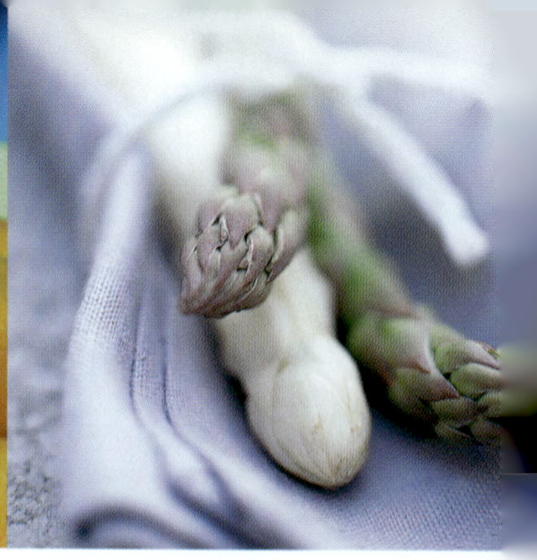

Aloe-vera-Gel/ Aloe vera 10fach

- **INCI-Bezeichnung**
  Aloe Barbadensis, Sodium Benzoate, Citric Acid, Potassium Sorbate. Meist ist das Produkt mit Kaliumsorbat, Natriumbenzoat und Zitronensäure vorkonserviert.
- **Ursprung**
  Pflanzlich. Reife Aloe-vera-Blätter werden gekappt. Der untere aloinhaltige Teil des Blattes wird abgeschnitten und der restliche aloinfreie Blattteil wird geschält. Das so gewonnene Aloe-vera-Gel wird im Separator von unlöslichen Faseranteilen getrennt und anschließend konserviert. Bei der Aloe vera 10fach wurde dem Gel anschließend noch 10-mal der Wasseranteil entzogen, so erhält man ein 10fach-Konzentrat.
- **Rohstoffbeschreibung**
  Klare bis leicht bräunliche Flüssigkeit.
- **Einsatzgebiet/Wirkung**
  <u>Hautpflegeprodukte</u>
  Trockene, rissige, feuchtigkeitsarme Haut; bei Hautirritationen wie nach einem Sonnenbrand, aber auch bei Hautunreinheiten findet Aloe vera Anwendung.
  <u>Haarpflegepräparate</u>
  Bei trockenem, stumpfen Haar. Der Aloe-vera-Pflanze werden seit Tausenden von Jahren positive Eigenschaften in Bezug auf die Hautregeneration nachgesagt. Seit ca. zehn Jahren wird sie auch in »Soft-Drinks« in den USA eingesetzt.
- **Einsatzkonzentration**
  2–70 %
- **Verarbeitung**
  Wasserphase oder ins fertige Endprodukt.
- **Lagerung**
  Nicht über einen längeren Zeitraum über 30 °C lagern. Lichtgeschützt aufbewahren, ca. 12 Monate.
- **Tipp**
  Das Produkt kann kurzzeitig bis zu max. 60 °C erhitzt werden. Probieren Sie einmal das Aloe vera 10fach pur unter einer Creme oder Lotion als Feuchtigkeitsspender aufzutragen. Sie werden begeistert sein.

Alpha-Bisabolol

- **INCI-Bezeichnung**
  Bisabolol
- **Ursprung**
  Synthetisch
- **Rohstoffbeschreibung**
  Klare, meist farblose Flüssigkeit, die aber auch zu einer schwachen Blaufärbung neigt. Alpha-Bisabolol ist eine Flüssigkeit, die mindestens 85 % dl-alpha-Bisabolol enthält.
- **Einsatzgebiet/Wirkung**
  Hautpflegemittel, Sonnenschutz- und After-Sun-Präparate, After-Shave-Produkte, Babypflegeprodukte, Mundpflegepräparate.
  Bei Alpha-Bisabolol wurde sowohl eine entzündungshemmende als auch eine antibakterielle Wirkung nachgewiesen. Es wird hauptsächlich als Austauschprodukt für Kamille – bzw. für das in der Kamille vorkommende Azulen – verwendet. Im Gegensatz zu Pflegeprodukten mit Kamille weist Alpha-Bisabolol eine wesentlich geringere Allergierate bei gleicher Wirkung auf. In Pflegeprodukten regeneriert und beruhigt es.
- **Einsatzkonzentration**
  0,1–1 %
  Verarbeitung
  Fettphase oder ins fertige Endprodukt.
- **Lagerung**
  Lichtgeschützt. Ca. 18 Monate.

Andirobaöl 100 %

- **INCI-Bezeichnung**
  Carapa guianensis
- **Ursprung**
  Pflanzlich. Brasilien – Amazonas. Das Öl wird durch Pressung aus den Samen des Andirobabaumes gewonnen.
- **Rohstoffbeschreibung**
  Meistens ist das Öl fest und weist einen strengen, typischen, fast ranzig riechenden Eigengeruch auf.
- **Einsatzgebiet/Wirkung**
  Zurzeit laufen eine Vielzahl von weiteren wissenschaftlichen Studien, es wird aber seit Urzeiten von den Indianern des Amazonas als »Apotheke aus dem Regenwald« eingesetzt. Hier im europäischen Raum findet es vor allem Anwendung in Insektenschutzmitteln – sowohl vorbeugend als auch zur Nachbehandlung bei Stichen. Im kosmetischen Bereich bei trockener, unruhiger und unreiner Haut, Cellulitis, Prellungen, Quetschungen, Neurodermitis, Schuppenflechte, Massageöle bei Verspannungen u. v. m.
  In manchen Literaturen findet man sogar Hinweise auf Rheuma. Reich an: Palmitinsäuren ca. 21 %, Stearinsäuren ca. 7 %, Ölsäuren ca. 46 %, Linolsäure ca. 20 %.
- **Einsatzkonzentration**
  Je nach Einsatzgebiet zwischen 1– 60 %.

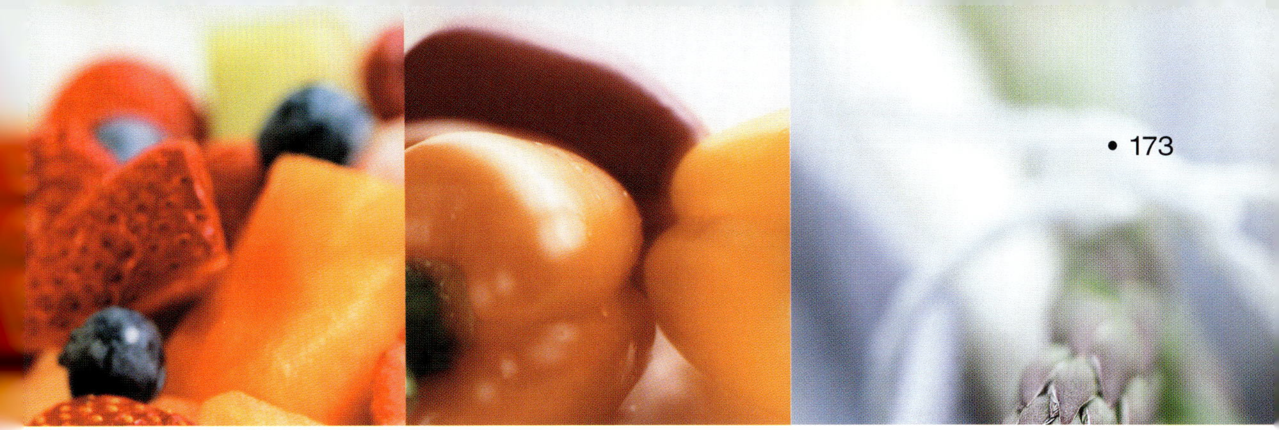

- **Verarbeitung**

  Fettphase
- **Lagerung**

  Raumtemperatur. Ca. 24 Monate.
- **Tipp**

  Durch die hohe Effektivität des Andirobaöls 100 %ig, sollte das Öl nie pur verwendet werden, da es sonst zu Hautirritationen kommen kann. Das Öl erstarrt bei niedrigeren Temperaturen, daher sollte es vor Gebrauch im Wasserbad erwärmt werden. Auch bei Vermischung mit einem anderen Pflanzenöl wie z. B. Macadamianussöl zu einem Massageöl wird das Ergebnis kein klares Öl sein, es sind immer noch Teile des Andirobaöls separat zu erkennen. Andirobaöl wird oft, aufgrund der hohen Effektivität, schon in einer Vormischung mit einem anderen Öl angeboten. Daher sprechen wir hier von reinem 100 % Andirobaöl in unseren Rezepturen.

Apfelessig

- **Ursprung**

  Pflanzlich.
- **Rohstoffbeschreibung**

  Leicht eingetrübte, gelbliche, dünnflüssige Lösung. Mit einem produkttypischen, sauren Geruch.
- **Einsatzgebiet/Wirkung**

  Apfelessig erfährt gerade seine Renaissance sowohl auf dem Kosmetiksektor als auch als gesundheitsförderndes Nahrungsergänzungsmittel. Die wichtigsten Inhaltsstoffe des Apfelessigs für die Kosmetik sind: Vitamin B_1, Vitamin B_{12}, Vitamin A, Vitamin E und Beta-Carotin.

  Wir setzen den Apfelessig vor allem zur Durchblutungsförderung bei trockener, schlaffer/fahler Haut und bei Hautunreinheiten ein. Auch haben wir prositive Effekte als Zugabe in einem Bad erzielt. Die Haut fühlte sich wieder weich, geschmeidig und erfrischt an.
- **Einsatzkonzentration**

  0,01–2 %
- **Verarbeitung**

  Fertiges Endprodukt oder Wasserphase
- **Lagerung**

  Gut verschlossen halten, nicht starker Sonnenbestrahlung aussetzen.
- **Tipp**

  Bei der Einarbeitung von Apfelessig ist es wichtig, sich an die vorgegebenen Rezepturvorschläge zu halten. Einige Emulsionen neigten bei der Herstellung mit Apfelessig dazu, sich nach kurzer Zeit wieder zu verdünnen.

Avocadoöl

- **INCI-Bezeichnung**

  Persea Gratissima
- **Ursprung**

  Pflanzlich. Das Avocadoöl wird nicht aus dem Kern der meist aus Südamerika kommenden Frucht gewonnen. Um das Avocadoöl zu gewinnen, wird das Fruchtmark mit Wasser angereichert und gut miteinander vermischt. Anschließend wird dieser Brei von den »festen Bestandteilen« befreit. Das so gewonnene Avocadoöl ist reich an einer großen Auswahl an Vitaminen wie D, E, A, A_1, B_2 und auch an Linolsäure, Palmitinsäure und Linolensäure.
- **Rohstoffbeschreibung**

  Leicht gelbliches bis ins Hellgrün gehende Öl. Bei Temperaturschwankungen neigt das Öl dazu, einen leichten Bodensatz zu bilden. Dieses stellt aber keine Qualitätsminderung dar.
- **Einsatzgebiet/Wirkung**

  Durch seine Vielzahl an pflegenden Komponenten und seiner Eigenschaft, gut in die Haut einzuziehen, ist dieses Öl ideal zur Körperpflege.

  Besonders im Bereich der Kinder- und Babypflege hat sich dieses Öl etabliert. Gerne wird das Öl genommen, wenn es um pflegende Produkte wie reichhaltige Cremes und Bodylotionen geht. Mit Avocadoöl hergestellte Kosmetik zeichnet sich dadurch aus, dass die Haut geschmeidig gehalten wird, die Widerstandsfähigkeit gesteigert und sensible, trockene Haut beruhigt und geglättet wird.
- **Einsatzkonzentration**

  3–60 %
- **Verarbeitung**

  Fettphase.
- **Lagerung**

  Lichtgeschützt, ca. 12 Monate.
- **Tipp**

  Damit das Öl nichts von seiner Wirkung verliert, sollte es nicht über 65 °C erhitzt werden. Es empfiehlt sich, die Flasche direkt nach dem ersten Öffnen mit ca. 2 % natürlichem Vitamin E als Antioxidanz zu versetzen.

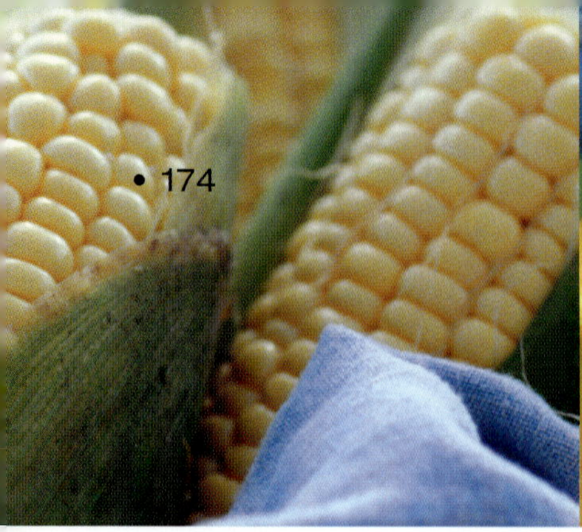
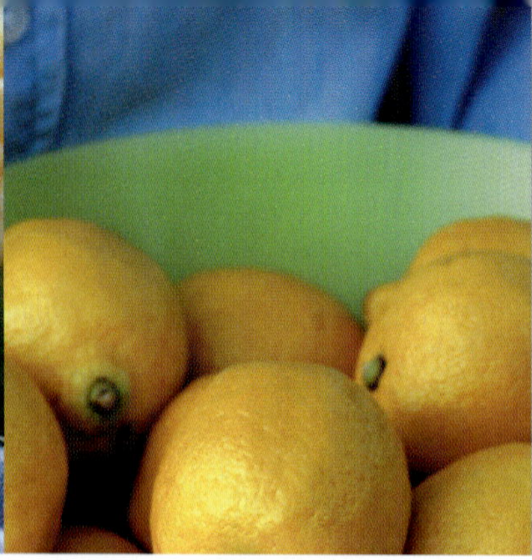
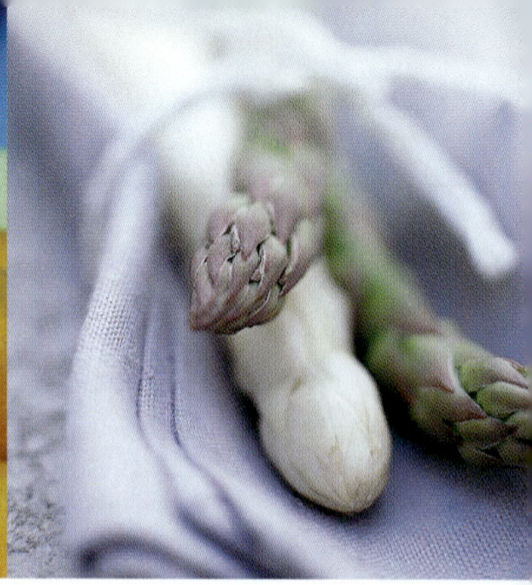

Betain

- **INCI-Bezeichnung**
  Cocamidopropyl Betaine
- **Ursprung**
  Pflanzlich = Palmkernöl, Synthetisch = Dimethylaminopropylamine, Sodiummono-choroacetate.
- **Rohstoffbeschreibung**
  Dünnflüssiges, leicht gelbliches, getrübtes Tensid
- **Einsatzgebiet/Wirkung**
  Dieses Amphotensid ist für den universellen
- Einsatz als Tensidpräparat in Duschgelen, Shampoos geeignet. Die waschaktive Substanz beträgt ca. 30 %.
- **Einsatzkonzentration**
  2–50 %
- **Verarbeitung**
  Mit Wasser vermischen oder bei Reinigungslotionen ins fertige Endprodukt.
- **Lagerung**
  Mindestens 12 Monate
- **Tipp**
  Die waschaktive Substanz eines Endproduktes sollte bei 15 % bei normaler Haut liegen, bei fettiger Haut um die 20–25 %. 20 ml Betain (mit einer waschaktiven Substanz von 30 %) + 20 ml Wasser mischen = eine waschaktive Substanz von 15 %.

Bienenwachs

- **INCI-Bezeichnung**
  Cera Alba
- **Ursprung**
  Als Stoffwechselprodukt der Bienen wird Bienenwachs den tierischen Fetten zugerechnet.
- **Rohstoffbeschreibung**
  Bienenwachs wird sowohl in gebleichter als auch in ungebleichter Qualität angeboten. Beide Varianten sind für kosmetische Zwecke geeignet.
- **Einsatzgebiet/Wirkung**
  Als Konsistenzgeber in kosmetischen Produkten mit gleichzeitig hautpflegenden Eigenschaten. Besonders bei trockener, spröder Haut, die einen natürlichen Schutz benötigt. Geeignet als Konsistenzgeber für O/W- und W/O-Emulsionen.
  Findet aber auch Anwendung bei der Herstellung von Kerzen.
- **Einsatzkonzentration**
  2–25 %
- **Verarbeitung**
  Fettphase.
- **Lagerung**
  Trocken und nicht zu warm, ca. 3 Jahre.

BioKons

- **INCI-Bezeichnung**
  Parfüm
- **Ursprung**
  Pflanzlich und synthetisch. Es handelt sich hierbei um eine antimikrobielle Duftstoffkombination.
- **Rohstoffbeschreibung**
  Dünnflüssige helle, duftende Substanz.
- **Einsatzgebiet/Wirkung**
  Konservierungsmittel für z. B. Duschgele, Shampoos, Emulsionen.
- **Einsatzkonzentration**
  0,7–1 %. Das entspricht ca. 3 Tropfen auf 10 g fertiges Endprodukt für eine Haltbarkeit von ca. 3 Monaten – oder 6 Tropfen auf 10 g fertiges Endprodukt für eine Haltbarkeit von ca. 6 Monaten.
- **Verarbeitung**
  Fertiges Endprodukt, ruhig bei höheren Temperaturen, da BioKons bis 100 °C stabil ist.
- **Lagerung**
  Raumtemperatur, ca. 12 Monate
- **Tipp**
  Da BioKons einen leichten Eigengeruch aufweist, werden Sie diesen in Ihren selbst gemachten Produkten wiederfinden.
  Eine Alternative für Parabenallergiker, allerdings kein Rohstoff für Duftstoffallergiker.

Bioschwefel-Fluid

- **INCI-Bezeichnung**
  Schwefel-Polyethylenglykol-Sorbitanfettsäureester
- **Ursprung**
  Natürlich/anorganisch/synthetisch. In einer Thermoreaktion wird kolloidaler Schwefel an das Polyethylen Sorbitan-monooleat angelagert.
- **Rohstoffbeschreibung**
  Dichflüssiger, bräunlicher, stark riechender Rohstoff.
- **Einsatzgebiet/Wirkung**
  Das Bioschwefel-Fluid wird in kosmetische Produkte eingearbeitet zur lokalen Behandlung von Haut- und Haarstörungen, die auf einer Talgdrüsenüberfunktion (Seborrhoe) beruhen wie z. B. fettiges, schuppiges Haar und fettige unreine Haut.
  Es kann z. B. in Shampoos, Haarwässer als auch Crmees und Bodylotionen eingearbeitet werden.

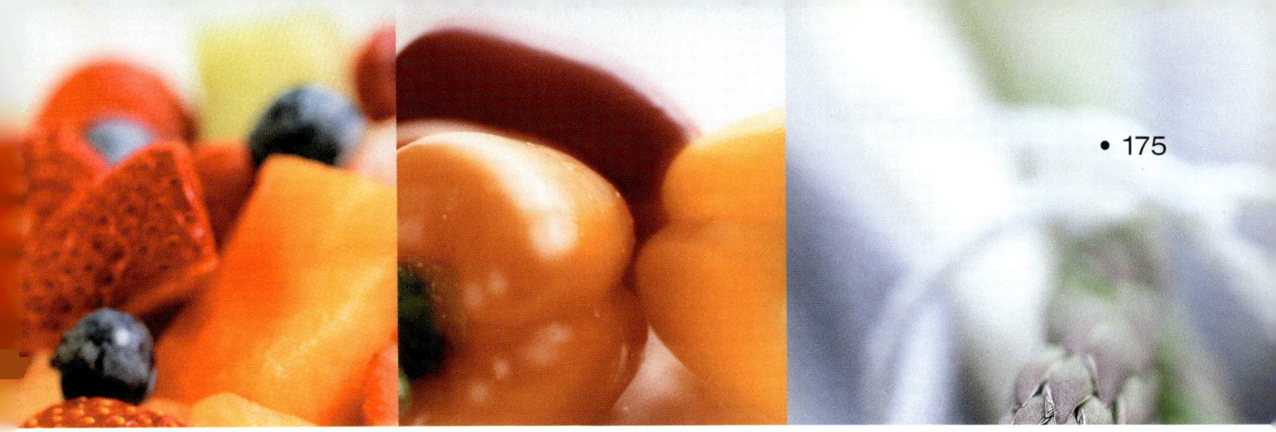

- **Einsatzkonzentration**
  0,1–2,0 %
- **Verarbeitung**
  Fertiges Endprodukt bei ca. 45 °C. Teillöslich in Wasser, löslich in Alkohol, Tensiden, Fetten (nicht klar löslich).
- **Lagerung**
  Lichtgeschütz, ca. 42 Monate
- **Tipp**
  Der Rohstoff hat einen starken Eigengeruch. Gute Bioschwefel-Fluid-Qualität zeichnet sich durch eine Teilchengröße von kleiner als 10 bis 12 Mikrometer aus. Diese Teilchengröße ermöglicht ein besseres Eindringen in die Keratinschicht und ist dadurch effektiver.

Borretschöl

- **INCI-Bezeichnung**
  Borago Officinalis
- **Ursprung**
  Pflanzlich. Das Öl wird aus dem Samen der Borretschölpflanze gewonnen.
- **Rohstoffbeschreibung**
  Leicht gelbliches Öl.
- **Einsatzgebiet/Wirkung**
  Borretschöl ist reich an Gamma-Linolensäure, der Anteil beträgt ca. 22 %. Gamma-Linolensäure zählt zu den ungesättigten Fettsäuren, welche positiv auf extrem trockene, rissige, empfindliche und schuppige Haut wirken, wie z. B. bei Neurodermitis. Schon nach kurzer Zeit ist eine Verbesserung des Hautbildes zu erkennen. Es kann sowohl als Rückfetter in Duschgelen verwendet werden als auch als Ölkomponente in jeder Art von Emulsionen.
- **Einsatzkonzentration**
  2–30 %
- **Verarbeitung**
  Fettphase oder als rückfettende Pflegekomponente ins fertige Endprodukt.
- **Lagerung**
  In dunklen Gefäßen lagern. Mindesthaltbarkeit ca. 18 Monate.
- **Tipp**
  Die Flasche am besten direkt nach dem ersten Öffnen mit 2 % natürlichem Vitamin E als Antioxidanz versetzen.
  Bei den Hautkrankheiten Neurodermitis und Schuppenflechte empfiehlt sich zusätzlich zur äußeren Pflege auch eine innerliche Einnahme des Öles. Erwachsene 3 x täglich ca. 17 Tropfen.

Calendula-Extrakt (Ringelblumenextrakt)

- **INCI-Bezeichnung**
  Propylene Glycol, Calendula Officinalis
- **Ursprung**
  Pflanzlich. Bei dem Calendulaextrakt handelt es sich um einen propylenglycolischen Auszug.
- **Rohstoffbeschreibung**
  Bräunliche, dünnflüssige Lösung.
- **Einsatzgebiet/Wirkung**
  Siehe Calendula-Öl
- **Einsatzkonzentration**
  3–5 %
- **Verarbeitung**
  Wasserphase oder fertiges Endprodukt
- **Lagerung**
  Lichtgeschützt, ca. 12 Monate.

Calendulaöl

- **INCI-Bezeichnung**
  Glycine Soja, Calendula Officinalis, Tocopherol
- **Ursprung**
  Pflanzlich. Das Calendulaöl, auch Ringelblumenöl genannt, wird aus den Calendulablüten mithilfe eines Pflanzenöls gewonnen. Die Calendula gehört zu der Gattung der Calendula Linne, zur Familie der Asteraceae.
- **Rohstoffbeschreibung**
  Leicht gelbliches Öl mit schwachem Eigengeruch.
- **Einsatzgebiet/Wirkung**
  Die Ringelblume hat einen festen Platz in der Volksmedizin. Ihr werden allgemein heilsame Einflüsse bei gestörten Hautfunktionen zugeschrieben, u. a. bei schlecht heilenden Wunden, Verbrennungen, Krampfadern, Akne und vielem mehr.
  In kosmetischen Produkten besonders bei trockener, rauer und schuppiger, aber vor allem bei sehr empfindlicher und gereizter Haut hat sich der Einsatz von Calendulaöl bewährt. In Haut- und Handcremes angewendet, pflegt und beseitigt Calendulaöl aufgesprungene und rissige Haut. Die Verwendung von Calendulaöl in Hautpflegemitteln führt zu einer glatten und gesunden Haut.
- **Einsatzkonzentration**
  3–10 %
- **Verarbeitung**
  Fettphase oder in niedrigeren Konzentrationen in das fertige Endprodukt
- **Lagerung**
  Lichtgeschützt, ca. 12 Monate.

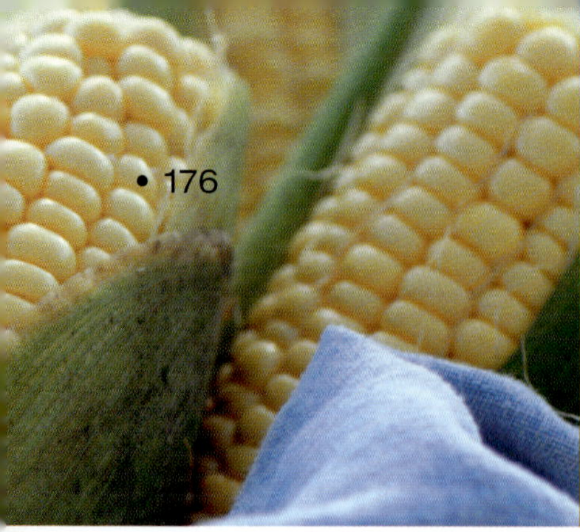

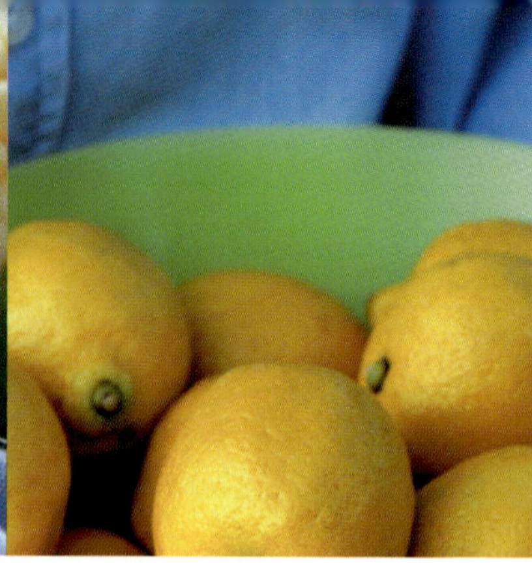

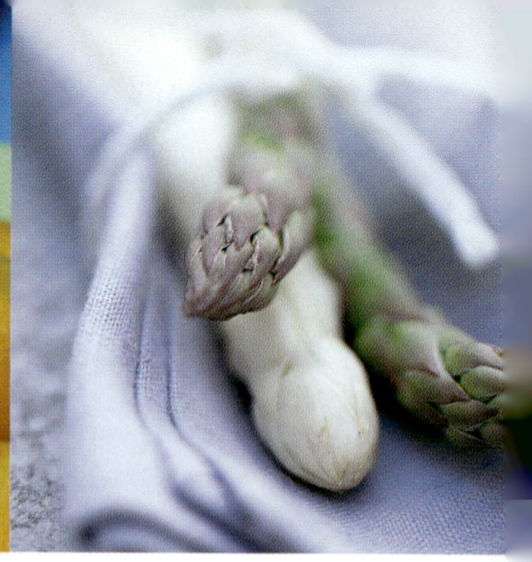

Carnitin

- **INCI-Bezeichnung**
  Trimethyl-gamma-aminobetahydroxybuttersäure. Zu diesem Zeitpunkt gibt es für Carnitin noch keine genaue INCI-Bezeichnung, daher an dieser Stelle der chemische Name des Carnitins.
- **Ursprung**
  Meist synthetisch. In der Natur kommt Carnitin zum Beispiel in Fleisch vor.
- **Rohstoffbeschreibung**
  Weißes, kristallines Pulver. Oft wird Carnitin in Kapseln für die innerliche Einnahme angeboten.
- **Einsatzgebiet/Wirkung**
  Seit Jahren hat sich Carnitin (L-Carnitin) auf dem Sektor der Nahrungsergänzung bewährt. In Studien wurde bewiesen, dass durch den Verzehr von L-Carnitin das Fettgewebe abnahm. Verantwortlich für diesen Vorgang sind zwei Aminosäuren, die für einen verbesserten Transfer der langkettigen Fettsäuren durch die inneren Mitochondrienmembranen sorgen. Hierdurch wird es nach mehreren weiteren Schritten ermöglicht, dass die aktivierten Fettsäuren zum weitergehenden Abbau und zur energetischen Verwertung weitergeleitet werden. Diesen Effekt macht man sich mittlerweile auch in der Kosmetikindustrie zur Bekämpfung der Cellulitis zunutze. Siehe Kapitel Cellulitis. Weiter weist L.-Carnitin, innerlich eingenommen, noch weitere positive Eigenschaften auf, wie: es verstärkt die natürlichen Killerzellen, Monozyten und Makrophagen sowie die T- und B-Lymphozyten. Carnitin macht unser Abwehrsystem fit, schützt uns vor Kreislauf- und Gefäßerkrankungen und mindert das Risiko des Herzinfarkts. Carnetin unterstützt durch die Stimulierung des Fettstoffwechsels die Gewichtsreduktion bei einer Diät und führt zu besserem Erfolg.
- **Einsatzkonzentration**
  <u>Kosmetik</u>
  0,2–1 % Carnitinlösung. Herstellung der Carnitinlösung = 1 Kapsel mit 5 ml lauwarmen Wasser mischen (Löst sich meist nicht komplett auf).
  <u>Innerlich</u>
  ca. 1 Kapsel pro Tag
- **Verarbeitung**
  Carnitinlösung entweder direkt in die Wasserphase geben oder erst dem fertigen Endprodukt zufügen.
- **Lagerung**
  Trocken lagern, ca. 36 Monate.

Carotinöl

- **INCI-Bezeichnung**
  Glycine Soja, Daucus Carota
- **Ursprung**
  Pflanzlich und naturidentisch. Dem Sojaöl werden meist 0,3 % ß-Carotin zugesetzt.
- **Rohstoffbeschreibung**
  Dunkelgelbe Flüssigkeit; mit charakteristischem Geruch und Geschmack.
- **Einsatzgebiet/Wirkung**
  Sonnenschutz und After-Sun-Produkte, Lotionen, Cremes und Masken.
  Besonders hat sich Carotinöl (Pro-Vitamin A) bei extrem spröder, empfindlicher und trockener Haut bewährt. Das Carotinöl (ß-Carotin) wirkt hautberuhigend und entspannend. In Sonnenschutzprodukten wirkt es der schädlichen UV-Strahlung entgegen, indem es als Radikalfänger fungiert – für diesen Zweck empfiehlt es sich, parallel das Carotinöl auch innerlich einzunehmen.
- **Einsatzkonzentration**
  0,01–1 %. Rechnen Sie zur Vereinfachung ca. 10 Tropfen auf 50 ml fertiges Endprodukt.
- **Verarbeitung**
  Fettphase oder ins fertige Endprodukt.
- **Lagerung**
  Kühl, lichtgeschützt, ca. 12 Monate.
- **Tipp**
  Reichern Sie einmal mit Carotinöl Ihr normales Speiseöl an, um Ihrem Körper Vitamin A zuzuführen.

Ceralan

- **INCI-Bezeichnung**
  Cera Alba
  (Polyglyceryl-3 Beeswax)
- **Ursprung**
  Natürlich (Bienenwachs).
  Ceralan ist ein Bienenwachs-Derivat, dessen freie Wachssäuren zu nichtionogenen amphiphilen Molekülen (Fettsäuren-Polyglycerolester) umgewandelt wurden.
- **Rohstoffbeschreibung**
  Es ist ein festes, leicht gelbliches Wachs und wird in Schuppen- oder Pastillenform angeboten. Meist ist es mit natürlichem Vitamin E als Antioxidanz versetzt.
- **Einsatzgebiet/Wirkung**
  Als Konsistenzgeber und Emulsionsstabilisator in W/O- und O/W-Emulsionen, findet aber auch als Gelbildner für Öle Anwendung – sehr gut bei der Herstellung von Massage-

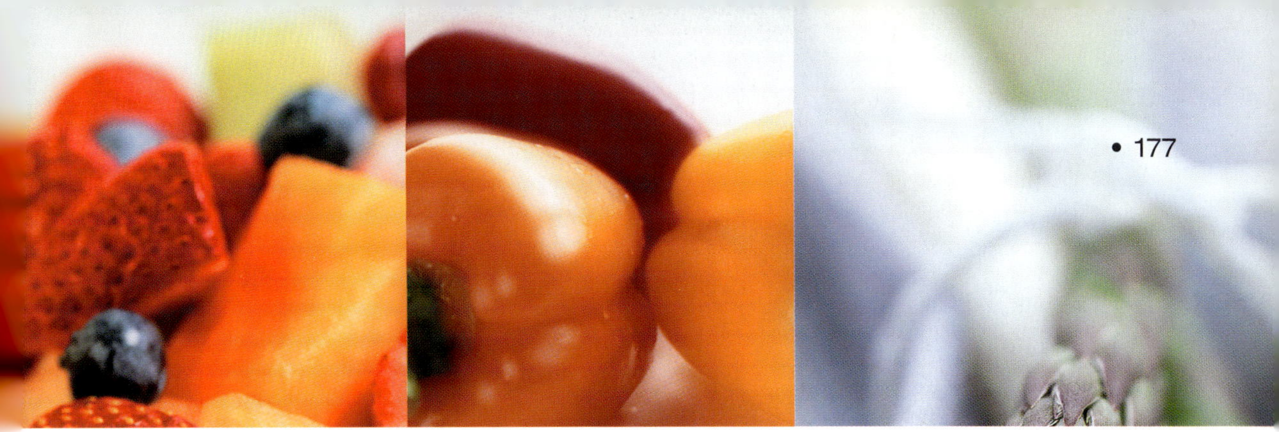

ölen! Ceralan macht Emulsionen temperaturstabiler und haltbarer. Es gibt Cremes, Lotionen und Ölgelen eine exzellente Verteilbarkeit auf der Haut und ein weiches, samtartiges Gefühl.

- **Einsatzkonzentration**
  10–20 % bezogen auf die Fettphase.
- **Verarbeitung**
  Fettphase mit einem Schmelzpunkt, der bei ca. 63–73 °C liegt.
- **Lagerung**
  Trocken und kühl. Das Produkt sollte vor Hitze geschützt werden.

Cetylalkohol

- **INCI-Bezeichnung**
  Cetyl Alcohol
- **Ursprung**
  Pflanzlich. Es werden native Fette und Öle eingesetzt. Dabei werden die Methylester oder die freien Fettsäuren mit Wasserstoff zu den Fettalkoholen umgesetzt und gereinigt (Hochdruckhydrierung).
- **Rohstoffbeschreibung**
  Weiße, wachsartige Schuppen, ohne Eigengeruch.
- **Einsatzgebiet / Wirkung**
  Es wird als Co-Emulgator und als Konsistenzgeber bei Cremes und Lotionen für Öl in Wasseremulsionen eingesetzt. Mit diesem Konsistenzgeber werden recht feste Emulsionen hergestellt, die sich aber dennoch gut auf der Haut verteilen lassen.
- **Einsatzkonzentration**
  Je nach Einsatzgebiet als Co-Emulgator mit 0,5–1 %, als Konsistenzgeber bis zu 5 % je nach gewünschter Festigkeit der Creme.
- **Verarbeitung**
  Fettphase
- **Lagerung**
  Trocken, ca. 4 Jahre.
- **Tipp**
  Am besten erst Cetylalkohol im Öl aufschmelzen und dann den Emulgator dazugeben.

Collagentensid P

- **INCI-Bezeichnung**
  Decyl Glucoside
- **Ursprung**
  Pflanzlich. Mais liefert die Glucose, die mit Fettalkohol, gewonnen aus nativem Kokos- oder Palmkernöl, zum Tensid umgesetzt wird.
- **Rohstoffbeschreibung**
  Trübe, viskose, wässrige Lösung.
- **Einsatzgebiet / Wirkung**
  Mildes, nichtionisches Tensid für Duschgele, Shampoos und Reinigungsemulsionen mit einer wachaktiven Substanz von ca. 51 %. Durch die gute Hautverträglichkeit und weiche Schaumbildung sehr gut bei der Herstellung von Kinderpflegeprodukten oder Produkten für empfindliche Haut.
- **Einsatzkonzentration**
  2–40 %.
- **Verarbeitung**
  Wasser bzw. bei Reinigungsemulsionen ins fertige Endprodukt. Da Collagentensid P leicht basisch ist, empfiehlt es sich, das fertige Produkt z. B. Shampoo immer noch mit Zitronensaft oder Kalweg leicht sauer einzustellen.
- **Lagerung**
  Ca. 12 Monate.
- **Tipp**
  Da es sich bei Collagentensid P um die pflanzliche Alternative zum Lamepon/ Collagentensid handelt, hier ein Tipp wie Sie alte Rezepte weiter herstellen können. Beachten Sie Folgendes: Beim Collagentensid P ist die waschaktive Substanz höher, daher muss weniger eingesetzt werden.
  <u>Beispiel</u>
  bisherige Menge an Collagentensid: z. B. 20 ml mit 0,64 multiplizieren = 12,80 ml neue Menge. Diese 12,80 ml Collagentensid P nun noch mit 7,20 ml Wasser auffüllen, um wieder auf die alte Menge von 20 ml zu kommen.

Confonder

- **INCI-Bezeichnung**
  Sucrose Distearate
- **Ursprung**
  Pflanzlich. Das Ausgangsmaterial ist Sucorose und Palmitic Acid aus Palmkernfrüchten und Zuckerrohr. PEG-freier Emulgator.
- **Rohstoffbeschreibung**
  Feines, beiges Pulver
- **Einsatzgebiet / Wirkung**
  Ein sehr schöner O/W-Emulgator. Sehr gut für normale bis trockene und sehr empfindliche Haut geeignet. Besonders gute Erfahrungen haben wir mit dem Confonder bei der Verarbeitung von Harnstoff, Salz aus dem Toten Meer und vielen anderen, sonst etwas problematischen, Wirkstoffen gemacht. Er hat sich auch bei diesen »etwas schwierig« zu verarbeitenden Wirkstoffen gut bewährt und ist stabil geblieben.

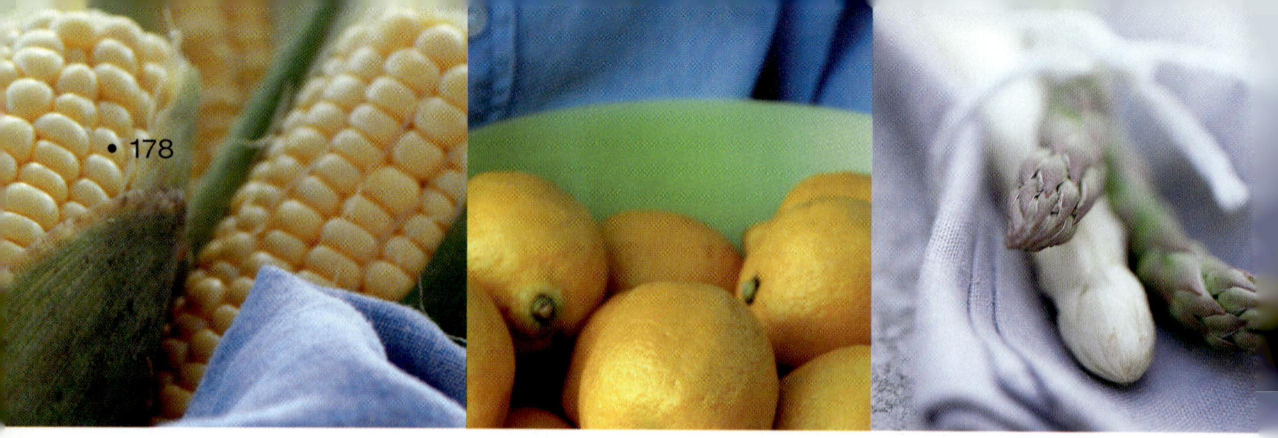

- **Einsatzkonzentration**
  6–13 %
- **Verarbeitung**
  Fettphase. Da der Emulgator sowohl öllösliche als auch einen kleinen Teil wasserlösliche Komponenten beinhaltet, sind immer feine Flocken in der Fettphase von den wasserlöslichen Bestandteilen zu sehen.
- **Lagerung**
  Vor längerer Sonnenbestrahlung schützen. Ca. 18 Monate.
- **Tipp**
  Um eine stabile Emulsion zu erreichen, empfiehlt sich immer neben dem normalen Einsatz von Konsistenzgebern die Zugabe von Cetylalkohol und die Emulsion immer bis auf Handwärme kalt rühren!
  Mit dem Confonder ist es nicht möglich, eine größere Menge Fettphase auf Vorrat herzustellen.
  Wichtig! Zutaten der Fettphase vor dem Erwärmen einmal umrühren.
  Am besten erst Cetylalkohol mit Öl und evtl. anderen Komponenten einschmelzen und dann erst den Confonder dazugeben. Fettphase nicht zu hoch erhitzen, da der Confonder sonst verklumpt.
  Fettphase sofort mit Wasserphase zu einer Creme/Lotion weiterverarbeiten, nicht wieder erkalten lassen.

Cremaba HT + Cremaba Plus

- **INCI-Bezeichnung**
  Aqua, Caprylic/Capric Triglyceride, Alcohol, Hydrogenated Lecithin, Butyrospermum Parkii., Squalane, Ceramide 3.
- **Ursprung**
  Alle Bestandteile der Cremaba sind natürlichen Ursprungs, d. h. sie werden aus nachwachsenden Rohstoffen gewonnen wie z. B. Soja, Shea-Butter, Oliven- und Palmkernöl.
- **Rohstoffbeschreibung**
  Weiße Creme
- **Einsatzgebiet / Wirkung**
  Die Cremaba dient als Cremegrundlage für kosmetische und dermatologische Anwendungen. Sie besteht aus natürlichen Membranbildern, die Öle und Wirkstoffe zwischen den Lamellen stabilisieren. Grundlage hierfür bilden hochreine, wertvolle Phospholipide aus Soja.
- **Einsatzkonzentration**
  Die Cremaba kann pur, d. h. ohne Zugabe von weiteren Pflegekomponenten als Creme verwendet werden. Sie ist aber als einfache Cremegrundlage gedacht, in die man nach Wahl, je nach Hauttyp, seine Wirkstoffe und ätherischen Öle einarbeiten kann.
- **Verarbeitung**
  Die Zusatz- und Wirkstoffe werden bis zu 10 %, je nach gewählten Zusatz- und Wirkstoffen, kalt in die Cremaba eingearbeitet.
- **Lagerung**
  Als Rohstoff ca. 24 Monate. Nach Einarbeitung der Wirkstoffe ca. vier Wochen.
- **Tipp**
  Für längere Haltbarkeit Cremaba nach der Einarbeitung der Pflegestoffe konservieren.
  <u>Zu Cremaba:</u>
  Es gibt eine zweite Variante der Cremaba, diese unterscheidet sich dadurch, dass sie mit Pentylene Glycol hergestellt wird.
  Das Pentylene Glycol wirkt als eine weitere Pflegekomponente in der Cremaba und zwar als feuchtigkeitsspendende Pflegekomponente.
- **Die INCI-Bezeichnung dieser Cremaba-Plus lautet:**
  Aqua, Caprylic/Capric Triglyceride, Pentylene, Glycol, Hydrogenated Lecithin, Butsyrosperum Parkii, Squalane, Ceramide 3.
  Auch diese Cremaba ist eine Emulsionsgrundlage für kosmetische und dermatologische Anwendungen.

Da Zao

- **INCI-Bezeichnung**
  Aqua, Propylen Glycol, Jujube Extract
- **Ursprung**
  Pflanzlich. Es handelt sich hierbei um einen propylenglykolisch-wässrigen Heißauszug aus getrockneten, chinesischen Datteln. Da Zao gehört zu der Familie der Kreuzdorngewächse.
- **Rohstoffbeschreibung**
  Klare Flüssigkeit. Wird meistens in konservierter Form mit Natriumbenzonat, Kaliumsorbat, Benzoesäure und Sorbinsäure angeboten.
  <u>Hauptinhaltsstoffe der Früchte:</u>
  Polysaccaride, Malonsäure, Zitronensäure, Triterpenoide, Saponine, Flavonoide, Vitamin C, cyclische Adenosinmonophosphat (c-AMP)
- **Einsatzgebiet / Wirkung**
  Kosmetische Hautpflegeprodukte, vor allem Emulsionen für raue, empfindliche, gerötete Haut, Hauttonics zur Erfrischung und Kräftigung sowie Haarpflegeprodukte. In der chinesischen Pharmakopoe wird diese Frucht zur Schmerzstillung, Beruhigung, Kühlung

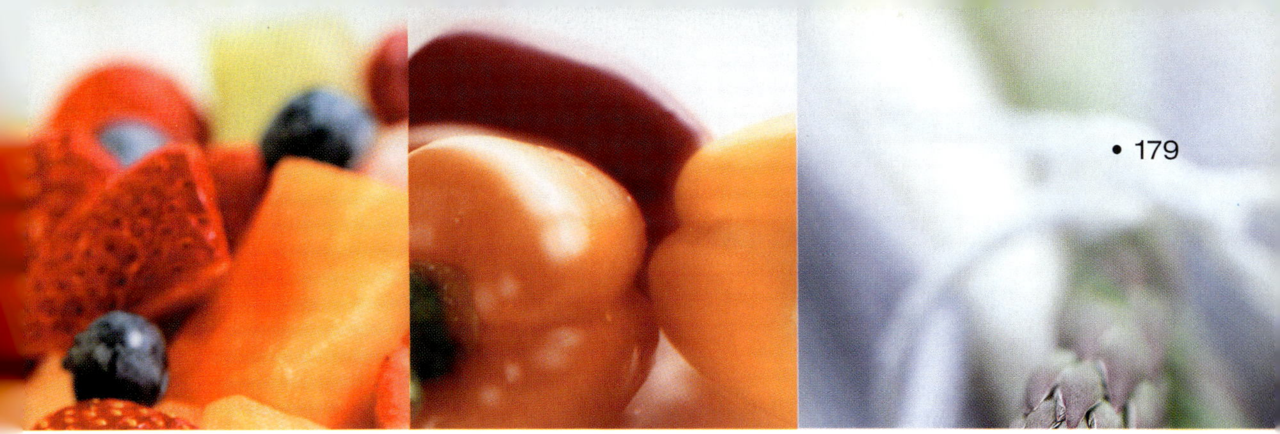

und zur Brandwundbehandlung verwendet. Gleichzeitig wirkt die Frucht feuchtigkeitsspendend und stärkt die Widerstandsfähigkeit der Haut.

- **Einsatzkonzentration**
  2–10 %
- **Verarbeitung**
  Wasserphase oder ins fertige Endprodukt
- **Lagerung**
  Dunkle Gefäße, ca. 8 Monate.

DHA

- **INCI-Bezeichnung**
  Dihydroxyacetone
- **Ursprung**
  Synthetisch
- **Rohstoffbeschreibung**
  Weißes, feines Pulver mit schwachem, charakteristischem Eigengeruch.
- **Einsatzgebiet / Wirkung**
  In kosmetischen Produkten wie Cremes, Körperlotionen vom Typ O/W und W/O, Gele usw., um eine Bräunung der Haut ohne Sonnenbestrahlung zu erzielen. Die Braunfärbung ist auf eine Reaktion des DHAs mit den Hautproteinen (DHA reagiert mit den Aminosäuren und Aminogruppen des Hautkeratins unter Bildung braun gefärbter Verbindungen) zurückzuführen und findet nur in der oberen Hautschicht statt. Ca. 2 Stunden nach dem Auftragen des kosmetischen Produktes ist eine erste Bräunung zu erkennen. Ein Abwaschen der Färbung ist nicht möglich. Die Bräunung wird wie bei der normalen Sonnenbräunung durch Abstoßen der oberen Hautschuppen schwächer.
- **Einsatzkonzentration**
  2–5 %
- **Verarbeitung**
  In die wässrige Phase. Der pH-Wert der Formulierung sollte nicht über 7 liegen, da sich ansonsten nach einiger Zeit das DHA abbaut. Es sollten keine Duftstoffe, Collagen, Harnstoff und Proteine mit verarbeitet werden. Nicht über 40 °C erhitzen.
- **Lagerung**
  Trocken, ca. 12 Monate.
- **Tipp**
  Auch wenn die Haut nach der Verwendung von DHA-haltigen Kosmetikartikeln eine Braunfärbung aufweist, so hat sie, wie bei einer normalen Bräunung durch die Sonne, keinen Eigenschutz gegen UV-Strahlung. Vor der Verwendung die Haut unbedingt von alten Hautschuppen befreien, z. B. durch ein Peeling, da diese durch DHA nicht mehr gebräunt werden und so zu keiner gleichmäßigen Bräunung kommen würde.

Distelöl, gepresst

- **INCI-Bezeichnung**
  Carthamus Tinctorius
- **Ursprung**
  Pflanzlich. Gewonnen wird das Distelöl aus der Färberdistel (Carthamus Tinctorius L.).
- **Rohstoffbeschreibung**
  Die Saat wird gereinigt, mechanisch abgepresst bis max. 60 °C und anschließend filtriert. Das erhaltene Pressöl ist von goldgelber Farbe und kräftigem, teilweise bitterem Geschmack. Es enthält in vollem Umfang die natürlichen Fettbegleitstoffe (Sterole, Vitamin E, Lecithin etc.).
- **Einsatzgebiet / Wirkung**
  Als Fettkomponente in Emulsionen, aber auch als Rückfetter in Dusch- und Badeformulierungen. Hier ist es geschätzt wegen seines hohen Anteils an Linolsäure. Hierfür wird aber die raffinierte Qualität aufgrund des besseren Geschmacks bevorzugt.
- **Einsatzkonzentration**
  2–80 %
- **Verarbeitung**
  Fettphase oder als Rückfetter ins fertige Endprodukt.
- **Lagerung**
  Wie bei jedem Öl empfiehlt es sich auch beim Distelöl, direkt nach dem ersten Öffnen der Flasche etwa 2 % natürliches Vitamin E zuzusetzen, um der Oxidation entgegenzuwirken. Die Haltbarkeit beträgt ca. 24 Monate.

D-Panthenol 75 %

- **INCI-Bezeichnung**
  Panthenol
- **Ursprung**
  Synthetisch
- **Rohstoffbeschreibung**
  Klare, farblose, leicht viskose Flüssigkeit.
- **Einsatzgebiet / Wirkung**
  In Cremes, After-Sun- und Kinder/Babypflegeprodukten, Körperlotionen, Antifaltenprodukten usw. sowie in Tensidformulierungen wie Duschgelen und Shampoos. D-Panthenol (Provitamin B5) spendet der Haut Feuchtigkeit, indem es tief in die unteren Hautschichten eindringt, dort Wasser anzieht und bindet.

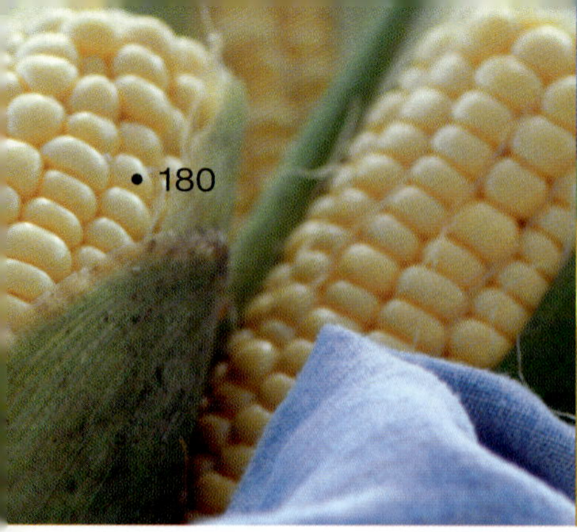

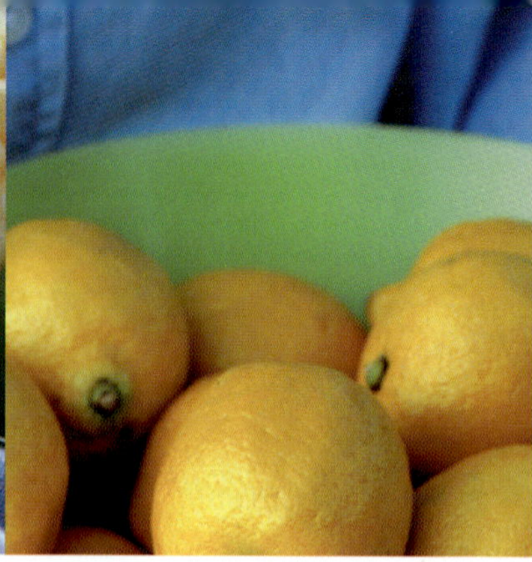

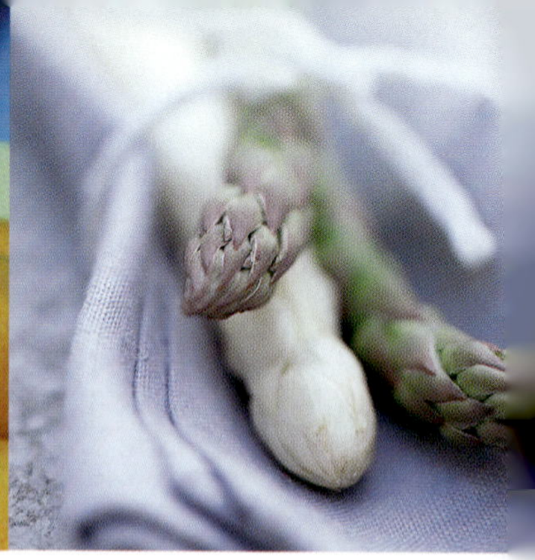

Die Regeneration angegriffener und der Aufbau neuer Hautzellen wird so unterstützt. Glätte und Geschmeidigkeit der Haut bleiben erhalten.
Panthenol dient der Pflege von spröder Haut, lindert Hautreizungen und Rötungen und unterstützt die Wundheilung. Als hautberuhigender Bestandteil von After-Sun-Produkten mildert es den Sonnenbrand und spendet Feuchtigkeit. In der Haarpflege bewirkt Panthenol eine langandauernde Feuchtigkeitskontrolle. Panthenol schützt das Haar vor zu starkem Austrocknen, besonders beim Föhnen, Kämmen oder bei Dauerwellen.

- **Einsatzkonzentration**
  0,5–10 %
- **Verarbeitung**
  Die Einarbeitung erfolgt in das fertige Endprodukt.
- **Lagerung**
  Mindestens 24 Monate.

Echinacea (Sonnenhut)

- **INCI-Bezeichnung**
  Echinacea Angustifolia
- **Ursprung**
  Pflanzlich. Beheimatet ist die Echinacea in Nordamerika und wurde mittlerweile von dort nach Europa importiert und ist nun auch in vielen Gärten wiederzufinden. Echinacea wird in verschiedenen Gewinnungsformen angeboten, z. B. als alkoholischer oder als wässriger Auszug (dem so genannten Presssaft). Zur Herstellung Ihrer Kosmetikartikel würden wir Ihnen, zwecks besserer Wirkung, den Presssaft empfehlen.
- **Rohstoffbeschreibung**
  Dünnflüssige, rötliche Flüssigkeit.
- **Einsatzgebiet / Wirkung**
  Innerlich wird Echinacea zur Abwehrkräftestärkung bei grippalen Infekten und allgemeinen Schwächezustäden genommen. Dieser Bereich wird auch bei der Herstellung von Kosmetik – Cremes/Lotionen/Haarpflegeprodukten – angesprochen. Die hauteigenen Schutzfunktionen, wie der Säureschutzmantel werden gestärkt und aufgebaut. Trockene, schuppige Haut wird geglättet. Juckreiz wird gemildert und die Hautregeneration gefördert.
- **Einsatzkonzentration**
  2–10 %
- **Verarbeitung**
  Wasserphase oder fertiges Endprodukt.
- **Lagerung**
  Gut verschlossen halten, ca. 12 Monate. Alkoholische Auszüge bis zu 36 Monaten.
- **Tipp**
  Mit Echinacea als Basis lassen sich sehr schöne Masken herstellen. Einfach das Wasser durch ca. 50 % Echinacea ersetzen.

Elastinpulver P

- **INCI-Bezeichnung**
  Hydrolyzed Wheat Protein
- **Ursprung**
  Ausgangsmaterial für das pflanzliche Elastinpulver ist Weizengluten.
  Das Elastinpulver ist eine Verbindung aus Eiweiß und Zucker, so genanntes Glykoproteinhydrolysat. Pflanzlich.
- **Rohstoffbeschreibung**
  Weißes, leicht ins Gelbliche gehendes Pulver.
- **Einsatzgebiet / Wirkung**
  Elastinpulver verfügt über eine ausgezeichnete Hautverträglichkeit. Es stabilisiert als biologischer Puffer den Säureschutzmantel der Haut und unterstützt die Erhaltung der natürlichen Haut- und Haarfeuchtigkeit. Eingearbeitet in Duschgelen und Shampoos vermindert es das Irritationspotenzial anionischer Tenside und macht sie so noch hautverträglicher. In Shampoos verleiht es dem Haar mehr Glanz und Griff. Es verhindert sprödes Haar durch milde Konditionierung und Feuchtigkeitsregulation. Es schützt die Haarstruktur bei/nach chemischen Behandlungen oder zu heißem Föhnen.
- **Einsatzkonzentration**
  Zur besseren Verarbeitung rechnet man eine Messerspitze auf 50 g fertiges Endprodukt.
- **Verarbeitung**
  Vor der Verarbeitung am besten mit etwas Wasser vorlösen oder in die Wasserphase einarbeiten.
- **Lagerung**
  Trocken, ca. 18 Monate.

Emulsan II

- **INCI-Bezeichnung**
  Glyceryl-Stearate
- **Ursprung**
  Pflanzlich
- **Rohstoffbeschreibung**
  Emulsan II ist ein nichtionogener PEG-freier Emulgator. Gelbliche Pastillen.
- **Einsatzgebiet / Wirkung**
  Als pflanzlicher W/O-Emulgator für warmgerührte Emulsionen. Kann für einen breiten pH-Wert-Bereich (3,5–8,5) in den fertigen

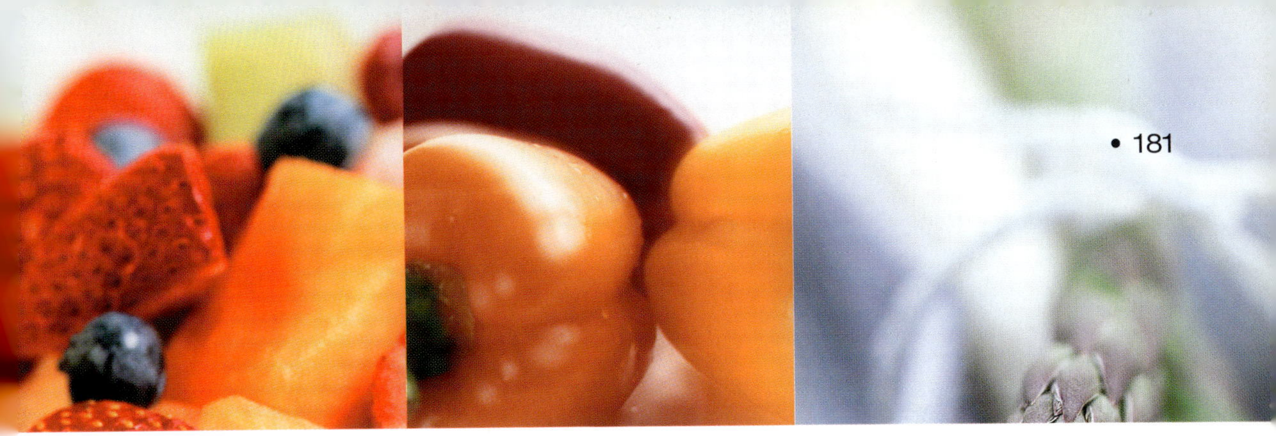

Endprodukten verwendet werden. Neben seinen Emulgiereigenschaften weist dieser Rohstoff gleichzeitig hautpflegende Eigenschaften auf.
Hiermit hergestellte Cremes oder Lotionen vermitteln ein angenehmes, leichtes, glattes Hautgefühl. Daher setzen wir ihn vor allem bei Emulsionen für die empfindliche, trockene und sensible Haut ein.
Genauso geeignet ist er aber für Rezepte bei fettiger und unreiner Haut. Ein sehr vielseitiger Emulgator.

- **Einsatzkonzentration**
  2–8 %
- **Verarbeitung**
  Fettphase
- **Lagerung**
  12 Monate.
- **Tipp**
  Bei diesem Emulgator ist es wichtig, dass während der gesamten Abkühlphase regelmäßig gerührt wird, um eine gleichmäßige stabile Emulsion zu erhalten.

Eucerin (Eucerinum®)

- **INCI-Bezeichnung**
  Petrolatum. Lanolin Alcohol, Ceteraryl Aclohol
- **Ursprung**
  Natürlich, synthetisch, mineralisch
- **Rohstoffbeschreibung**
  Zähe, leicht weißliche Masse, fast ohne Eigengeruch.
- **Einsatzgebiet / Wirkung**
  Hauptsächlich wird Eucerin als wasserfreie Grundlage für den entstehenden Emulsionstyp Wasser in Öl eingesetzt. Diese Grundlage zeigt ein ausgezeichnetes Emulgierverhalten und kann mehr als ihr Eigengewicht an Wasser oder wässrigen Lösungen aufnehmen.
- **Einsatzkonzentration**
  Pur oder als rückfettende Komponente in Emulsionen – dann in die Fettphase einarbeiten.
- **Verarbeitung**
  Siehe Einsatzgebiet/Wirkung
- **Lagerung**
  Lichtgeschützt, mindestens 35 Monate.
- **Tipp**
  Da es sich um einen Wollwachsalkohol handelt, werden viele Allergiker von diesem Produkt Abstand nehmen wollen. Aber genau wie beim Lanolin, ist bei einer Allergie meist nicht das Wollwachs der Allergieauslöser, sondern vielmehr der noch oft in diesen Produkten zu findende Anteil an Pestiziden. Diese gelangen bei der Gewinnung des Fettes aus der Schafwolle mit in die Salbengrundlage. Die Pestizide wiederum gelangen durch die Behandlung der Tiere mit ins »Haarfett«. Fragen Sie daher einfach nach, ob das Produkt rückstandskontrolliert ist!

Fibrostimulin P

- **INCI-Bezeichnung**
  Glycerin, Aqua, Glycoproteins
- **Ursprung**
  Es handelt sich hierbei um eine Verbindung aus Zucker und Eiweiß, ein Lektin, das aus der Kartoffel gewonnen wird.
- **Rohstoffbeschreibung**
  Klare Flüssigkeit, die aufgrund ihres schnellen Verfalls vorkonserviert, meist mit Parabenen, angeboten wird.
- **Einsatzgebiet / Wirkung**
  Anwendung findet sie in Cremes, Antifaltenprodukten, Bodylotionen, aber auch Haarpflegeprodukten.
  Fibrostimulin stimuliert die Zellen, sodass diese zum Wachstum angeregt werden.
  Haupteinsatzgebiet: Faltenglättendes, Feuchtigkeits-, der Hautrauigkeit entgegenwirkendes Mittel.
- **Einsatzkonzentration**
  3–8 %
- **Verarbeitung**
  Ins fertige Endprodukt.
- **Lagerung**
  Dunkles Gefäß, ca. 18 Monate

Fluidlecithin CM

- **INCI-Bezeichnung**
  Lecithin, Helianthus Annus, Tocopherol.
- **Ursprung**
  Pflanzlich. Siehe Liposome. Hier wurden die Lecithine mit Sonnenblumenöl vermischt, um eine bessere Einarbeitung bei der Kosmetikherstellung zu ermöglichen. Um das Fluidlecithin vor dem Verderb zu schützen, wird dem Produkt noch Tocopherol (Vitamin E) beigemischt. Dadurch erhält dieses Produkt eine weitere hautpflegende Komponente.
- **Rohstoffbeschreibung**
  Hochviskose, leicht gelbliche bis bräunliche Flüssigkeit. Sie neigt dazu, einen Bodensatz zu bilden und bei niedrigeren Temperaturen einzutrüben.
- **Einsatzgebiet / Wirkung**
  Das Fluidlecithin wird vor allem als Emulgator für Emulsionen eingesetzt, die auf dem kaltgerührten Wege hergestellt werden. Es

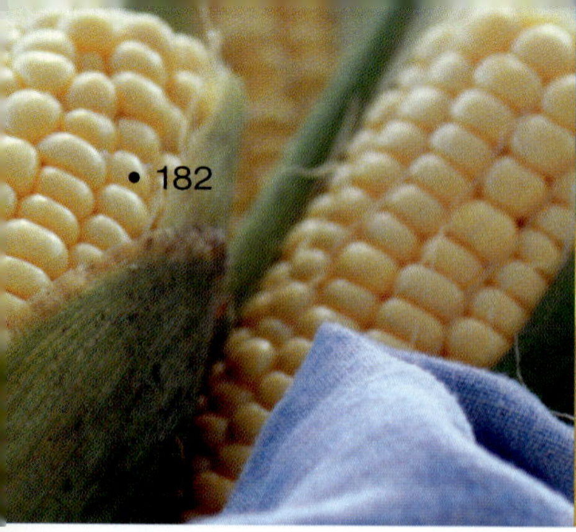

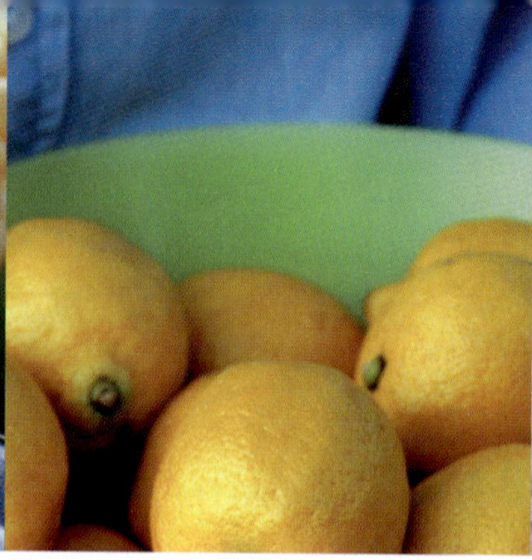

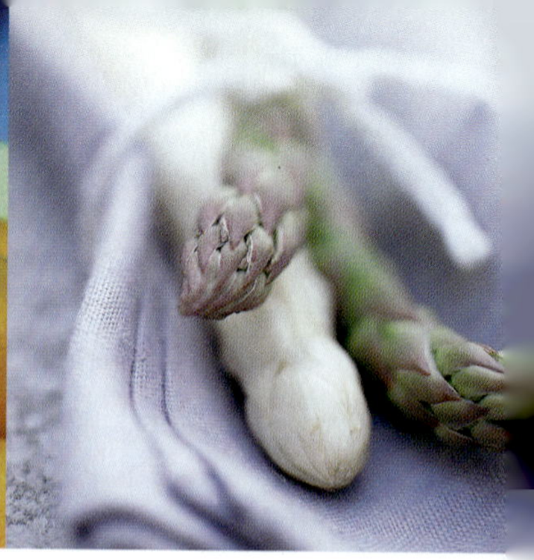

eignet sich auch hervorragend durch seine hautpflegenden Eigenschaften als rückfettende Komponente in Duschbädern, Emulsionen oder Badeölen. Siehe auch Wirkung Liposome.

- **Einsatzkonzentration**
  Als Rückfetter ca. 0,5–1 %.
  Als Emulgator zwischen 3–20 %.
- **Verarbeitung**
  Fettphase oder ins fertige Endprodukt.
- **Lagerung**
  Mindestens 12 Monate.
- **Tipp**
  Emulsionen, die mit Fluidlecithin CM (CM steht für Cremeemulgator) hergestellt werden, erhalten eine leicht gelbliche Färbung.

Fluidlecithin Super

- **INCI-Bezeichnung**
  Lecithin, Carthamus Tinctorius, Tocopherol
- **Ursprung**
  Pflanzlich – Soja.
- **Rohstoffbeschreibung**
  Im Wesentlichen unterscheidet sich das Fluidlecithin Super zum Fluidlecithin CM darin, dass der Anteil an hautpflegendem Cholinphospholipid (PC) höher ist. Das im Fluidlecithin Super enthaltene Lecithin wurde zur besseren Verarbeitung in Distelöl gelöst. Im Gegensatz zu Fluidlecithin CM ist hier die Farbe klar gelblich.
- **Einsatzgebiet / Wirkung**
  Als Emulgator für kaltgerührte Emulsionen und als rückfettende und pflegende Komponente. Auch im Lebensmittelbereich findet das Fluidlecithin Super als Emulgator Anwendung.
- **Einsatzkonzentration**
  0,5–20 %
- **Verarbeitung**
  Fettphase oder ins fertige Endprodukt.
- **Lagerung**
  Mindestens 12 Monate
- **Tipp**
  Emulsionen, die mit diesem Lecithin hergestellt werden, behalten ihre weiße, cremige Farbe.

Fluids

- **INCI-Bezeichnung**
  Vitamin E Fluid
  (Aqua, Tocopheryl Acetate, Alcohol denat, Lecithin)
  Vitamin A Fluid
  (Aqua, Alcohol denat, Arachis Hypogaea, Retinyl Acetate, Lecithin, Tocopherol, Ascorbyl Palmitate, Ascorbic Acid, Citric Acid, Caprylic/Capric Triglyceride)
  Weizenkeimöl Fluid
  (Aqua, Triticum Vulgare, Alcohol denat, Lecithin, Tocopherol, Ascorbyl Palmitate)
  Nachtkerzenöl Fluid
  (Aqua, Oenothera Biennis, Alcohol denat, Lecithin, Tocopherol, Ascorbyl, Palmitate)
- **Ursprung**
  Pflanzlich, beim Vitamin A und E kommen noch chemische Komponenten hinzu.
- **Rohstoffbeschreibung**
  Fluids sind Kleinstemulsionen und werden hergestellt, indem z. B. fettlösliche Stoffe wie Vitamin E mit Wasser und Lecithin zu kleinsten Tröpfchen verarbeitet werden. Die fettlöslichen Wirkstoffe sind nun umkapselt und dadurch wasserlöslich geworden.
  Dieses ist in der Kosmetikherstellung in zweierlei Hinsicht von großem Vorteil. Erstens ist es durch die Fluids möglich, Gele mit fettlöslichen Substanzen ohne Zusatz von Emulgatoren herzustellen.
  Zweitens werden empfindliche Wirkstoffe wie Nachtkerzenöl, Vitamin A durch die Verkapselung in Fluids vor dem Abbau durch Oxidation geschützt. So behalten die Inhaltsstoffe ihre volle Wirkung und steigern das Leistungsvermögen jeder Creme.
  Die Fluids sind dünnflüssige Substanzen, die je nach Inhalt leicht gelblich sein können.
- **Einsatzgebiet / Wirkung**
  Sonnenschutzprodukte ohne Emulgator – wichtig bei der »Mallorca-Akne«. Hautpflegeprodukte aller Art. Palmitate Fluids sorgen dafür, dass die Hautfeuchtigkeit verbessert wird. Dadurch wird die Elastizität und die Spannkraft der Haut unterstützt und so der Faltenbildung vorgebeugt.
- **Einsatzkonzentration**
  0,5–4 %
- **Verarbeitung**
  Die Fluids werden in das fertige Endprodukt eingearbeitet.
- **Lagerung**
  Das Produkt sollte über einen längeren Zeitraum keinen Temperaturen über 25 °C ausgesetzt werden. Auch empfiehlt sich ein Schutz vor Frost.
  Die Haltbarkeit liegt zwischen 12 bis 18 Monaten.
- **Tipp**
  Bei höheren Dosierungen können die Fluids austrocknend auf die Haut wirken.

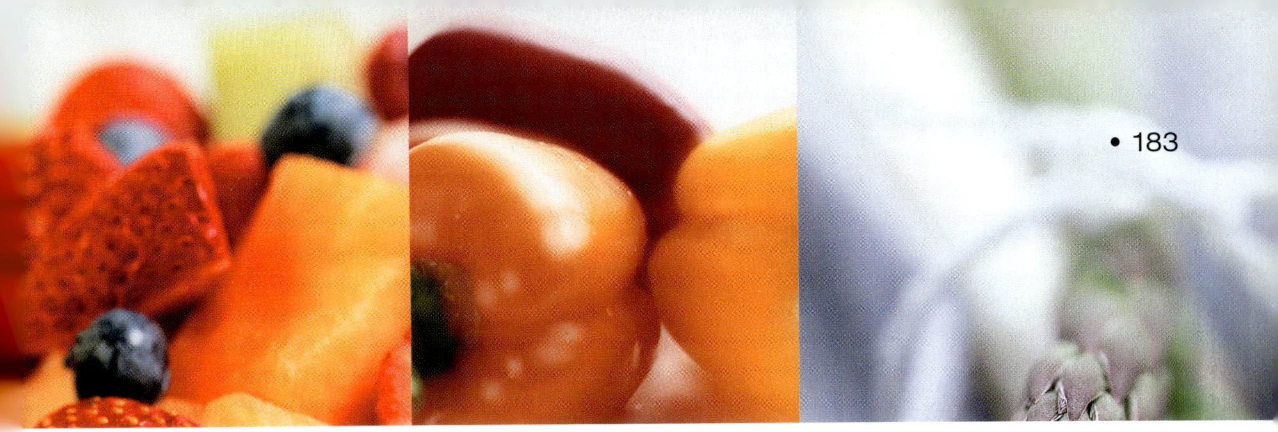

Gelbildner PNC 430

- **INCI-Bezeichnung**
  Sodium Carbomer
- **Ursprung**
  Synthetisch
- **Rohstoffbeschreibung**
  Feines, weißes Pulver, das sehr hygroskopisch ist.
- **Einsatzgebiet / Wirkung**
  Bei der Herstellung von Cremes, Masken, Packungen und Lotionen wird der Gelbildner als Verdickungsmittel und als Stabilisator eingesetzt.
- **Einsatzkonzentration**
  0,1–1,5 %
- **Verarbeitung**
  Wir empfehlen, den Gelbildner in die Wasserphase einzuarbeiten, da er sich dort am besten löst. Es ist aber auch möglich, ihn in eine fertige Emulsion nachträglich einzuarbeiten. Hier ist es aber schwierig, diesen klumpenfrei einzuarbeiten.
- **Lagerung**
  Trocken, ca. 24 Monate.
- **Tipp**
  Möchten Sie eine Emulsion nachträglich andicken, so dicken Sie mit dem Gelbildner erst etwas Wasser stark an und geben dann so den Gelbildner nachträglich hinzu. Um ein dickes Gel, z. B. als Maskengrundlage, zu erhalten, empfiehlt es sich, den Gelbildner in Wasser einzustreuen und ein paar Minuten quellen zu lassen, um eine klumpenfreie Gelbasis zu erhalten.

Gelee Royale

- **INCI-Bezeichnung**
  Royal Jelly
- **Ursprung**
  Tierisch, Futtersaft der Bienenkönigin.
- **Rohstoffbeschreibung**
  Bei Gelee Royale handelt es sich um ein Naturprodukt mit hohen Eiweißanteilen, verschiedenen Kohlenhydraten und Fettsäuren. Besonders interessant ist der Anteil an trans-Hydroxydecensäure. Der Rohstoff erinnert vom Aussehen her an Honig. Wird er als Nahrungsergänzungsmittel eingenommen, so schmeckt er säuerlich.
- **Einsatzgebiet / Wirkung**
  In Cremes, Packungen, Lotionen usw. Dem Gelee Royale wird eine Belebung der Haut nachgesagt.
  Die Haut wird vitalisiert und gestrafft. Besonders gerne wird Gelee Royale in Produkten für empfindliche, irritierte, aber auch großporige Haut eingesetzt.
- **Einsatzkonzentration**
  0,5–2 %
- **Verarbeitung**
  In die wässrige Phase oder ins fertige Endprodukt.
- **Lagerung**
  Nicht länger als einige Tage über 18 °C lagern. Im Kühlschrank hält sich das Produkt einige Monate.
- **Tipp**
  Gelee Royale nicht über 37 °C erwärmen, da dann der Eiweißanteil zu gerinnen beginnt. Wird in ein fertiges Produkt zu viel Gelee Royale eingearbeitet, so kann sich die Emulsion verflüssigen oder sogar trennen.
  Achten Sie bei der Entnahme darauf, dass Sie das Produkt nicht verunreinigen, da es sehr schnell zum Verderb neigt.

Glycerin

- **INCI-Bezeichnung**
  Glycerin
- **Ursprung**
  Glycerin kann sowohl pflanzlichen, tierischen oder auch petrochemischen Ursprungs sein. Es wird vor allem auf natürlichem Wege aus den Fettsäuren z. B. von Sojabohnen, Kokosnüssen, verschiedenen Getreidearten, aber auch aus tierischem Talg gewonnen.
- **Rohstoffbeschreibung**
  Klare, etwas dickflüssige Substanz, die beim Kosten leicht an Zucker erinnert.
- **Einsatzgebiet / Wirkung**
  In kosmetischen Produkten wird Glycerin vor allem als Feuchthaltemittel eingearbeitet. Es ist sowohl zur Verarbeitung in Handpflegeprodukten als auch in hochwertigen Pflegeemulsionen wie Gesichtscremes bestens geeignet. Produkte, die mit Glycerin hergestellt werden, vermitteln ein angenehm weiches Hautgefühl und unterstützen die Haut in der Erhaltung der Hautfeuchtigkeit.
- **Einsatzkonzentration**
  0,5–10 %
- **Verarbeitung**
  Wasserphase oder ins fertige Endprodukt.
- **Lagerung**
  Mindestens 35 Monate.

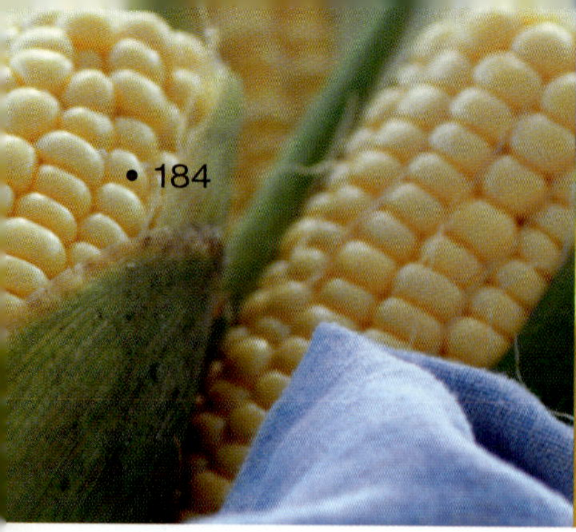

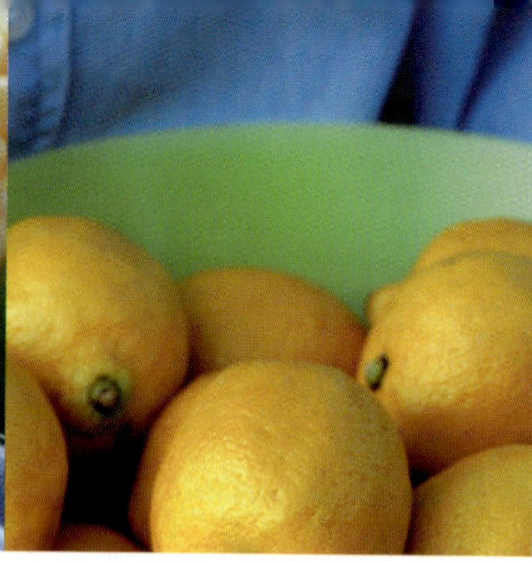

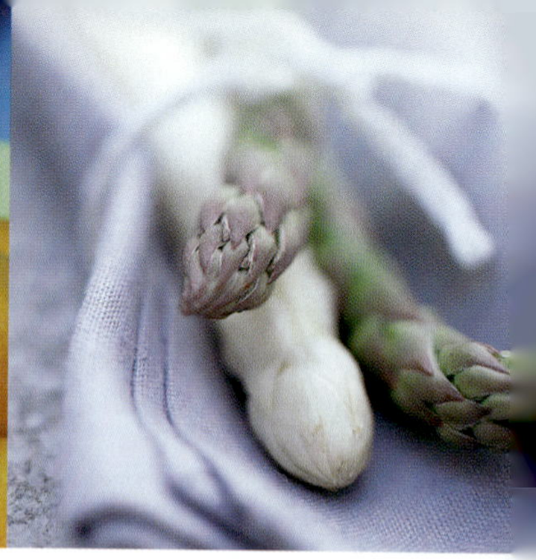

Grüner Tee flüssig Extrakt

- **INCI-Bezeichnung**
  Glycerin, Camelia sinensis (vorkonserviert s. u.)
- **Ursprung**
  Pflanzlich. Der grüne Tee stammt von derselben Pflanze wie der schwarze Tee und unterscheidet sich von diesem nur dadurch, dass er nicht fermentiert, also nicht chemisch verändert wurde.
  Die aktiven Komponenten des grünen Tees werden durch Glycerin aus den Blättern ausgezogen. Zur besseren Haltbarkeit ist der Auszug mit Natriumbenzoat, Kaliumsorbat, Benzoesäure und Sorbinsäure vorkonserviert.
- **Rohstoffbeschreibung**
  leicht bräunliche evtl. etwas trübe Flüssigkeit.
- **Einsatzgebiet / Wirkung**
  Allgemein für pflegende Kosmetik, Haarpflegeprodukte, Zahn- und Mundpflege sowie Deodorantien. Die Haupteigenschaften sind: hohes Antioxidationspotenzial, entzündungswidrig, regeneriert geschädigte Haut z. B. bei Sonnenbrand oder nach einem schlechten Hautbild wie Akne, Ekzeme usw., wirkt adstringierend, desodorierend und tonisierend. Übt allgemein eine Zellschutzfunktion aus. Studien haben sogar gezeigt, dass grüner Tee in einer Einsatzkonzentration ab 2 % in der Lage ist, geschädigte DNA wieder zu reparieren.
- **Einsatzkonzentration**
  5–10 %
- **Lagerung**
  Raumtemperatur, ca. 12 Monate

Haferkleie (Oat bran)

- **INCI-Bezeichnung**
  Avena Sativa
- **Ursprung**
  Pflanzlich. Haferkleie wird aus den Randschichten, dem Keim und den äußeren Schildchen des Mehlkorns des hydrothermisch behandelten Haferkernes hergestellt.
- **Rohstoffbeschreibung**
  Erinnert an ganz fein gemahlene Sägespäne mit unterschiedlich runder Körnung und einer Farbe, die von Hellgelb bis hin zu Bräunlich tendiert.
- **Einsatzgebiet / Wirkung**
  Besonders bei angespannter und gestresster Haut, aber auch bei Hautunreinheiten haben wir die besten Erfahrungen mit Haferkleie gemacht. Der hohe Proteingehalt, Vitamin B_1, dem reichhaltigen Angebot an Mineralstoffen wie zum Beispiel Calcium, Phosphor, Eisen und Mangan verdanken wir die positiven Wirkungen der Haferkleie. Besonders schöne Ergebnisse haben wir bei der Herstellung von Masken mit Haferkleie gemacht. Masken, die mit Haferkleie hergestellt sind, vermitteln ein weiches, angenehmes Hautgefühl. Die Haut sieht spürbar glatter und frischer aus, da Haferkleie unter anderem für eine gute Bindung der Hautfeuchtigkeit sorgt.
- **Einsatzkonzentration**
  Bei Masken ca. 5–7 g auf 100 ml fertige Maske.
- **Verarbeitung**
  Die Haferkleie wird bei der Herstellung von Masken direkt ins fertige Endprodukt gegeben und gut untergerührt. In Cremes und Lotionen empfiehlt es sich, »Haferkleienwasser« als Wasserphase zu nehmen.
- **Herstellung des Haferkleienwassers**
  10 g Haferkleie mit 60 ml lauwarmem Wasser vermischen, ca. 1/2 Stunde stehen lassen, ab und zu umrühren und dann abfiltern.
- **Lagerung**
  Trocken, ca. 18 Monate.

Hagebuttenkernöl (Rosa Mosqueta)

- **INCI-Bezeichnung**
  Rosa Canina, Tocopherol
- **Ursprung**
  Pflanzlich. Die Hagebutte ist eines der zahlreichen Rosen- oder auch Heckenrosengewächse.
- **Rohstoffbeschreibung**
  Öl mit heller, manchmal leicht gelblicher Färbung, fast geruchslos.
- **Einsatzgebiet / Wirkung**
  Durch seinen hohen Anteil an ungesättigten Fettsäuren wie Linol- und Linolensäure, je nach Ernte bis zu 80 %, findet es Anwendung in Körperlotionen, Cremes, aber auch Haarpflegeprodukten. Hier vor allem in Produkten, die zur Pflege von empfindlicher, pflegebedürftiger und trockener Haut hergestellt werden.
- **Einsatzkonzentration**
  10–60 %
- **Verarbeitung**
  Fettphase
- **Lagerung**
  Lichtgeschützt, ca. 24 Monate.

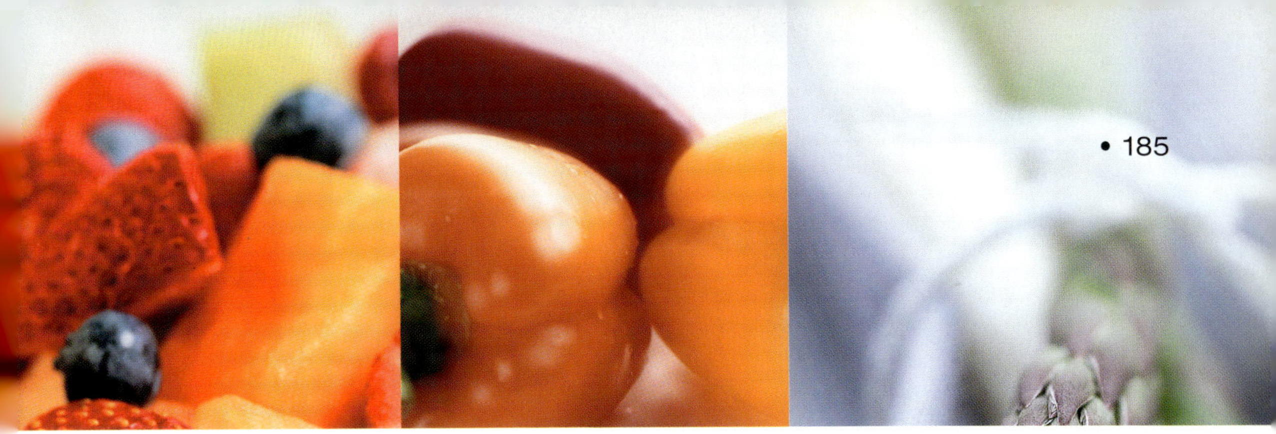

- Tipp
  Damit das Öl nicht ranzig wird, empfiehlt es sich, die Flasche direkt nach dem ersten Öffnen mit ca. 2 % natürlichem Vitamin E als Antioxidanz zu versetzen.

Hamemelisextrakt

- INCI-Bezeichnung
  Propylene Glycol, Hamamelis Virginana.
- Ursprung
  Pflanzlich. Bei dem Hamamelisextrakt handelt es sich um einen propylenglycolischen Auszug.
- Rohstoffbeschreibung
  Dünnflüssige, braune Flüssigkeit.
- Einsatzgebiet / Wirkung
  Als Pflegekomponente in Duschgelen, Babyprodukten, Sonnenschutz- und After-Sun-Produkten, Cremes, Gesichtswässer und Bodylotionen.
  Die Hauptwirkstoffe des Hamamelisextraktes sind: Gerbstoffe wie Hamamelitannin und Ellgatannin, ätherisches Öl, Flavonoide und Gallussäure. Vor allem wird es wegen folgender Wirkungen geschätzt: Es wirkt entzündungshemmend, kühlend, schmerz- und juckreizstillend, adstringierend. Daher wird es gerne bei leichten Hautverletzungen, Hautentzündungen, Krampfaderbeschwerden, Sonnenbrand, rissiger, großporiger und spröder Haut eingesetzt.
- Einsatzkonzentration
  0,5–5 %
- Verarbeitung
  Fertiges Endprodukt
- Lagerung
  Lichtgeschützt, ca. 12 Monate. Nicht länger als nötig Temperaturen über 30 °C aussetzen.
- Tipp
  Emulsionsprodukte wie Cremes oder Körperlotionen erhalten durch das Hamamelisextrakt eine leichte Braunfärbung.

Hamameliswasser

- INCI-Bezeichnung
  Hamamelis Virgina
- Ursprung
  Pflanzlich. Das Hamameliswasser wird durch Wasserdampfdestillation gewonnen.
- Rohstoffbeschreibung
  Klare Flüssigkeit, die aufgrund ihrer schnellen Verderblichkeit mit einem Parabengemisch leicht vorkonserviert wird.
- Einsatzgebiet / Wirkung
  Es kann pur als Wasserphase in jede Emulsion eingearbeitet werden.
  Hamamelis wirkt auf die Haut widerstandsfördernd, es soll die Wundheilung fördern und wirkt straffend. Für sensible, empfindliche, aber auch großporige Haut zu empfehlen. Siehe auch Wirkung bei Hamamelisextrakt.
- Einsatzkonzentration
  5–100 %
- Verarbeitung
  Als Wasserphase oder pur als Gesichtswasser.
- Lagerung
  Dunkles Gefäß, ca. 8 Monate.
- Tipp
  Das Produkt sollte hitzeschonend verarbeitet werden. Daher nicht über einen längeren Zeitraum über 65 °C erwärmen.

Harnstoff

- INCI-Bezeichnung
  Urea
- Ursprung
  Meist synthetisch, kann aber auch natürlichen Ursprungs sein, Urin.
- Rohstoffbeschreibung
  feines, kristallines Pulver, das an feines Salz erinnert.
- Einsatzgebiet / Wirkung
  Bei unreiner, trockener und verhornter Haut. Vor allem in Cremes, Lotionen, Masken, aber auch in Reinigungsformulierungen und Peelings.
  Sehr gute Erfolge hat man mit Harnstoff bei Schuppenflechte, Akne und Neurodermitis erzielt. Die wichtigsten Wirkstoffeigenschaften sind: Erhöhung der Hautfeuchtigkeit sowie ein schuppenlösender Effekt, juckreizstillend, antimikrobiell, keratolytisch, penetrationsfördernd und ein hohes Wasserbindevermögen. Ab einer Einsatzkonzentration von 3 % wird der Talgabfluss der Haut gefördert, was besonders bei unreiner Haut von Vorteil ist.
- Einsatzkonzentration
  0,5–5 %.
- Verarbeitung
  Wasserphase oder nach einer Auflösung in etwas Wasser wird es dann in das fertige Endprodukt eingearbeitet.
- Lagerung
  Bei trockener Lagerung bis zu 5 Jahren.
- Tipp
  Manche Emulsionen neigen bei der Einarbeitung von Harnstoff dazu, zu verdünnen. Daher empfiehlt es sich, bei bisher nicht

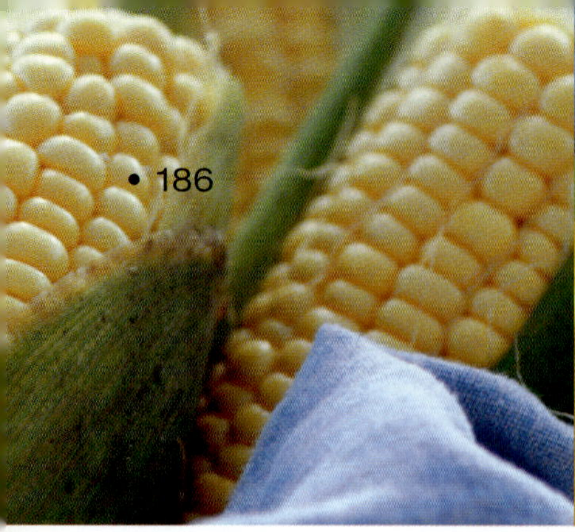

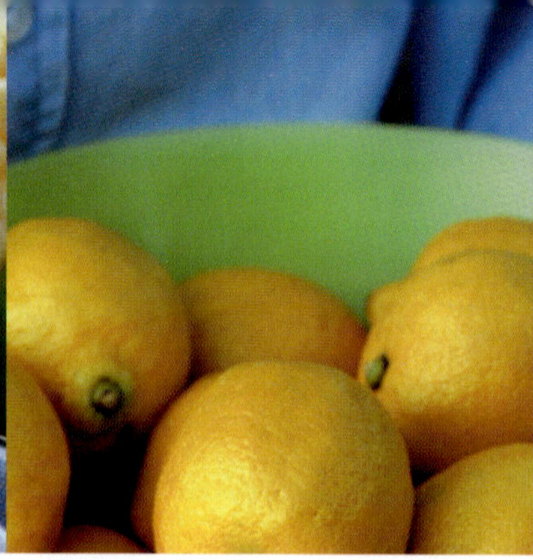

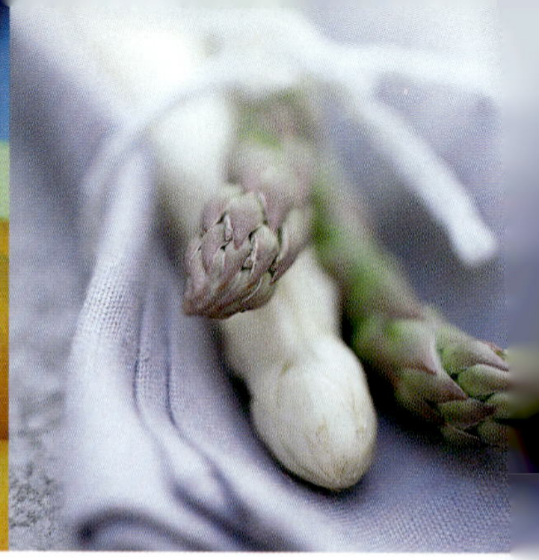

getesteten Emulsionen erst einmal eine geringe Dosis Harnstoff einzuarbeiten, um die Stabilität der Emulsion zu prüfen.

Haselnussöl

- **INCI-Bezeichnung**
  Corylus Avellana
- **Ursprung**
  Pflanzlich. Die Haselnuss findet ihren Ursprung vor allem in Südeuropa.
  Die heute hier auf dem Markt erhältlichen Haselnussöle stammen aus Frankreich, Spanien oder der Türkei. Gewonnen wird das Öl durch Pressung der schalenfreien Nüsse.
- **Rohstoffbeschreibung**
  Das reine, gepresste Öl hat eine goldgelbe Farbe und einen produkttypischen nussigen Eigengeruch. Ab einer Temperatur unter 20 °C neigt das Öl dazu, leicht zu erstarren.
- **Einsatzgebiet / Wirkung**
  Der hohe Anteil an ungesättigten Fettsäuren macht es besonders für kosmetische Produkte interessant, die gegen fahle, erschlaffte und trockene Haut hergestellt werden. Kosmetikprodukte wie Cremes, Antifaltenprodukte oder Körperlotionen weisen eine gute Verteilbarkeit und Aufnahme durch die Haut auf.
- **Einsatzkonzentration**
  1–60 %
- **Verarbeitung**
  Fettphase oder in einem geringen Anteil als rückfettende Pflegekomponente ins fertige Endprodukt.
- **Lagerung**
  Vor Lichteinfall schützen.
  Mindestens 12 Monate.
- **Tipp**
  Um das Öl gegen Ranzidität zu schützen, empfiehlt es sich, die Flasche direkt nach dem ersten Öffnen mit ca. 2 % natürlichem Vitamin E als Antioxidanz zu versetzen.

Heilerde (Lös)

- **INCI-Bezeichnung**
  Heilerde. Zu diesem Zeitpunkt gibt es für Heilerde noch keine INCI.
- **Ursprung**
  Natürlich. Naturreiner Löß.
- **Rohstoffbeschreibung**
  Heilerde wird in verschiedenen Formen angeboten. Pulverisiert oder als Schlamm. Auch gibt es die Heilerde in verschiedenen Farben, zum Beispiel Weiß oder Braun.
- **Einsatzgebiet / Wirkung**
  Seit jeher wird Heilerde in Form von Packungen, Verbänden oder Umschlägen angewandt. In der Heilerde findet man zahlreiche Mineralien und Spurenelemente, wie z. B. Kupfer, Zink, Selen, Kobalt, Kieselsäure usw. Im kosmetischen Bereich wird es vor allem für Hautkrankheiten wie Ekzeme, Furunkel, Akne sowie entzündliche Wunden, Hautausschläge und übermäßige Talgproduktion eingesetzt.
  Weitere Einsatzgebiete sind
  Entzündungen der Gelenke und Wirbelsäule, Weichteilrheumatismus.
  Heilerde hemmt Entzündungen, sie fördert die Durchblutung der Haut und regt den Stoffwechsel an.
- **Einsatzkonzentration**
  Pur als Packungen oder Umschlag. In kosmetischen Produkten zwischen 0,2–3 %.
- **Verarbeitung**
  Pulver am besten in die Wasserphase oder mit Wasser vorgelöst, ins fertige Endprodukt geben.
- **Lagerung**
  Pulver trocken lagern. Je nach Packungsaufdruck.

Hyaluronsäure

- **INCI-Bezeichnung**
  Sodium Hyaluronate
- **Ursprung**
  Synthetisch oder falls natürlich, dann aus Hahnenkämmen.
  Hyaluronsäure ist eine hochmolekulare Substanz aus der Gruppe der Glucosaminoglycane. Die Disaccarideneinheit besteht aus je einem Molekül Glucuronsäure und N-Acetylglucosamin. Hyaluronsäure kommt als physiologischer Bestandteil der interzellulären Grundsubstanz des Bindegewebes, der Glaskörperflüssigkeit des Auges und der Gelenkflüssigkeit vor.
- **Rohstoffbeschreibung**
  Feines, weißes Pulver
- **Einsatzgebiet / Wirkung**
  In der interzellulären Grundsubstanz füllt die stark hydratisierte Hyaluronsäure den Raum zwischen den collagenen und elastischen Fasern und den Zellen aus. Sie ist wesentlich für die viskoelastischen Eigenschaften dieses Gewebes verantwortlich. Daher wird die Hyaluronsäure vor allem als Rohstoff im »Kampf« gegen Falten und extrem trockene,

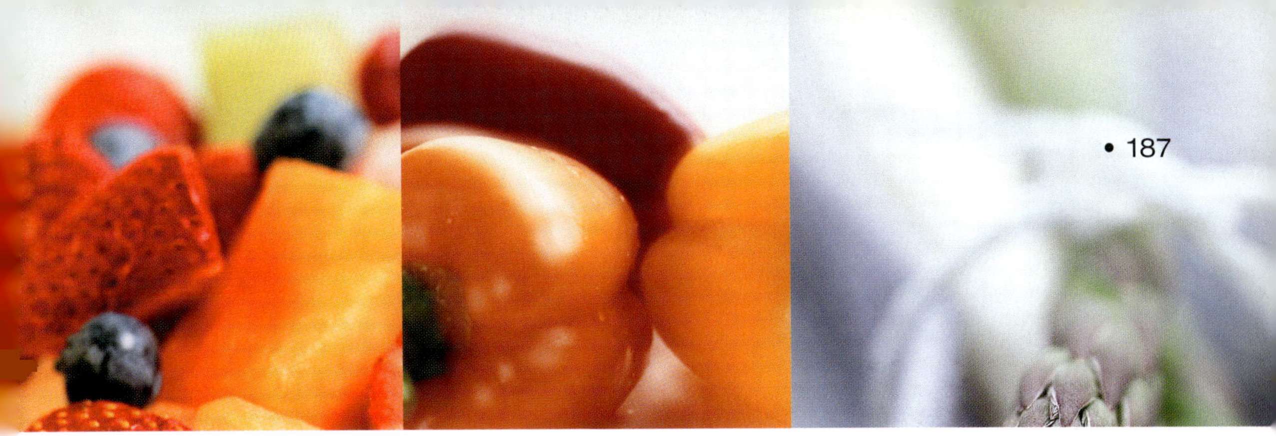

feuchtigkeitsarme Haut eingesetzt. Die Hyaluronsäure erzeugt auf der Haut einen unsichtbaren und nicht spürbaren Film, der für Geschmeidigkeit, Elastizität und gesunde Spannkraft sorgt.

- **Einsatzkonzentration**
  0,01 % bis 1 %. Zur Vereinfachung rechnet man am besten eine Messerspitze auf 50 g fertiges Endprodukt.
- **Verarbeitung**
  Wasserphase oder in das fertige Endprodukt. Auf jeden Fall soll die Verarbeitungstemperatur von 70 °C nicht überschritten werden. Wird die Hyaluronsäure in das fertige Endprodukt eingearbeitet, so muss das Pulver in ein paar Tropfen Wasser vorgelöst werden.
- **Lagerung**
  Trocken, ca. 36 Monate.

Isopropylalkohol

- **INCI-Bezeichnung**
  Isopropy Alcohol
- **Ursprung**
  Ist ein synthetisch gewonnener, einwertiger Alkohol.
- **Rohstoffbeschreibung**
  Farblose, brennbare Flüssigkeit mit leicht stechendem Alkoholgeruch.
- **Einsatzgebiet / Wirkung**
  Als Lösungsmittel für Harze und zur Herstellung technischer und kosmetischer Sprays, Haargele, Föhnlotionen, Reinigungsmittel u. v. m.
- **Einsatzkonzentration**
  Pur oder je nach Einsatzkonzentration zwischen 0,5–90 %
- **Haltbarkeit:**
  Fast unbegrenzt
- **Tipp**
  Durch den starken Eigengeruch des Produktes sollte es nicht zur Herstellung von Parfüms verwendet werden. Wir setzen es vor allem zur Desinfizierung unserer Cremedosen, Spatel usw. ein.

Johanniskrautöl

- **INCI-Bezeichnung**
  Arachis Hypogaea, Hypericume Perforatum, Ascorbyl Palmitate, Tocopherol
- **Ursprung**
  Pflanzlich. Mittlerweile sind die schönen gelben Blüten des Johanniskrautes schon in vielen einheimischen Gärten anzutreffen. Der Wirkstoff aus den Blüten wird durch kalte Mazeration der Blüten in Öl, meist Erdnussöl, gewonnen. Hierzu werden die Blüten mit dem Öl übergossen bis diese bedeckt sind. Nach einigen Tagen Lagerung sind die Wirkstoffe in das Öl übergegangen. Bei gutem Öl wird dieser Vorgang mit dem so gewonnenen Öl und mit neuen Blüten noch einmal wiederholt.
  Zur besseren Stabilität wird das Johanniskraut meist mit natürlichem Vitamin E gegen das Ranzigwerden geschützt. Die Hauptwirkstoffe des Johanniskrautes sind: Hypericin, Gerbstoffe und ätherische Öle.
- **Rohstoffbeschreibung**
  Dickflüssiges, leicht rötliches Öl mit einem leicht nussigen Aroma.
- **Einsatzgebiet / Wirkung**
  Haut- und Haarpflege. Bekannt ist Johanniskraut wohl vor allem für seine stimmungsaufhellende Wirkung bei Depressionen, wenn es innerlich eingenommen wird. Im Bereich der Körperpflege wird es vor allem für folgende Wirkungen geschätzt:
  Förderung der Wundheilung (Epithelisierung), Durchblutungsförderung und Entzündungshemmung. Linderung bei: Quetschungen, Sonnenbrand, Rheuma, Blutergüssen, trockener, rauer, juckender Haut, nervösen Hautzuständen u. v. m.
- **Einsatzkonzentration**
  0,5–20 %
- **Verarbeitung**
  In die Fettphase. Bei diesem Einsatz wird ein Teil des »normalen« Öls z. B. Mandelöl gegen Johanniskrautöl ausgetauscht. Oder als Wirkstoff in das fertige Endprodukt.
- **Lagerung**
  Lichtgeschützt, mindestens 12 Monate.

Jojobaöl

- **INCI-Bezeichnung**
  Buxus Chinensis
- **Ursprung**
  Pflanzlich. Der Jojobastrauch wächst in den trocken-heißen Gebieten der Erde, wie Südkalifornien und Nordmexiko.
  Das Öl wird durch Pressung des Samens des bis zu 3 m hoch werdenden Jojobastrauches gewonnen.
- **Rohstoffbechreibung:**
  Bei Lagerung unter Raumtemperatur neigt das ansonsten klare, leicht viskose Öl dazu, zu erstarren, da dieses Öl chemisch gesehen ein Wachs ist.
- **Einsatzgebiet / Wirkung**
  In kosmetischen Formulierungen, die zur

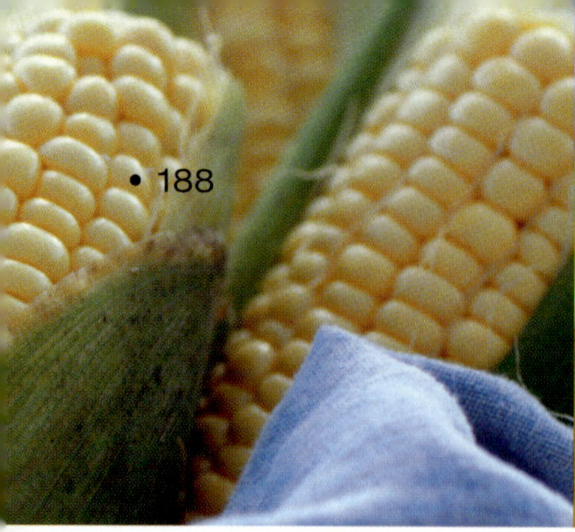

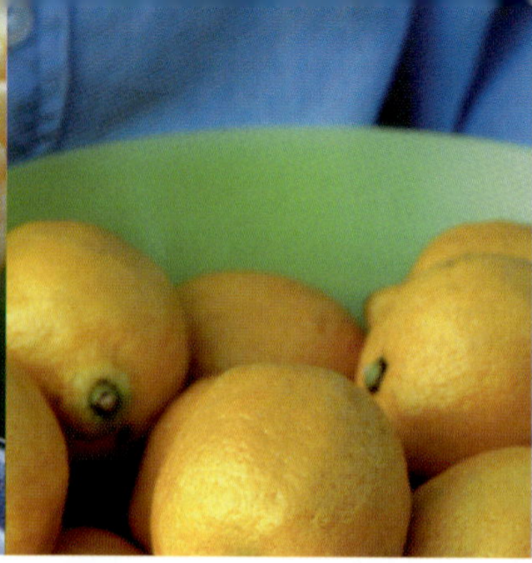

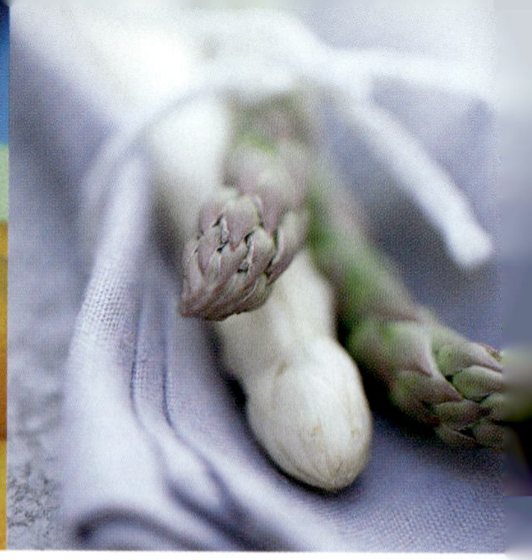

Pflege von trockener, empfindlicher Haut dienen. In Kosmetikprodukten wird es besonders durch seinen hohen Anteil an hautpflegenden Gadoleinsäuren geschätzt.

- **Einsatzkonzentration**
  5–40 %
- **Verarbeitung**
  Fettphase. Evtl. empfiehlt es sich, die gesamte Flasche bei Erstarrung des Öls vor Gebrauch in einem Wasserbad zur besseren Verarbeitung zu erwärmen.
- **Lagerung**
  Ca. 24 Monate
- **Tipp**
  Dieses Öl eignet sich nicht zur Herstellung von Badeölen oder zum Anrichten von Speisen.

Kakaobutter

- **INCI-Bezeichnung**
  Theobroma Cacao
- **Ursprung**
  Pflanzlich. Kakaobutter ist das durch Pressung und anschließende Filtration gewonnene Fett aus den schalenfreien vermahlenen Samen von Theobroma Cacao L.
- **Rohstoffbeschreibung**
  Die Kakaobutter wird in pulverisierter Form, aber auch in »Brocken« angeboten.
- **Einsatzgebiet/Wirkung**
  Kakaobutter wird als Konsistenzgeber mit hautpflegenden Eigenschaften verwendet. Kakaobutter steht seit jeher für eine samtweiche Haut. Es kann für alle Arten von Emulsionen verwendet werden. Weitere Einsatzgebiete sind die Haarpflege oder der Lebensmittelbereich.
- **Einsatzkonzentration**
  Je nach gewünschter Festigkeit zwischen 5–35 %.
- **Verarbeitung**
  Fettphase
- **Lagerung**
  Das Produkt sollte keinen Temperaturen über 35 °C vor der Verarbeitung ausgesetzt werden, da es bei diesen Temperaturen anfängt, zu schmelzen.
  Mindestens 18 Monate.
- **Tipp**
  Wird die Kakaobutter auch in Lebensmittelqualität angeboten, so lässt sich mit ihr hervorragend Kuvertüre herstellen.
  Emulsionen, die mit Kakaobutter hergestellt werden, neigen dazu, nach ein paar Tagen noch etwas nachzudicken.

Kieselsäure

- **INCI-Bezeichnung**
  Silica
- **Ursprung**
  Natürlich oder synthetisch. Kommt in praktisch allen natürlichen Gewässern sowie in der Körperflüssigkeit von Mensch, Pflanze und Tier vor. Für die Kosmetik und den Lebensmittelbereich wird die amorphe Kieselsäure (synthetisch) eingesetzt.
- **Rohstoffbeschreibung**
  Feines, weißes Pulver
- **Einsatzgebiet/Wirkung**
  In kosmetischen Emulsionen, aber auch im Lebensmittelbereich. Im kosmetischen Bereich wird sie sehr gerne bei trockener, feuchtigkeitsarmer Haut eingearbeitet. Die Kieselsäure ist ein sehr schöner Filmbildner, der die Haut vor dem Austrocknen schützt. Gleichzeitig sorgt sie in den Emulsionen dafür, dass diese zusätzlich an Stabilität gewinnen.
- **Einsatzkonzentration**
  0,1–5 %
- **Verarbeitung**
  Um eine Klümpchenbildung zu vermeiden, empfiehlt es sich, das Pulver in etwas Wasser vorzulösen.
- **Lagerung**
  Trocken, ca. 18 Monate.

Klettenwurzelöl

- **INCI-Bezeichnung**
  Arctium Lappa
- **Ursprung**
  Pflanzlich. Das Klettenwurzelöl wird aus der Pfahlwurzel der Arctium Lappa L. gewonnen, indem die Wurzel getrocknet, pulverisiert und anschließend in pflanzlichem Neutralöl (Fettsäureester) aufgearbeitet wird.
- **Rohstoffbeschreibung**
  Dickflüssiges, meist klares Öl mit leichtem Eigengeruch.
- **Einsatzgebiet/Wirkung**
  In der Volksmedizin und Kosmetik findet die Klette eine vielseitige Anwendung, z. B. bei Rheuma, Gicht, Hautauschlägen.
  Wesentlich weiter verbreitet ist die Anwendung des Klettenwurzelöls zur Anregung des Haarwachstums bei Alopezie und trockener Seborrhea.
  Klettenwurzeln enthalten chemische Polyacetylenverbindungen, die zuverlässig Bakterien und verschiedene Schimmelpilze vernichten.

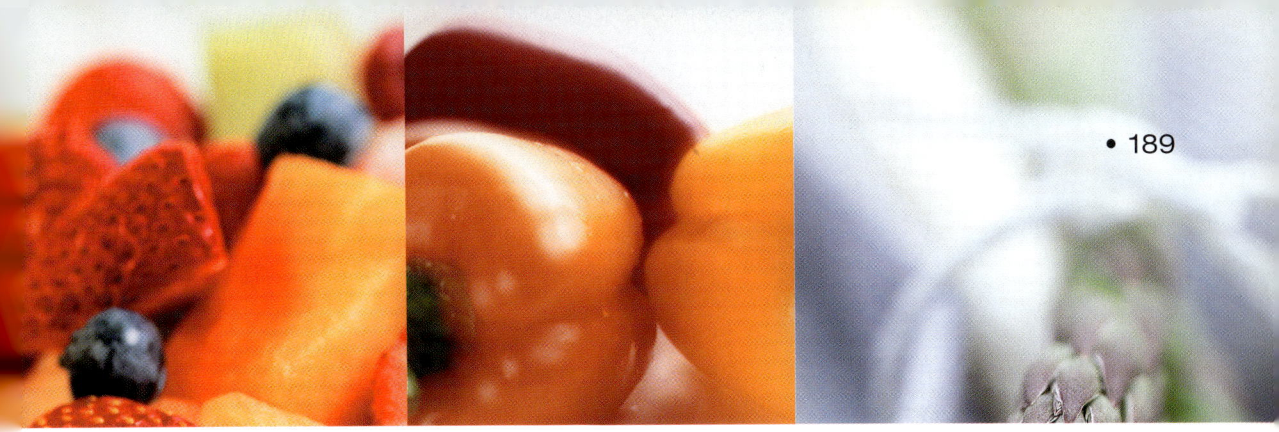

- **Einsatzkonzentration**
  1–30 %
- **Verarbeitung**
  Fettphase oder ins fertige Endprodukt
- **Lagerung**
  Dunkles Gefäß, 12 Monate.

Kokosöl

- **INCI-Bezeichnung**
  Cocos Nucifera
- **Ursprung**
  Pflanzlich. Hauptanbaugebiet der Kokospalme sind die Philippinen, Indonesien und Indien. Das in der Kokosnuss vorkommende Endosperm (Kopra) enthält ca. 60 % Öl, das durch mechanische Pressung gewonnen wird.
- **Rohstoffbeschreibung**
  Bei Raumtemperatur neigt das Öl dazu, fest zu werden. Es ist fast neutral im Geruch und Geschmack und besitzt einen hohen Anteil an Palmitinsäure und Laurinsäure.
- **Einsatzgebiet / Wirkung**
  Das Öl zeichnet sich besonders durch seine kurzkettigen Fettsäuren und seinen vergleichsweise hohen Schmelzpunkt aus.
  Es findet Anwendung als Öl in Cremes, Haarpflegeprodukten, Sonnenschutz-, Après-Produkten u. v. m., die für raue, trockene, spröde und allgemein pflegebedürftige Haut hergestellt werden.
- **Einsatzkonzentration**
  3–80 %
- **Verarbeitung**
  Fettphase
- **Lagerung**
  Lichtgeschützt, mindestens 36 Monate
- **Tipp**
  Um das Öl wieder fließfähig zu bekommen, empfiehlt es sich, die gesamte Flasche vor Gebrauch in einem Wasserbad zu erwärmen. Ein sehr schönes Öl zur Herstellung von Massageölen. Nicht so geeignet ist das Öl zur Herstellung von Badeölformulierungen. Probieren Sie es einmal mit ein paar Tropfen Parfümöl als Haaröl bei stumpfem, glanzlosem Haar.

Kosmetisches Haarwasser 95 %

- **INCI-Bezeichnung**
  Alcohol, Panthenol, Parfüm
- **Ursprung**
  Pflanzlich und synthetisch.
- **Rohstoffbeschreibung**
  Klare Flüssigkeit mit alkoholischem und leicht parfümartigen Geruch.
- **Einsatzgebiet / Wirkung**
  Durch die Zugabe von Parfüm und D-Panthenol in reinen Alkohol erhält man einen »vergällten« Alkohol (kosmetisches Haarwasser), der wesentlich preisgünstiger ist als reiner Weingeist.
  Kosmetisches Haarwasser können Sie zur Herstellung von Parfüms, Deos, Raumsprays, Gesichtswässer usw. verwenden. Bei der Herstellung von kosmetischen Produkten wie Reinigungsemulsionen oder After-Shaves fügen Sie Ihrem Produkt gleichzeitig eine Pflegekomponente, D-Panthenol (Provitamin B_5) hinzu.
- **Einsatzkonzentration**
  0,1–90 %
- **Lagerung**
  Gut verschlossen lagern.
- **Tipp**
  Genau wie der Isopropylalkohol kann das kosmetische Haarwasser zur Reinigung der Geräte zur Herstellung Ihrer selbst gemachten Kosmetik verwendet werden. Sie können das kosmetische Haarwasser pur oder in einer 70 %igen Verdünnung zur Reinigung einsetzen.

Kräutertees

- **Ursprung**
  Pflanzlich
- **Rohstoffbeschreibung**
  Getrocknete Pflanzenteile (Drogen).
- **Einsatzgebiet / Wirkung**
  Wir haben festgestellt, dass sich verschiedene Kräutertees hervorragend zur Weiterverarbeitung in kosmetische Produkte eignen.
  Suchen Sie sich einfach einen Tee mit den Kräutern aus, die Sie sonst z. B. als Extrakte hätten zugeben wollen. Wir haben die Teeaufgüsse oft auch einfach als zusätzlich unterstützende Komponente in Cremes, After-Shaves, Duschgels u. v. m. eingearbeitet.
- **Einsatzkonzentration**
  Die besten Erfolge haben wir mit Kräutertees gemacht, die nach der klassischen Methode zubereitet wurden. Nehmen Sie ca. 4 Teelöffel Kräutertee und übergießen diese mit 60 ml heißem, nicht mehr kochendem Wasser. Nicht im Beutel oder Tee-Ei aufgießen. Etwa 10 Minuten ziehen lassen und dann abfiltern.

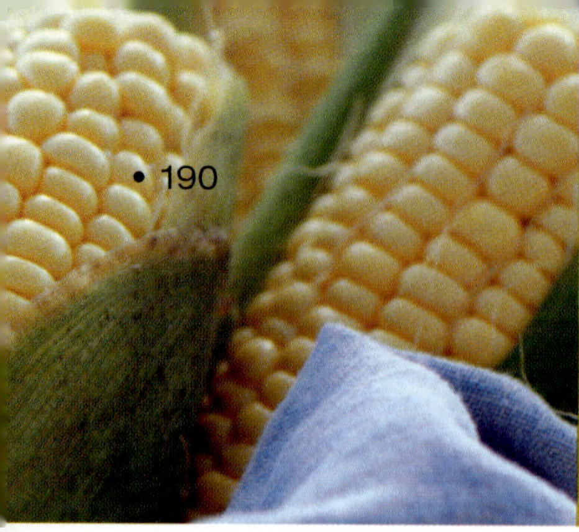
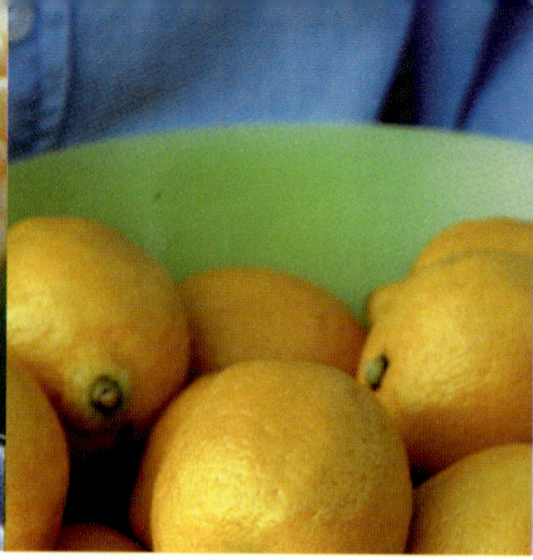
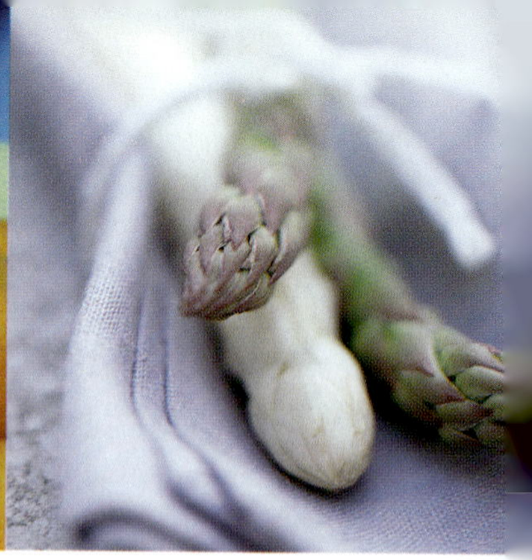

- **Verarbeitung**
  Der abgefilterte Sud wird als Wasserphase verwendet.
- **Lagerung**
  Teedroge vor Sonneneinstrahlung schützen, trocken lagern. Die Haltbarkeit entnehmen Sie bitte der jeweils gewählten Teedroge.

Lanolin

- **INCI-Bezeichnung**
  Lanolin oder Lanolin Aqua, Paraffin je nachdem, um was für ein Lanolin es sich handelt.
- **Ursprung**
  Tierisch. Lanolin wird aus dem Sekret der Talgdrüsen von Schafen gewonnen. Das Sekret wird aus der Wolle nach dem Scheren produziert.
  Damit es besser verarbeitet werden kann, wird Lanolin oft als Gemisch angeboten. Hierzu wird das gereinigte Sekret mit Wasser und flüssigem Paraffin vermischt. Sollte keine Mischung vorliegen, so ist oft der Vermerk »wasserfrei« auf dem Produkt zu finden.
- **Rohstoffbeschreibung**
  Harte, aber streichfähige, gelbe Masse, die an kalten Honig erinnert.
- **Einsatzgebiet / Wirkung**
  Durch seine Fähigkeit ca. die gleiche Menge an Wasser sowie verschiedene Zusatz- und Wirkstoffe aufnehmen zu können, eignet es sich als Grundlage zur Herstellung von Salben und Cremes. Da Lanolin unter anderem leicht in die Poren eindringen kann, wird es auch oft als rückfettende Komponente bei kosmetischen und pharmazeutischen Produkten gegen trockene Haut verwendet.
- **Einsatzkonzentration**
  Pur als Grundlage für Salben. Als rückfettende Komponente mit ca. 3–8 % auf das fertige Endprodukt gerechnet.
- **Verarbeitung**
  Fettphase
- **Lagerung**
  ca. 36 Monate.
- **Tipp**
  Achten Sie auch bei diesem Produkt auf eine evtl. Verunreinigung durch Pestizide. Siehe Eucerin.

Lipoderminkonzentrat

- **INCI-Bezeichnung**
  Aqua, Lecithin, Alcohol
- **Ursprung**
  Pflanzlich – Soja. Siehe Beschreibung Liposome. Zur besseren Stabilität wird das Lipodermin noch mit einem geringen Anteil an Alkohol vermischt.
- **Rohstoffbeschreibung**
  Gelbliches, aber durchscheinendes Gel.
- **Einsatzgebiet / Wirkung**
  Siehe Liposome.
  Vor allem als Antifaltenwirkstoffkomponente.
- **Einsatzkonzentration**
  3–5 %.
- **Verarbeitung**
  In das fertige Endprodukt. Nicht bei einer Temperatur über 40 °C einarbeiten!
- **Lagerung**
  Ungeöffnet 36 Monate. Nach dem Öffnen kühl lagern, dann erreicht man eine Haltbarkeit von ca. 12 Monaten.
- **Tipp**
  Tragen Sie bei Hautunreinheiten das Lipoderminkonzentrat pur direkt auf die entzündeten Stellen auf.

Liposome (Allgemein)

- **INCI-Bezeichnung**
  Siehe jeweiliges Produkt
- **Ursprung**
  Meist pflanzlich, z. B. Soja. Eine Gewinnung aus Ei oder anderen pflanzlichen Quellen wie Getreide, Baumwollsamen, Rapssamen und Sonnenblumenkernen ist möglich. Ausgangsmaterial zur Herstellung von Liposomen sind die so genannten Phospholipide, die als essenzieller Bestandteil in Lecithin vorkommen. Die meisten auf dem Markt angebotenen Produkte mit Liposomen werden aus Soja gewonnen. Um Liposome herzustellen wird den Phospholipiden Wasser zugesetzt und das Ganze wird maschinell aufdispergiert (vereinfachte Beschreibung). Die so hergestellten Liposome sehen nun aus wie kleine Kügelchen. Bei dieser Herstellungsmethode ist es auch möglich, die Kügelchen zu beladen z. B. mit Vitaminen oder Ölen, siehe Fluids.
  Die Liposomenkügelchen sind nun, wenn man es genau nimmt, Kleinstemulsionen, bei denen sich der wasserliebende Teil an der äußeren Hülle der Kugel befindet. Hierdurch ist eine bessere Aufnahme durch die Haut gewährleistet.
- **Einsatzgebiet / Wirkung**
  Kosmetische Pflegeprodukte wie Cremes, Bodylotionen, After-Shaves, After-Sun-Produkte, Antifaltenprodukte usw. Siehe Vorkommen der Liposome in Fluidlecithin Super, Fluidlecithin CM und Lipoderminkonzentrat.

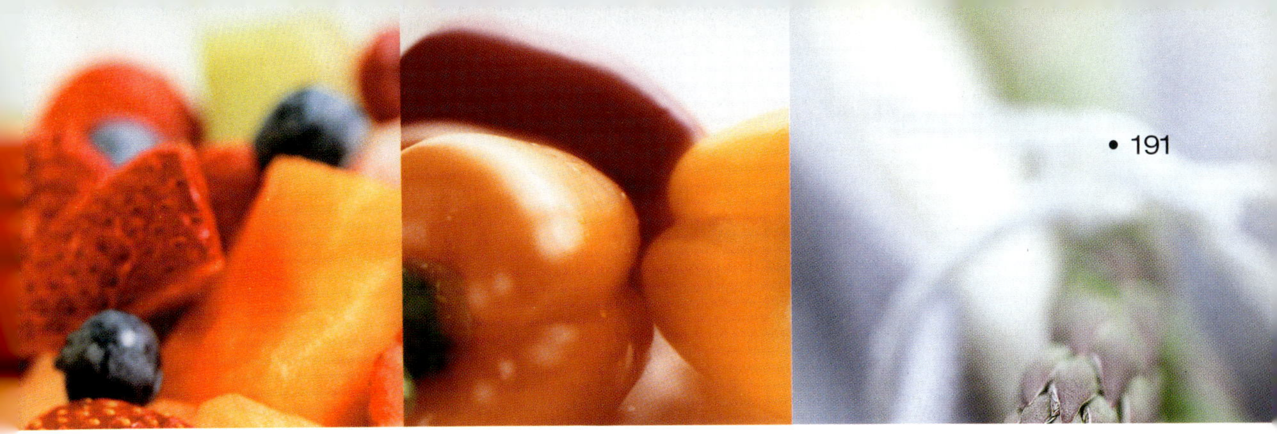

- Um die kosmetische Wirkung von Liposomen etwas besser zu verstehen, ist es wichtig zu wissen, dass Phospholipode eine wichtige Rolle im Aufbau unserer Zellmembrane darstellen.
  Die in den Liposomen aufgearbeiteten Phospholipide sorgen nun in kosmetischen Produkten unter anderem dafür, dass der Haut Feuchtigkeit zugeführt wird, die Hautoberfläche geglättet und somit die Faltentiefe vermindert wird und somit einer vorzeitigen Alterung vorgebeugt und entgegengewirkt wird.

LV 41

- **INCI-Bezeichnung**
  PEG-40 Hydrogenated Castor Oil
- **Ursprung**
  Pflanzlich und mineralisch. Bei dem LV 41 handelt es sich um einen nichtionogenen Lösungsvermittler und Emulgator, der durch Umsetzung von Ethylenoxid mit hydriertem Rizinusöl hergestellt wird. Die Hauptbestandteile sind beim hydrophoben Teil Fettsäureglycerin, Polyethylenglykolester und Fettsäurepolyethylenglykolester, beim hydrophilen Teil die Polyethylenglykole und Glycerinethoxylate.
- **Rohstoffbeschreibung**
  Zähe Flüssigkeit, die je nach Temperatur etwas dünner oder fester ist.
- **Einsatzgebiet / Wirkung**
  Er wird eingesetzt, um fettlösliche Vitamine, ätherischeÖle oder Parfümöle in wässrige Substanzen einarbeiten zu können, wie z. B. in After-Shaves, Gele oder Mundwasser usw. Er eignet sich auch als Lösungsvermittler, um ätherische Öle für ein Bad ohne weitere Zusätze in Lösung zu bringen. Dies ist praktisch, um Lösungen für einen Whirlpool, z. B. mit ätherischen Ölen herzustellen.
- **Einsatzkonzentration**
  2–25 %
  Verarbeitung
  Direktes Mischen mit dem aufzuemulgierenden Rohstoff. Löslich in Wasser und Alkohol sowie in fettigen Komponenten.
- **Lagerung**
  Ca. 18 Monate.

Macadamianussöl

- **INCI-Bezeichnung**
  Macadamia Ternifolia
- **Ursprung**
  Pflanzlich. Das Öl wird mechanisch durch Pressung aus der Macadamianuss gewonnen.
  Ursprünglich stammt die Macadamianuss aus Australien und ist eine so genannte australische Haselnuss.
- **Rohstoffbeschreibung**
  Das gepresste Öl zeichnet sich durch einen mild-nussigen Geruch und Geschmack sowie durch seine hellgelbe Farbe aus.
- **Einsatzgebiet / Wirkung**
  Interessant an diesem Öl ist sein sehr hoher Anteil an Palmitinsäure und Ölsäure. In der Kosmetik wird die Palmitoleinsäure sehr geschätzt, weil sie in Triglycerid gebunden leicht in die oberen Hautschichten eindringt und dem Triglycerid sehr gute Spreitfähigkeit (Verteilbarkeit) verleiht. Aus diesem Grund findet das Öl zunehmend als Ersatz für Nerzöl Verwendung. Es wird in einer Vielzahl von Kosmetikartikeln eingearbeitet: Emulsionen, Haarpflegeprodukte, Massageöle usw. Hier besonders bei trockener, schuppiger Haut, die dazu noch empfindlich ist, wie zum Beispiel bei Neurodermitis, Schuppenflechte oder bei der Winterdermatitis. Selbstverständlich kann es auch bei normaler Haut zur Anwendung gebracht werden.
- **Einsatzkonzentration**
  5–80 %
- **Verarbeitung**
  Fettphase – die Fettphase sollte aber nicht eine Temperatur über 70 °C überschreiten.
- **Lagerung**
  Lichtgeschützt, mindestens 24 Monate.
- **Tipp**
  Probieren Sie dieses Öl einmal als Speiseöl. Damit das Öl nicht ranzig wird, empfiehlt es sich, die Flasche direkt nach dem ersten Öffnen mit ca. 2 % natürlichem Vitamin E als Antioxidanz zu versetzen.

Mandelöl

- **INCI-Bezeichnung**
  Prunus Dulcis
- **Ursprung**
  Pflanzlich. Das Öl wird aus den reifen, schalenfreien Samen des Mandelbaums, der überwiegend in den USA beheimatet ist, durch mechanische Pressung gewonnen.
- **Rohstoffbeschreibung**
  Das Mandelöl ist eine hellgelbe bis klare, viskose Flüssigkeit mit schwachem, charakteristischem Geruch und Geschmack.
- **Einsatzgebiet / Wirkung**
  Seit jeher gilt das süße Mandelöl als ein kostbares Geschenk der Natur.

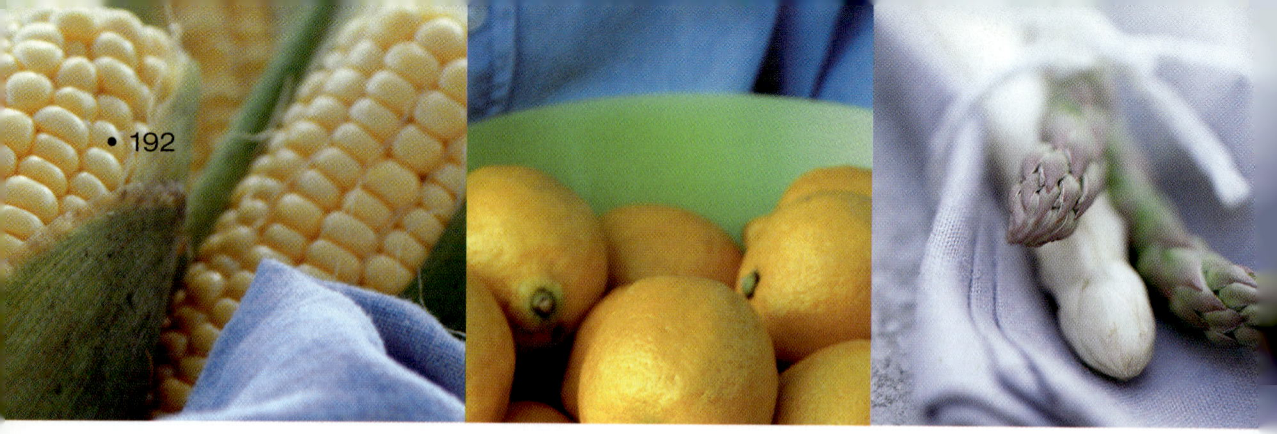

Die Anwendung in kosmetischen Produkten wie Cremes, Seifen, Sonnenschutzprodukten u. v. m. verdankt das Öl vor allem seinen reizmildernden und beruhigenden Eigenschaften.

- **Einsatzkonzentration**
  3–80 %.
- **Verarbeitung**
  Fettphase
- **Lagerung**
  Das Öl sollte vor zu starker Sonnenbestrahlung geschützt werden. Die Haltbarkeit beträgt ca. 24 Monate.
- **Tipp**
  Das Öl eignet sich auch sehr gut für Ihre Küche, da es hoch erhitzbar ist.
  Damit das Öl nicht ranzig wird, empfiehlt es sich, die Flasche direkt nach dem ersten Öffnen mit ca. 2 % natürlichem Vitamin E als Antioxidanz zu versetzen.

Meristemextrakt

- **INCI-Bezeichnung**
  Quercus
- **Ursprung**
  Pflanzlich. Meristemextrakt wird aus dem Meristem (Wachstums- und Zellteilungsgewebe der Wurzelspitzen) von Laubhölzern durch Extraktion gewonnen.
- **Rohstoffbeschreibung**
  Im Licht erscheint die Lösung von rötlich-bernstein ähnlicher Farbe.
- **Einsatzgebiet / Wirkung**
  In allen Arten von kosmetischen Produkten.
  Da Meristemextrakt auch antiallergisch wirkt, ist er hervorragend als antiallergischer Kosmetikwirkstoff für flüssige und cremige Produkte geeignet, auch wenn diese Inhaltsstoffe enthalte sollten, die im Verdacht stehen, Sensibilisierungsreaktionen auf der Haut auslösen zu können.
  Bei irritierter Haut, die z. B. durch Luftverschmutzung, beruflich bedingte Belastung, durch Hautreizstoffe oder andere allergisierende Toxen verursacht, tritt sofort Juckreizstillung ein. Die natürliche Keimabwehr und reparativen Prozesse der Haut werden nicht gehemmt. Meristemextrakt erhält den biologischen Säuremantel der Haut und wirkt zusätzlich mild tonisierend. Erfahrungen bestätigen, dass dieser Extrakt sehr gut zur Daueranwendung in kosmetischen Präparaten jeder Art, z. B. Tages- und Nachtcremes, Gesichtsmasken, Sonnenschutzmittel, dekorativen Kosmetika, Alten-, Baby- und Intimpflegemitteln geeignet ist.
  Ein Wirkungsverlust durch Gewöhnung ist nicht feststellbar. Aufgrund der antientzündlichen Wirkung ist der Einsatz von Meristemextrakt auch in Zahn- und Mundpflegemitteln vorteilhaft.
- **Einsatzkonzentration**
  0,4–15 %
- **Verarbeitung**
  Das Meristemextrakt wird in das fertige Endprodukt eingearbeitet.
- **Lagerung**
  Vor starkem Lichteinfall schützen. Nicht über einen längeren Zeitraum über 25 °C lagern. Mindestens 18 Monate.

Monoï-Tiaré-Öl

- **INCI-Bezeichnung**
  Cocos Nucifera, Gardenia Tahitiensis
- **Ursprung**
  Pflanzlich. Das in diesem Öl enthaltene Kokosöl (Choprah) wird aus Kokosnüssen durch einmalige Kalt-Pressung gewonnen und anschließend nur mit physikalischen Methoden gereinigt. In dieses so gewonnene Öl werden die Tiaré-Blüten gelegt, damit sie in einer »Kaltmazeration« ihre pflegenden Eigenschaften und ihren unvergleichlichen Duft an das Öl abgeben können.
- **Rohstoffbeschreibung**
  Im warmen Zustand ist das Öl dickflüssig und fast klar. Ab einer Temperatur von ca. 22 °C neigt das Öl dazu, zu erstarren. Es wird weißlich und fest. Damit Sie es in diesem Zustand verwenden können, legen Sie die ganze Flasche einfach in ein warmes Wasserband oder während eines Bades mit in die Wanne.
- **Einsatzgebiet / Wirkung**
  Als Ölkomponente in allen Emulsionsformulierungen. Vor allem in Sonnenschutz und After-Sun-Produkten, es findet aber auch in der Haarpflege Anwendung.
  Monoï schützt die Haut vor Feuchtigkeitsverlust bei Klimaeinflüssen und verleiht Ihrer Haut ein samtiges, glattes Gefühl. Wir empfehlen es daher für trockene und sensible Haut.
- **Einsatzkonzentration**
  Als alleiniges Öl in der Fettphase oder in Kombination mit anderen Ölen. Als Öl in der Fettphase zwischen 5–30 %.
- **Verarbeitung**
  Fettphase
- **Lagerung**
  Dunkles Gefäß, mindestens 12 Monate.

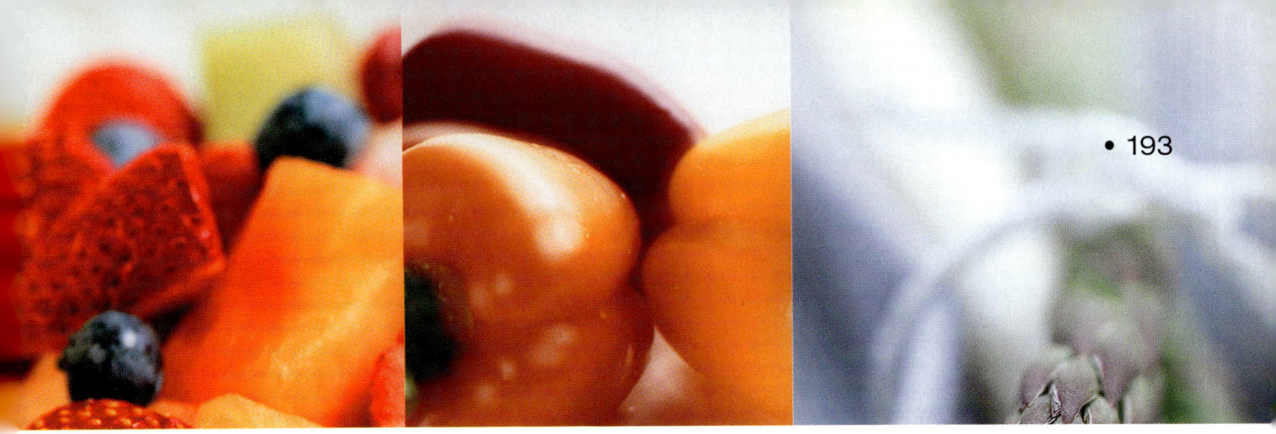

Nachtkerzenöl

INCI-Bezeichnung
Oenothera Biennis

Ursprung
Pflanzlich. Wird durch Kaltpressung bei ca. 45 °C, aus dem Samen gewonnen.

Rohstoffbeschreibung
Klares, etwas gelbliches Öl. Meist wird das Öl aufgrund seiner schnellen Verderblichkeit mit natürlichem Vitamin E als Antioxidanz versetzt angeboten.

Einsatzgebiet / Wirkung
Als Pflegekomponente in Körperpflegeprodukten. Bei diesem Öl sind besonders die Gamma-Linolensäuren (GLA) von großer Bedeutung. Hier liegt der Anteil mit ca. 10 % dieser Fettsäure sehr hoch. Die Verwendung von Rohstoffen mit einem hohen GLA-Gehalt hat sich als sehr vorteilhaft bei extrem trockener, schuppiger und empfindlicher Haut wie z. B. bei der Schuppenflechte. Wird dieses Öl regelmäßig bei diesen Hautbildern verwendet, so hat sich schon nach kurzer Zeit das Hautbild wesentlich verbessert. Die Haut erhält neue Elastizität und Spannkraft, sie wird glatt und geschmeidig, die Schuppenbildung geht zurück und der Juckreiz wird gelindert.

Einsatzkonzentration
1-60 %.

Verarbeitung
Fettphase oder als Rückfetter in das fertige Endprodukt.

Lagerung
Dunkles Gefäß, ca. 12 Monate.

Tipp
Sollten Sie unter Neurodermitis, Schuppenflechte oder nur allgemein trockener, schuppiger Haut leiden, so empfiehlt es sich, dieses Öl auch innerlich einzunehmen. Ca. 4 x täglich 4 Tropfen.

Neutralöl

INCI-Bezeichnung
Caprylic/Capric Triglyceride

Ursprung
Pflanzlich. Neutralöl beinhaltet das Beste aus Kokosöl und Palmkernöl. Hierbei handelt es sich um ein Gemisch aus Pflanzenfettsäuren mittlerer Kettenlänge (C8–C10), die mit Glycerin verestert sind.

Rohstoffbeschreibung
Klare, ölige Flüssigkeit.

Einsatzgebiet / Wirkung
Durch seine Kettenlänge und gute Verteilbarkeit auf der Haut werden Emulsionen mit dem Neutralöl besonders soft und lassen sich sehr gut (!) auf der Haut verstreichen. Durch diese gute Verteilbarkeit und Aufnahme durch die Haut eignet es sich für Haut- und Babyöle, Emulsionen, Duschgele, Babypflege- und Schutzprodukte. Insbesondere, wenn die Haut zur Trockenheit und empfindlichen Hautreaktionen neigt.

Einsatzkonzentration
2–80 %.

Verarbeitung
Fettphase

Lagerung
Vor Lichteinfall schützen. Mindestens 18 Monate.

Niemblätter

INCI-Bezeichnung
Melia Azadirachta

Ursprung
Pflanzlich. Niemblätter werden von dem in Indien beheimateten Niembaum gewonnen.

Rohstoffbeschreibung
Typisches Aussehen von getrockneten Blättern.

Einsatzgebiet / Wirkung
Der Niembaum verfügt über eine Vielzahl verschiedener Inhaltsstoffe wie Azadirachtin, Asparagin, Limonoide, Ascorbinsäure, Thiamin, Nimbin, Prolin, u. v. m. Was nun »der besondere Wirkstoff« an den Niemblättern oder an Niem überhaupt ist, vermag die Wissenschaft bis jetzt noch nicht zu sagen. Es spricht eher vieles dafür, dass es die Gesamtheit der Inhaltsstoffe ist, die seine Vielseitigkeit und Wirkung ausmacht. In Indien spielen alle Bestandteile (Samen, Blätter, Rinde usw.) des Niembaumes seit langem eine große Rolle in der Volksmedizin und Körperpflege. Niem findet Anwendung in der Mundhygiene, Körperpflege, bei der Schädlingsbekämpfung und in der Medizin. In kosmetischen Produkten wirkt es beruhigend, juckreizstillend, wundheilfördernd, positiv bei Bakterien oder Pilzbeschwerden, stabilisierend auf den Säureschutzmantel u. v. m. Gerne wird es bei Insektenstichen, Hautabschürfungen oder Ekzemen angewandt. Gleichzeitig wirkt es sowohl prophylaktisch als auch schädlingsbekämpfend bei Befall.

Einsatzkonzentration
Als Wasserphase

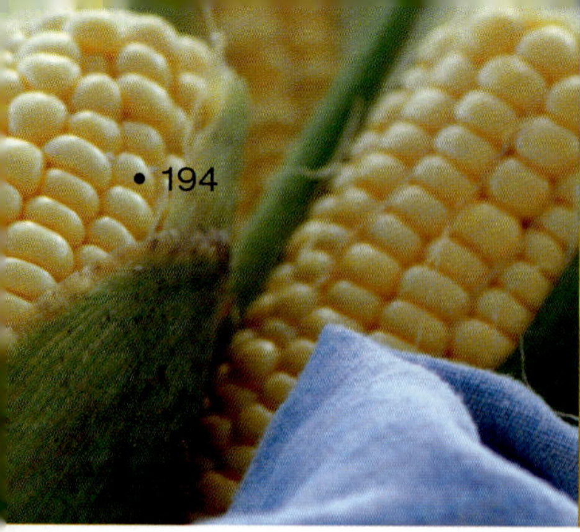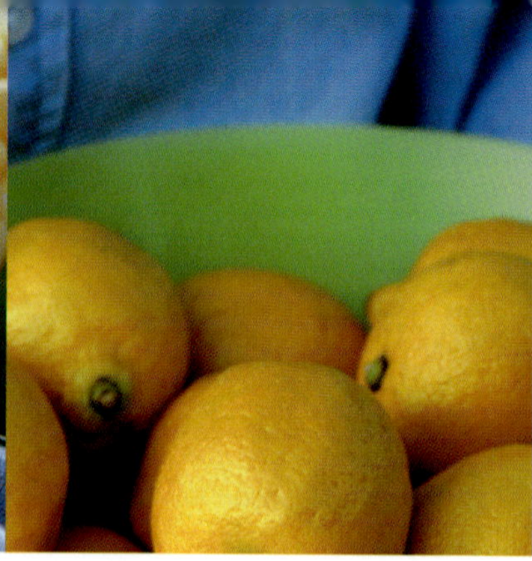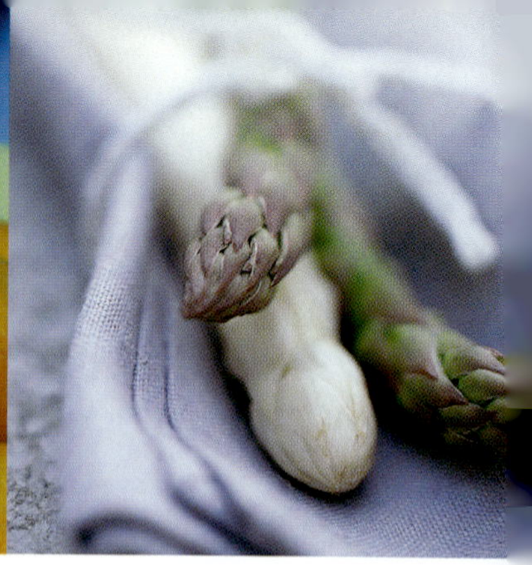

- **Verarbeitung**
  Gießen Sie die Niemblätter am besten mit lauwarmem Wasser auf, wie bei der Teeherstellung, also ohne Tee-Ei oder Filter (klassisch aufgießen). Lassen Sie den »Tee« mindestens 2 Stunden ziehen und filtern die Niemblätter dann ab. Das Niemblätterwasser nehmen Sie nun als Wasserphase.
- **Lagerung**
  Trocken lagern, mindestens 24 Monate.

Odex

- **INCI-Bezeichnung**
  Zinc Ricinoleate, Tetrahydroxypropyl Ethylenediamine, Laureth-3, Prophylene Glycol.
- **Ursprung**
  Natürlich, auf Basis des Zinksalzes der Ricinolsäure.
- **Rohstoffbeschreibung**
  Dickflüssige, klare Flüssigkeit.
- **Einsatzgebiet / Wirkung**
  In Deoprodukten wie Rollern, Sprays, Fußcremes, Pudern, aber auch Raumsprays findet es Anwendung.
  Der große Vorteil von Odex ist der, dass er im Gegenteil zu vielen käuflichen Deowirkstoffen, nicht die natürliche Transpiration hemmt.
  Vielmehr bindet er die bei der bakteriellen Zersetzung des Schweißes entstehenden Geruchsstoffe. Da ihm sowohl bakterizide und fungizide Eigenschaften fehlen, greift der Deowirkstoff auch nicht die natürliche Bakterienflora der Haut an.
- **Einsatzkonzentration**
  1,5–3 %
- **Verarbeitung**
  Vor der endgültigen Verarbeitung am besten in Wasser oder Alkohol vorlösen.
- **Lagerung**
  Ca. 24 Monate.
- **Tipp**
  Durch die chemische Bindung der Gerüche kann es zu einer Veränderung des Duftes im Produkt kommen.

Odex-Super

- **INCI-Bezeichnung**
  Parfum
- **Ursprung**
  Synthetisch. Es besteht aus einer Mischung naturidentischer Riechstoffe.
- **Rohstoffbeschreibung**
  Mild duftende, klare Flüssigkeit. Durch Reaktion mit hauteigenen Bakterien (Corine Bakterien) entsteht eine milde, bakteriostatische Wirkung, die die Transpiration und Geruchsentwicklung hemmt, aber nicht den Säureschutzmantel der Haut angreift.
- **Einsatzgebiet / Wirkung**
  Deos, Fußcremes, Körperlotionen und Körperpuder gegen unangenehmen Körpergeruch.
- **Einsatzkonzentration**
  0,2–0,3 %
- **Verarbeitung**
  Wichtig ist es, dass bei der Verwendung von Odex-Super etwas Alkohol mit eingearbeitet wird, damit es seine volle Wirkung entfalten kann.
- **Lagerung**
  Dunkel, mindestens 24 Monate.

Öle, Allgemeines zu Pflanzenölen

Was ist der Unterschied zwischen den verschiedenen Gewinnungsarten der Öle?

Der Begriff Öl wird verwendet, wenn bei Zimmertemperatur ein Fett flüssig vorliegt. Typische Pflanzenöle sind Soja, Oliven oder Sonnenblumenöl. Feste Pflanzenfette sind Kakaobutter oder Kokosfett. Gepresste und gedämpfte Pflanzenöle werden durch schonendes mechanisches Pressen des Ausgangsmaterials ohne äußere Hitzeeinwirkung hergestellt.

Sie werden nur mit Wasser gewaschen oder filtriert. Werden gepresste Öle mit Wasserdampf nachbehandelt, so werden sie zusätzlich als gedämpft gekennzeichnet. Heißer Wasserdampf bewirkt, dass besonders hervorstechende, unangenehme Geruchsstoffe aus dem Öl vertrieben werden.

Alle gepressten/gedämpften Pflanzenöle sind ohne chemische Behandlung gewonnen. So behalten sie ihre arteigene Farbe und typischen Geruch, wertvolle Inhaltsstoffe wie Vitamine und ungesättigte Fettsäuren bleiben voll erhalten.

Raffinierte Pflanzenöle durchlaufen ein besonderes mehrstufiges Reinigungsverfahren (Raffination) und erhalten dadurch eine verlängerte Haltbarkeit. Sie sind frei von unerwünschten Geruchs- und Geschmacksstoffen und hell in der Farbe. Bei der Raffination werden Begleitstoffe wie Schleimstoffe, kratzende Fettsäuren oder unangenehm färbende Stoffe entfernt.

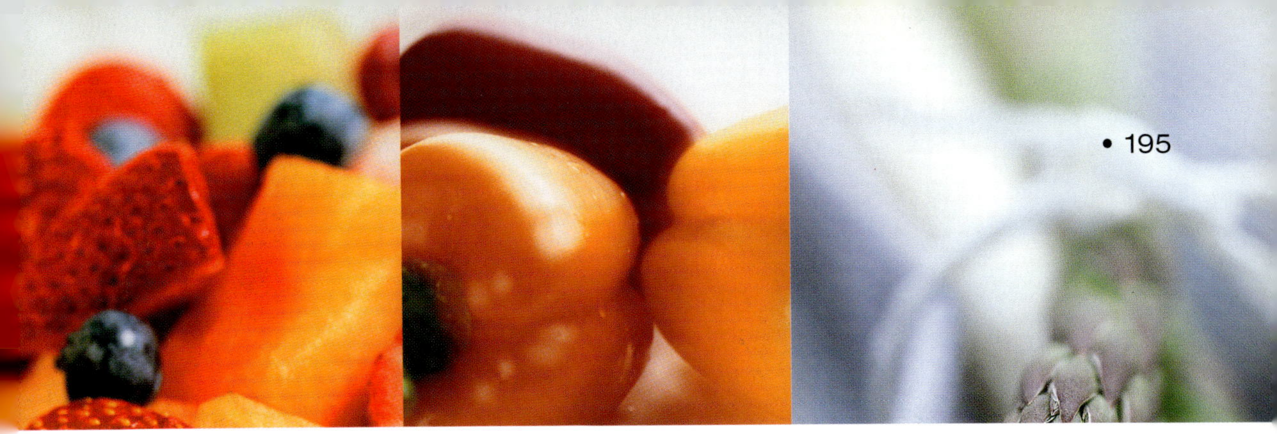

Werden Öle nicht durch Pressung, sondern durch Extraktion mit einem organischen Lösemittel wie Hexan gewonnen, so muss sich immer eine Raffination anschließen, um das Lösemittel wieder aus dem Öl zu entfernen.

Für den Einsatz im Küchenbereich gilt:
Aufgrund des höheren Vitamingehalts und des produkttypischen Geschmacks sollten gepresste Öle in der kalten Küche wie bei der Salat- oder Mayonnaisezubereitung eingesetzt werden.
Raffinierte Öle sollten immer beim Erhitzen verwendet werden, also beim Braten oder gar Frittieren, da mit ihnen höhere Temperaturen ohne Rauch- und Geruchsentwicklung möglich sind.

Gehärtete Fette
Je mehr ungesättigte Fettsäuren ein Fett enthält, desto weicher wird es in der Konsistenz. Öle besitzen daher die höchste Konzentration. Werden nun die ungesättigten Fettsäuren des Öls gezielt durch Anlagerung von Wasserstoff in gesättigte umgewandelt, so lässt sich die Konsistenz des Öls in Richtung eines streichfähigen Fettes steuern. Es ist ein chemisches Verfahren, welches die Struktur der Fette verändert. Die Härtung ist in Verruf gekommen, da dabei so genannte »trans-Fettsäuren« als Nebenprodukt entstehen können, die gesundheitlich als bedenklich eingestuft sind.

Olivenstein-Granulat

- **INCI-Bezeichnung**
  Olea Europaea
- **Ursprung**
  Pflanzlich. Die aus der Olive entfernten Kerne werden getrocknet und anschließend fein zermahlen.
- **Rohstoffbeschreibung**
  Feines, körniges Pulver, das etwas an feinen Sand erinnert.
- **Einsatzgebiet / Wirkung**
  Wir setzen Olivenstein-Granulat als Abrasivstoff (Peelingkörper) ein. Durch Reibung der gemahlenen Olivensteine auf der Haut werden alte Hautschuppen sanft entfernt. Hierdurch wirkt die Haut wieder zart und sieht frischer aus. Die von den alten Hautschuppen befreite Haut ist jetzt besser in der Lage, Zusatz- und Wirkstoffe, die ihr z. B. durch eine Creme zugeführt werden, aufzunehmen.
- **Einsatzkonzentration**
  1–20 %
- **Verarbeitung**
  Fettphase oder fertiges Endprodukt.
- **Lagerung**
  Trocken lagern, mindestens 36 Monate.

Orangenblütenwasser

- **INCI-Bezeichnung**
  Aqua, Citrus Dulcis
- **Ursprung**
  Pflanzlich, durch Wasserdampfdestillation, sodass die wasserlöslichen Stoffe der Orangenblüte in das Wasser übergehen Aufgrund seines schnellen Verderbs mit Parabenen leicht vorkonserviert.
- **Rohstoffbeschreibung**
  Nach Orangen duftendes, klares Wasser.
- **Einsatzgebiet / Wirkung**
  Alle Arten von Emulsionen. Pflegt und entspannt die gestresste Haut.
- **Einsatzkonzentration**
  5–100 %
- **Verarbeitung**
  Als Wasserphase oder als Gesichtswasser.
- **Lagerung**
  Dunkles Gefäß, mindestens 8 Monate.

Paraben K

- **INCI-Bezeichnung**
  Benzyl Alcohol, Methylparaben, Prophylparaben.
- **Ursprung**
  Synthetisch
- **Rohstoffbeschreibung**
  Klare, dünnflüssige Substanz mit einem typischen Eigengeruch.
- **Einsatzgebiet / Wirkung**
  Konservierer. Das Paraben K kann als Konservierer für Emulsionen und Tensidformulierungen verwendet werden.
- **Einsatzkonzentration**
  Rechnen Sie am besten folgende Konzentration für Ihre Haltbarkeit (H.B.)
  1 Tropfen Paraben K auf 10 g fertiges Endprodukt = ca. 3 Monate H.B.
  2 Tropfen Paraben K auf 10 g fertiges Endprodukt = ca. 6 Monate H.B.
  Eine höhere Dosierung würde keine längere Haltbarkeit bringen.
  Mit dieser Mischung deckt man in dem fertigen Endprodukt ein breites Spektrum von Mikroorganismen ab:

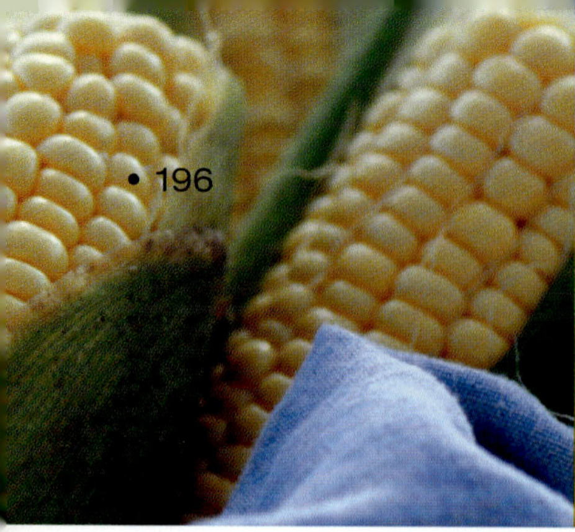

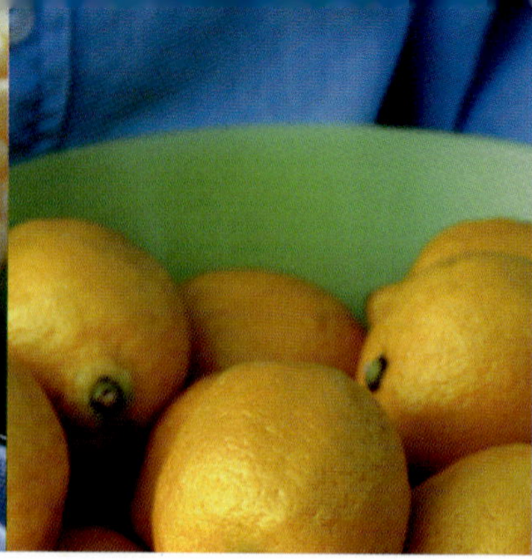

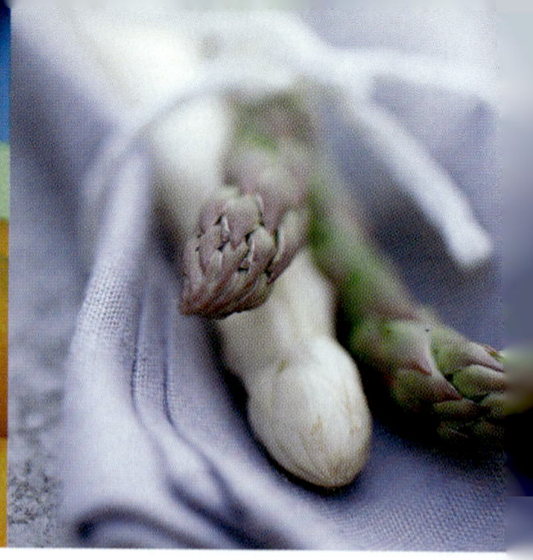

Bakterien z. B. Staphylococcus aureus, Hefe z. B. Candida albicans und Schimmel z. B. Aspergillus oryzae.

- **Verarbeitung**
  Nach der Fertigstellung der Produkte zum Schluss einrühren.
- **Lagerung**
  Dunkles Gefäß, ca. 48 Monate.
- **Tipp**
  Bitte achten Sie bei der Herstellung immer auf sauberes Arbeiten, auch wenn Sie beabsichtigen, Ihre fertige Kosmetikartikel zu konservieren.
  Wir haben festgestellt, dass die oben angegebene H.B. nur mit ca. angegeben werden kann, da bei Zugabe, z. B. von Proteinen, die Produkte schneller dazu neigen zu verderben.
  Benutzen Sie Produkte nur so lange, wie die von Ihnen errechnete Haltbarkeit ist!

Plantessenz

- **INCI-Bezeichnung**
  Aqua, Alcohol, Foeniculum Vulgare, Humulus Lupulus, Melissa Officinalis, Viscum Album, Camomilla Recutita, Achillea Millefolium. Meistens vorkonserviert mit einem Parabengemisch.
- **Ursprung**
  Pflanzlich – Extraktion der Kräuter – Ethanol-Gehalt ca. 30 Vol.- %
- **Rohstoffbeschreibung**
  Dünnflüssiger, bräunlicher Rohstoff
- **Einsatzgebiet / Wirkung**
  Im Plantessenz sind sechs wässrig-alkoholische Kräuterextrakte aus Fenchel, Hopfen, Kamille, Melisse, Mistel und Scharfgabe vereint. Plantessenz wird weiter verarbeitet in Haut- und Haarpflegeprodukten bei normaler oder empfindlicher Haut.
- **Einsatzkonzentration**
  2–5 %
- **Verarbeitung**
  Fertiges Endprodukt. In Wasser und Wasser-Alkhol-Mischung löslich
- **Lagerung**
  24 Monate

Propolis-Extrakt Pulver

- **INCI-Bezeichnung**
  Propolis Cera, Glucose, Silica, Calcium Stearate.
- **Ursprung**
  Pflanzlich
- **Rohstoffbeschreibung**
  (siehe Propolis-Tinktur).
  Unter Vakuum auf 80 % Propolis-Extrakt eingeengt, anschließend mit den Additiven vermischt. Der Restalkohol wird entzogen und die Trockensubstanz vermahlen.
- **Einsatzgebiet / Wirkung**
  Kosmetische Produkte, siehe Propolis-Tinktur.
- **Einsatzkonzentration**
  0,2–2 %
- **Verarbeitung**
  In Wasser vorlösen und in das fertige Produkt einarbeiten. Wenn eine Temperatur von über 65 °C nicht überschritten wird, kann das Extrakt auch in die Wasserphase eingearbeitet werden.
- **Lagerung**
  Trocken lagern, ca. 3 Jahre.
- **Tipp**
  Bei empfindlichen Personen kann Propolis zu allergischen Reaktionen führen.

Propolis-Tinktur

- **INCI-Bezeichnung**
  Alcohol, Propolis Cera
- **Ursprung**
  Pflanzlich. Propolis wird gesammelt, in Alkohol gelöst und dann gefiltert. Das Propolis-Alkohol-Gemisch wird unter Vakuum auf 80 % Propolis-Extrakt eingeengt und anschließend mit Primasprit in eine homogene Lösung gebracht, bis eine 10 %ige Propolis-Extrakt-Lösung vorliegt.
- **Rohstoffbeschreibung**
  Propolis-Tinktur ist ein in Alkohol gelöster, pflanzlicher Extrakt, der von Bienen gesammelt wird. Im Bienenstock sorgen die Flavonoide (Bestandteile des Propolis-Extraktes) dafür, dass
  a) der Bienenstock besondere Festigkeit erlangt,
  b) Virenaktivitäten gehemmt werden und
  c) Bakterienwachstum gestoppt wird.
  Auf den menschlichen Organismus wirken sich die Flavonoide und Mineralien positiv aus.
- **Einsatzgebiet / Wirkung**
  <u>Hautpflegeprodukte</u>
  Gegen trockene, irritierte, schuppige Haut. Bei großporiger Haut, Hautunreinheiten und Hautausschlägen.
  Wurde unvergällter Alkohol zur Herstellung eingesetzt, so eignet sich die Tinktur auch zum Ansetzen und zur Weiterverarbeitung von/in alkoholischen Getränken.

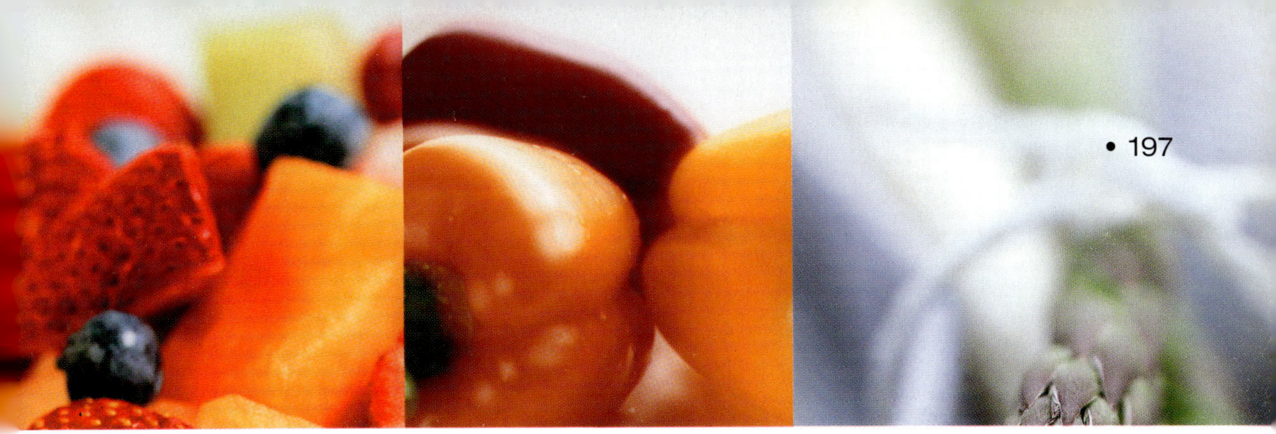

- **Einsatzkonzentration**
  0,5–5 %
- **Verarbeitung**
  Ins fertige Endprodukt. Kann aber auch in die Fett- oder Wasserphase gegeben werden. Verarbeitungstemperaturen von 65 °C nicht über einen längeren Zeitraum überschreiten, denn Alkohol ist leicht flüchtig.
- **Lagerung**
  Lichtgeschützt aufbewahren. Bei sachgerechter Lagerung ist das Produkt fast unbegrenzt haltbar.
- **Tipp**
  Bei empfindlichen Personen kann Propolis zu allergischen Reaktionen führen.

ProVit F

- **INCI-Bezeichnung**
  Polysorbate-20, Linoleic Acid, Linolenic Acid
- **Ursprung**
  Pflanzlich u. a. aus Leinsamen, Sonnenblumen und synthetisch
- **Rohstoffbeschreibung**
  Klarer bis leicht gelblicher, leicht dickflüssiger Rohstoff
- **Einsatzgebiet / Wirkung**
  ProVit F steht für ProVitamin und ist ein wasserlösliches Vitamin F (Umgangssprache = Komplex aus Fettsäuren Linolsäuren, Linolensäuren und Arachidonsäure) mit essenziellen, ungesättigten, freien Fettsäuren, mit einem hohen Gehalt an Linolsäure. Verwendet wird es zur Weiterverarbeitung in Haut- und Haarpflegeprodukten bei trockener, rauer, spröder, abschuppender und unreiner Haut, sowie bei brüchigem, trockenen Haar.
- **Einsatzkonzentration**
  0,5–5 %
- **Verarbeitung**
  Fertiges Endprodukt bei Handwärme
- **Lagerung**
  Raumtemperatur, lichtgeschützt, ca. 12 Monate
- **Tipp**
  Arbeiten Sie das Vitamin immer ganz langsam ins fertige Endprodukt ein. Wir haben festgestellt, dass das fertige Produkt bei einer zu schnellen Einarbeitung wieder flüssig wurde.

Rosenwasser

- **INCI-Bezeichnung**
  Aqua, Rosa Centifolia
- **Ursprung**
  Pflanzlich. Das Rosenwasser wird durch Wasserdampfdestillation gewonnen und enthält die wasserlöslichen Stoffe der Rose. Rosenwasser ist aufgrund seines schnellen Verderbs mit Parabenen leicht vorkonserviert.
- **Rohstoffbeschreibung**
  Klare Flüssigkeit, die einen leichten Rosenduft aufweist.
- **Einsatzgebiet / Wirkung**
  Alle Arten von Emulsionen besonders für empfindliche, sensible Haut, die eine natürliche Unterstützung des Säureschutzmantels benötigt.
- **Einsatzkonzentration**
  5–100 %
- **Verarbeitung**
  Pur als Gesichts- oder Wasserphase. Es kann aber auch nur ein Teil der Wasserphase durch Rosenwasser ersetzt werden.
- **Lagerung**
  Dunkles Gefäß, mindestens 8 Monate.
- **Tipp**
  Wasser nicht über einen längeren Zeitraum über 65 °C erhitzen, sonst tritt ein Wirkstoffverlust ein.

Salz aus dem Toten Meer

- **INCI-Bezeichnung**
  Maris Sal
- **Ursprung**
  Natürlich. Gewonnen wird es aus dem im Osten Israels gelegenen Toten Meer. Hier ist der Salzgehalt durch die intensive Sonneneinstrahlung etwa 10-mal so hoch wie in anderen Meeren. Gewonnen wird das Meersalz, indem man das Meerwasser so genannten Salinen zuführt, in denen das Wasser auf natürlichem Wege durch die Sonne verdunstet, so bleibt das im Meerwasser enthaltene Salz auf den Trockenflächen zurück.
- **Rohstoffbeschreibung**
  Grobkörniges Salz mit oftmals einem leichten Gelbstich. Es weist nicht die »trockene Beschaffenheit« von Speisesalz auf.
- **Einsatzgebiet / Wirkung**
  Das Salz aus dem Toten Meer verfügt über eine Vielzahl von Inhaltsstoffen, z. B.: Natrium, Kalium, Magnesium, Calcium, Chlorid, Bromid u. v. m. Ein weiterer Vorteil ist, da es mittlerweile sehr viele Menschen gibt, die auf Jod bzw. Jodid empfindlich reagieren, dass das Salz aus dem Toten Meer kein Jod bzw. Jodid enthält. Bekannt ist das Slaz bisher vor allem als Produkt, welches als Badezusatz verwendet wird. Aber auch

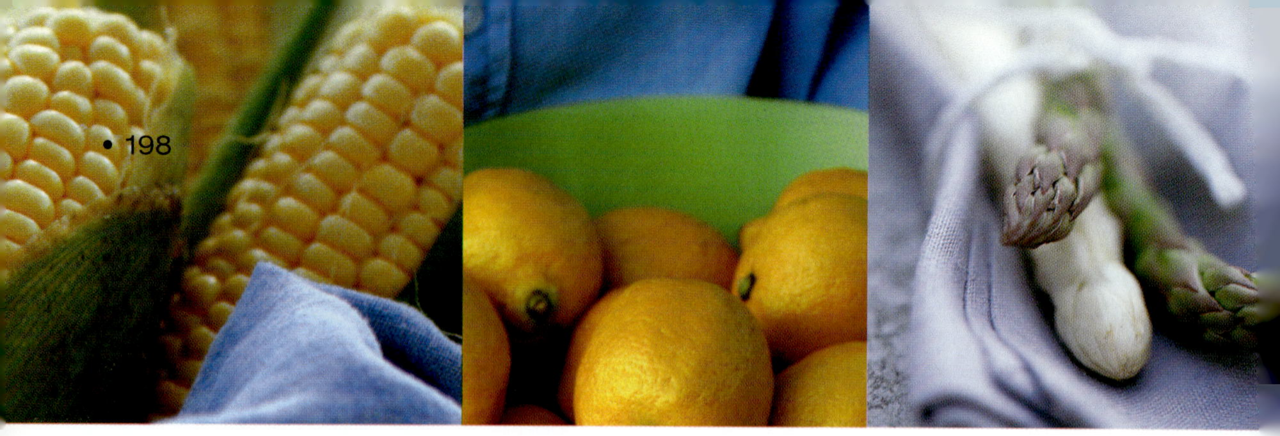

auf dem kosmetischen Sektor, wie in Creme- oder in Tensidformulierungen, wird das Salz aus dem Toten Meer immer häufiger eingesetzt. Als Bad wird es vor allem bei Hautkrankheiten wie Schuppenflechte (Psoriasis), Neurodermitis, Ichthyosis, Ekzeme, trockener, empfindlicher Haut oder aber auch bei Rheuma angewandt. Die überaus positiven Ergebnisse bei regelmäßiger Anwendung sind erstaunlich und durch medizinische Studien belegt. Die Haut wird durch das Meersalz zu einem aktiven Stoffwechsel angeregt. Dieser sorgt für eine Begünstigung der Ausscheidung von Schlackstoffen, sodass die Haut wieder an Vitalität und Frische gewinnt.

- **Einsatzkonzentration**
  0,1–100 %
- **Verarbeitung**
  Wasserphase oder als Meersalzlösung (15 ml Wasser + 2,5 g Salz) je nach Rezept ins fertige Endprodukt.
- **Lagerung**
  Vor Feuchtigkeit schützen, mindestens 3 Jahre.
- **Tipp**
  Beim Einsatz von Salz aus dem Toten Meer kann es sowohl bei Emulsionen (Cremes/Körperlotionen) als auch bei Tensidformulierungen (Duschgele/Shampoos) dazu kommen, dass sich die fertigen Produkte nach Zugabe des Salzes wieder verflüssigen.

Sanddornöl

- **INCI-Bezeichnung**
  Persea Gratissima, Hippophae Rhamnoides
- **Ursprung**
  Pflanzlich. Es wird durch schonende Extraktin von Sanddornfrüchten in Avocadoöl gewonnen.
- **Rohstoffbeschreibung**
  Dickflüssiges, meist etwas orange-rotes Öl.
- **Einsatzgebiet / Wirkung**
  In allen Kosmetikartikeln findet es Anwendung. Seine lipoidlöslichen Komponenten wie z. B. Tocopherole, Carotinoide, ungesättigte und gesättigte Fettsäuren, Lipode und sein hoher Anteil an Palmitoleinsäuren, die auch im Hauttalg vorkommen, machen es besonders geeignet zur Regeneration und Glättung bei empfindlicher und trockener Haut. Es eignet sich auch sehr gut zum Einsatz in Sonnenprodukten als »Radikalfänger«..
- **Einsatzkonzentration**
  3–5 %
- **Verarbeitung**
  In das fertige Endprodukt
- **Lagerung**
  Mindestens 8 Monate in dunklen Gefäßen.
- **Tipp**
  Dieses Öl neigt dazu, einen leichten Bodensatz zu bilden. Dies ist aber produkttypisch und kein Zeichen einer minderen Qualität.

Sanfteen

- **INCI-Bezeichnung**
  Sucrose Cocoate
- **Ursprung**
  Pflanzlich
- **Rohstoffbeschreibung**
  Zähe, viskose Masse mit leicht weißlicher Färbung.
- **Einsatzgebiet / Wirkung**
  Shampoos, Reinigungsmilch usw. In Wasch- und Reinigungsformulierungen eingearbeitet verbessert es die Schleimhautverträglichkeit von anderen Tensiden.
  Durch seine hohe, waschaktive Substanz von 65 %, wird Sanfteen in Shampoos und Duschgelen meist nur als Co-Tensid in einer sehr niedrigen Konzentration eingesetzt. Vor allem weil diesem Tensid nachgesagt wird, dass es eventuelle, negative Eigenschaften von anderen Tensiden abschwächt. Sehr gute Schleimhautverträglichkeit ideal für Baby- und Kinderrezepte.
- **Einsatzkonzentration**
  In Tensidformulierungen 1,5–3 %,
  in Emulsionen 0,5–4 %.
- **Verarbeitung**
  Bei Emulsionen am besten ins fertige Endprodukt.
- **Lagerung**
  Gut verschlossen ca. 18 Monate.

Schlamm aus dem Toten Meer

- **INCI-Bezeichnung**
  Black Mud
- **Ursprung**
  Natürlich. Jahrtausendealte Meeresablagerung aus dem Toten Meer. Diese werden an den Rand des Meeres angespült, dort gesammelt und von Steinen befreit.
- **Rohstoffbeschreibung**
  Zähe, gräulich bräunliche Masse.
- **Einsatzgebiet / Wirkung**
  Im Schlamm befinden sich wichtige Mineralien und Spurenelemente.

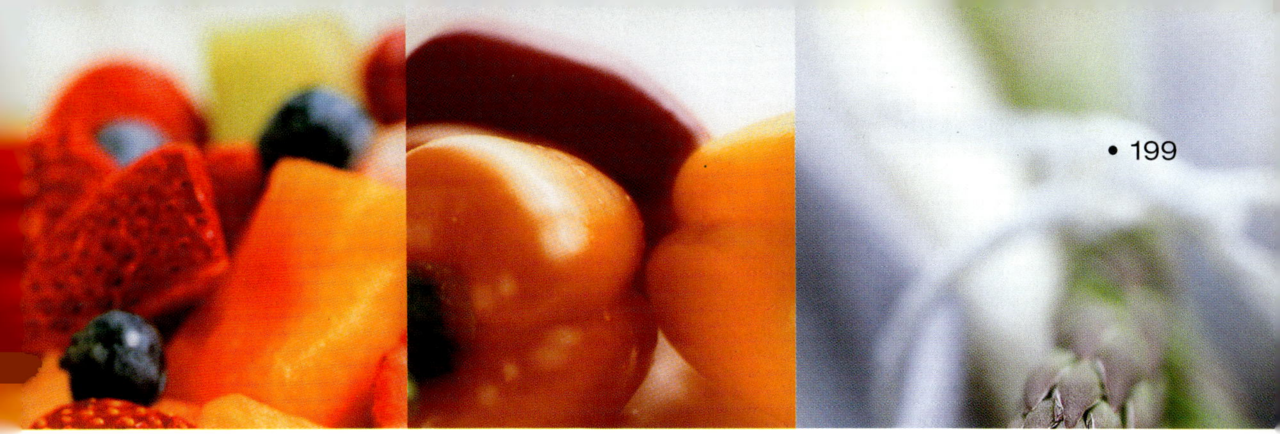

Er enthält hauptsächlich: Salzwasser vom Toten Meer, Magnesium, Natrium, Kalium, Calcium und Eisen. Der Schlamm wird pur oder in kosmetische Produkte wie Packungen, Masken, Cremes usw. zur Belebung und Regenerierung angewandt.
Sehr gute Erfolge hat man mit dem Schlamm auch bei der »Bekämpfung« von Cellulitis gemacht. Vor allem wird er aber bei unreiner, schlaffer, feuchtigkeitsarmer und trockener Haut eingesetzt. Der Schlamm wirkt reinigend auf die Haut und verkleinert die Hautporen. Das Hautbild wird sichtbar verbessert.

- **Einsatzkonzentration**
  0,1–100 %
- **Verarbeitung**
  Pur als Packung oder ins fertige Endprodukt.
- **Lagerung**
  Gut verschlossen lagern, mindestens 24 Monate.
- **Tipp**
  Um die natürliche Wirkung des Schlammes zu unterstützen, ist es möglich, den Schlamm mit Zusatz- und Wirkstoffen aus dem kosmetischen Bereich anzureichern.

Schwarzkümmelöl

- **INCI-Bezeichnung**
  Nigella Sativa
- **Ursprung**
  Pflanzlich. Das Schwarzkümmelöl wird durch mechanische Pressung und anschließende Filtration der Samen gewonnen. Die ursprüngliche Herkunft ist Südeuropa und Westasien.
- **Rohstoffbeschreibung**
  Dickflüssiges, fettes, grünbraunes, meist klares Öl mit würzigem Geruch und leicht scharfem Geschmack.
- **Einsatzgebiet / Wirkung**
  Nicht nur auf dem kosmetischen Sektor hat sich das Öl durch seinen mit etwa 70 % hohen Anteil an ungesättigten Fettsäuren bewährt. Auch im Bereich der Nahrungsergänzung spielt es mittlerweile eine große Rolle, z. B. bei Lungen-, Leber- und Magenbeschwerden. Neben dem hohen Anteil an ungesättigten Fettsäuren sind hier auch die Sterine, das Vitamin E und die enthaltenen ätherischen Öle z. B. das Thymochinon, besonders pflegend und schützend. Das macht das Öl besonders geeignet bei extrem beanspruchter Haut, wie bei Neurodermitis und Schuppenflechte.
- **Einsatzkonzentration**
  1–20 %
- **Verarbeitung**
  Fertiges Endprodukt oder Fettphase – in diesem Fall aber nicht über 65 °C erwärmen.
- **Lagerung**
  Gut verschließen, dunkles Gefäß, mindestens 12 Monate.
- **Tipp**
  Das Schwarzkümmelöl (genau wie das Macadamianussöl) wird von sehr empfindlichen und zu Allergien neigenden Personen, sehr gut vertragen. Um extrem trockener Haut entgegenzuwirken, sollte das Öl auf jeden Fall auch innerlich eingenommen werden.

Seidenproteine

- **INCI-Bezeichnung**
  Hydrolyzed Silk
- **Ursprung**
  Tierisch. Ausgangsmaterial ist der vom Seidenwurm gesponnene Proteinfaden. Der Seidenfaden besteht aus ca. 75 % Fibroin und zu ca. 25 % aus Sericin. Weiterverarbeitet wird vor allem das Fibroin.
- **Rohstoffbeschreibung**
  Klare, dünnflüssige Substanz
- **Einsatzgebiet / Wirkung**
  Durch seine sehr guten feuchtigkeitsspendenden und filmbildenden Eigenschaften wird das Seidenprotein als pflegende und schützende Substanz sowohl in der Haar- als auch in der Hautkosmetik eingesetzt. Für ein seidiges Hautgefühl auch bei stark beanspruchter Haut.
- **Einsatzkonzentration**
  1–5 %
- **Verarbeitung**
  Wasserphase oder fertiges Endprodukt
- **Lagerung**
  Dunkles Gefäß. Nicht über einen längeren Zeitraum über 25 °C lagern. Mindestens 6 Moante.

Shea-Butter

- **INCI-Bezeichnung**
  Butyrospermum Parkii
- **Ursprung**
  Pflanzlich. Die in der Shea-Nuss bis zu 50 % des Fruchtgewichts vorhandene Fettmasse wird durch Pressung der Shea-Nuss gewonnen. Die rohe Shea-Butter, eine grün-gelbliche, weich bis zähe Masse mit typischem unangenehmen Geruch, ist nicht verwend-

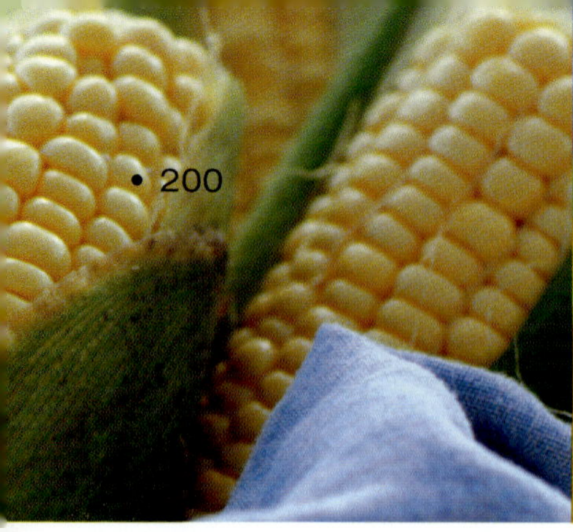
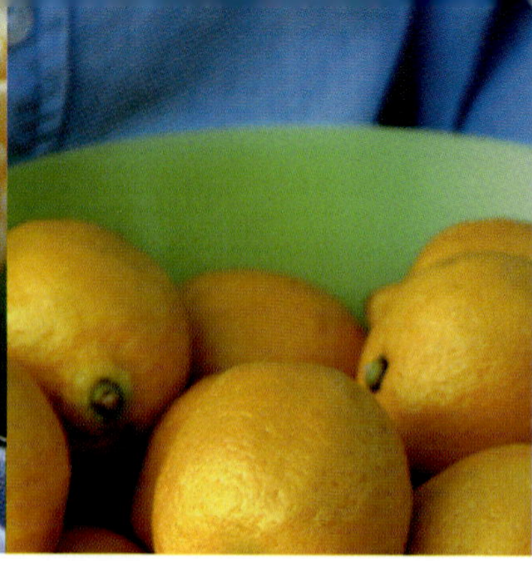
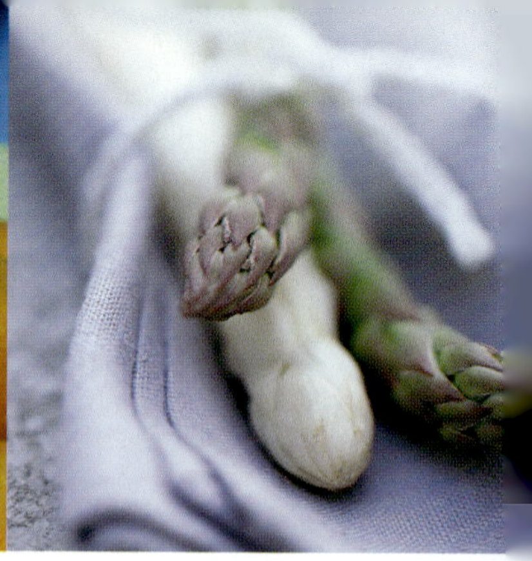

bar. Sie muss unter kontrollierten Bedingungen raffiniert werden.

- **Rohstoffbeschreibung**
  Butterähnliches, leicht gelbliches, manchmal leicht körniges Produkt.
- **Einsatzgebiet / Wirkung**
  Als Konsistenzgeber in Emulsionen, besonders in After-Sun-Formulierungen sollte es nicht fehlen. Neben seinen konsistenzgebenden Eigenschaften fühlt sich die Haut durch die Tryglyceriden der Shea-Butter zart, geglättet und samtig an. Besonders bei sehr fett- und wasserarmer, empfindlicher und auch durch Hautkrankheiten gekennzeichnete Haut zu empfehlen. Zur Haarpflege geeignet.
- **Einsatzkonzentration**
  3–15 %
- **Verarbeitung**
  Die Shea-Butter wird mit in der Fettphase eingeschmolzen.
- **Lagerung**
  Nicht länger über 35 °C lagern.
  Mindestens 12 Monate.
- **Tipp**
  Achten Sie beim Kauf der Shea-Butter darauf, dass sie noch einen unverseifbaren Anteil von mindestens 8 % enthält, da ansonsten die pflegenden Eigenschaften nicht mehr so hoch sind.

Sojaöl

- **INCI-Bezeichnung**
  Glycine Soja
- **Ursprung**
  Das Öl wird aus den Bohnen der Sojapflanze durch Pressung gewonnen.
- **Rohstoffbeschreibung**
  Hellgelbes Öl, das fast neutral im Geruch und Geschmack ist.
- **Einsatzgebiet / Wirkung**
  Gerne wird das Öl für einfache, aber dennoch pflegende Kosmetikformulierungen genommen. Das Sojaöl hat sich durch seinen hohen Anteil an Linolsäure auch bei trockener Haut bewährt. Gerade durch die Schlichtheit des Öles wird dieses gerne bei empfindlicher Haut verwendet.
- **Einsatzkonzentration**
  5–80 %
- **Verarbeitung**
  Fettphase
- **Lagerung**
  Lichtgeschützt, ca. 24 Monate.
- **Tipp**
  Auch hervorragend als Speiseöl geeignet. Damit das Öl nicht ranzig wird, empfiehlt es sich, die Flasche direkt nach dem ersten Öffnen mit ca. 2 % natürlichem Vitamin E als Antioxidanz zu versetzen.

Tegomuls

- **INCI-Bezeichnung**
  Glyceryl Stearate
- **Ursprung**
  Pflanzlich. Ein molekular destilliertes Glycerinmonostearat, selbstemulgierend durch Alkalistearat, z. B. aus Palmöl.
- **Rohstoffbeschreibung**
  Feines, weißes, leicht gelbliches Pulver.
- **Einsatzgebiet / Wirkung**
  Emulgator für O/W-Emulsionen mit einem Schmelzpunkt bei ca. 64–69 °C, für normale bis leicht trockene Haut.

  Dieser Emulgator wird nicht nur in kosmetischen Produkten wie Cremes, Lotionen, Reinigungsmilch usw. eingesetzt, sondern auch in Lebensmittelprodukten. Hier sorgt er durch die bessere Vermischung von Wasser und Fett für ein schöneres, lockeres Ergebnis.
- **Einsatzkonzentration**
  In Kosmetikprodukten
  ca. 2–15 %
  In Lebensmitteln
  Eiscreme, Brote, Kuchen, Biskuitmassen, Hefegebäck, Teigwaren 0,5 %
- **Verarbeitung**
  Kosmetik = Fettphase.
  Für Lebensmittel empfiehlt sich eine Vormischung mit Wasser oder Fett zu einer Paste zwecks besserer Verteilung.
- **Lagerung**
  24 Monate.

Vitamin ACE Fluid HT

- **INCI-Bezeichnung**
  Aqua, Alkyl Benzoate, Alcohol denat., Tocopheryl Acetate, Lecithin, Arachis Hypogaea, Ascorbyl Palmitate, Retinyl Acetate, Tocopherol, Ascorbic Acid, Citric Acid, Glycerin, Caprylic/Capric Triglyceride
  Die in diesem Fluid eingearbeiteten Vitamine A, C und E regenerieren die Haut und schützen sie vor oxidativem Stress. Durch diesen Schutz wird es vor allem gerne in Produkte für die reife Haut wie Antifaltencremes, Antifaltenfluids, aber auch After-Sun-Präparate eingearbeitet. Gleichzeitig schützt das ACE-Fluid auch vor lichtbedingter Hautalterung und verringert die Faltentiefe.

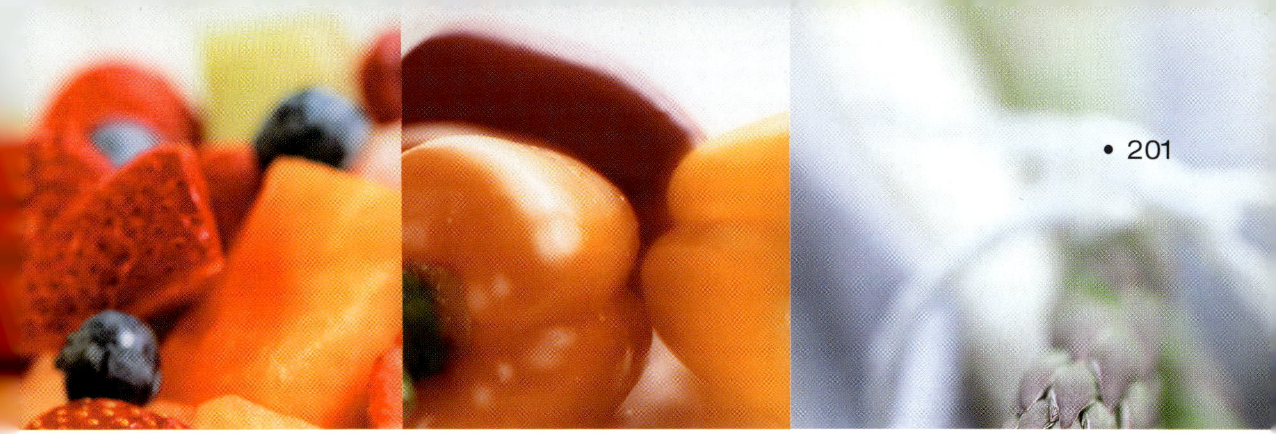

Vitamin-A-Plamitat

- **INCI-Bezeichnung**
  Aranchis Hypogaea, Retinyl Palmitate, Tocopherol
- **Ursprung**
  Synthetisch. Zur besseren Dosierung wurde das Vitamin A mit Erdnussöl vermischt.
- **Rohstoffbeschreibung**
  Dickflüssige, leicht bräunliche Flüssigkeit.
- **Einsatzgebiet / Wirkung**
  Vor allem in der »Antifaltenbekämpfung« wird das Vitamin A gerne eingesetzt. Studien haben ergeben: Es regt die Zellteilung an, der Stoffwechsel der Haut wird unterstützt, die Haut wird gestrafft u. v. m. Diese Eigenschaften machen das Vitamin-A-Palmitat auch ideal zur Verwendung bei extrem trockener, gereizter Haut, aber auch bei Hautunreinheiten zum besseren Abklingen der Hautunreinheiten.
- **Einsatzkonzentration**
  0,5–1 %
  ca. 2–3 Tr. à 10 g fertiges Produkt
- **Verarbeitung**
  Fertiges Endprodukt
- **Lagerung**
  Vor Lichteinfall schützen, gut verschlossen halten. Mindestens 12 Monate.

Vitamin-E-Acetat

- **INCI-Bezeichnung**
  Tocopheryl Acetate
- **Ursprung**
  Synthetisch, gebunden an einen Essigsäureester zur besseren Stabilität.
- **Rohstoffbeschreibung**
  Leicht grüngelbliche, viskose Flüssigkeit.
- **Einsatzgebiet / Wirkung**
  Vitamin-E-Acetat ist wohl das bekannteste hautpflegend wirkende Vitamin.
  Es wird besonders bei der Milderung sonnenbedingter Hautschädigungen eingesetzt. Besonders geschätzt ist seine Eigenschaft, freie Radikale, die beispielsweise durch UV-Strahlung entstehen, abzufangen. Somit wird verhindert, dass diese Teilchen Fettstrukturen (Lipide) der Zellen zerstören, d. h. oxidieren. Vitamin-E-Acetat führt auch über ein verstärktes Feuchthaltevermögen zu einer Verbesserung des so genannten Hautoberflächenreliefs und mindert dadurch die Faltentiefe. Die Haut bleibt glatter und geschmeidiger.
  Weitere wichtige Eigenschaften von Vitamin-E-Acetat für die Haut sind seine entzündungshemmende Wirkung und seine Fähigkeit, Wundheilung, Narbenbildung und Enzymaktivität günstig zu beeinflussen.
- **Einsatzkonzentration**
  0,5–5 %
- **Verarbeitung**
  Fertiges Endprodukt.
- **Lagerung**
  Dunkles Gefäß. Nicht über einen längeren Zeitraum über 25 °C lagern. Mindesthaltbarkeit ca. 18 Monate.

Vitamin E natürlich

- **INCI-Bezeichnung**
  Tocopherol
- **Ursprung**
  Pflanzlich. Weizenkeimöl enthält z. B. einen hohen Anteil an natürlichem Vitamin E.
- **Rohstoffbeschreibung**
  Klares, bräunlich-rotes, viskoses Öl.
- **Einsatzgebiet / Wirkung**
  In Lotionen und Haarpflegeprodukten. Vitamin E zählt zu den bekanntesten hautpflegenden Vitaminen. Im kosmetischen Sektor spielt es insbesondere bei der kosmetischen Milderung sonnenbedingter Hautschädigung eine Rolle. Es kann freie Radikale, hoch energetische Moleküle, die beispielsweise durch UV-Strahlung entstehen, abfangen.
  Somit wird verhindert, dass diese Teilchen Fettstrukturen (Lipide) der Zellen zerstören, d. h. oxidieren. Weitere hautpflegende Eigenschaften sind: Verminderung der Faltentiefe, Glättung der Hautoberfläche, Hilfe bei trockener, schuppiger Haut – die Haut bleibt glatter und geschmeidiger und das Feuchthaltevermögen wird verbessert. Weitere positive Eigenschaften: Entzündungshemmende Wirkung und seine Fähigkeit, Wundheilung, Narbenbildung und Enzymaktivität günstig zu beeinflussen.
  Vitamin E wird auch als natürliche Antioxidanz für Öle in einer Konzentration von ca. 2 % eingesetzt. Hier verändert es das Ranzigwerden der Öle (z. B. Distel, Sonnenblumen usw.) – Vitamin E direkt nach dem ersten Öffnen der Ölflasche zusetzen.
- **Einsatzkonzentration**
  0,01–2 %
- **Verarbeitung**
  Fettphase oder fertiges Endprodukt.
- **Lagerung**
  Dunkel, nicht über einen längeren Zeitraum über 25 °C lagern. Mindestens 12 Monate.

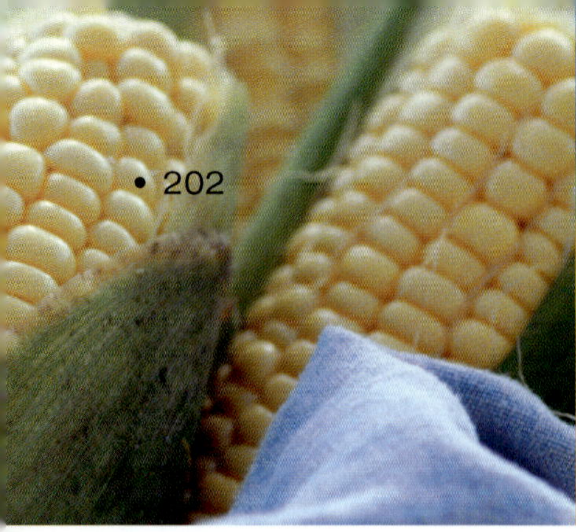

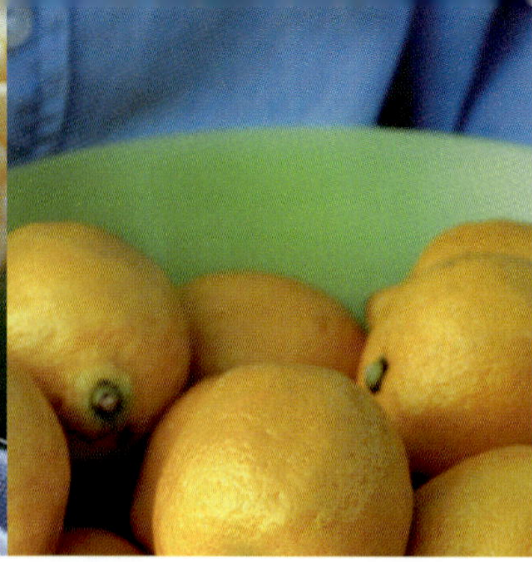

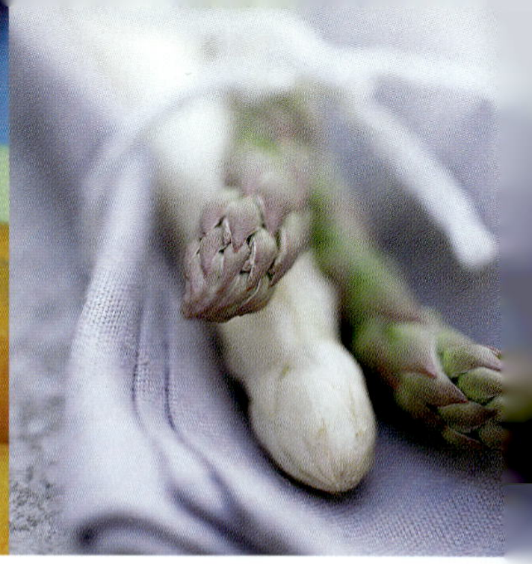

Vithaar

- INCI-Bezeichnung

Aqua, Alcohol Denat, Oryza sativa, Rice hydrolysed Protein, Biotin, Parfum.

- Ursprung

Pflanzlich (Reis) und synthetisch.

- Rohstoffbeschreibung

Klarer bis gelblicher dünnflüssiger Rohstoff

- Einsatzgebiet / Wirkung

Das Vithaar ist ein Spezialextrakt aus Biotin (mind. 0,15 %), Protein und Aminosäuren (mind. 6 %). Verarbeitet wird Vithaar in Haar- und Körperpflegeprodukten, die trockenem, feinem und sprödem Haar sowie Lotionen, Duschgelen, Shampoos usw. In Shampoos z. B. wird die Qualität des Haarkeratins bei regelmäßiger Anwendung erhöht, das Haar wird kräftiger und gesünder = weniger gespaltene Haare und mehr Spannkraft. In Haarwässern stärkt es den Haarboden = weniger ausfallende Haare. In Hautpflegepräparaten sorgen die Proteine und Aminosäuren dafür, dass die Haut nicht an Feuchtigkeit verliert und besser Wasser in der Haut binden kann, dadurch beugt man einer Austrocknung vor. Daher empfiehlt sich auch ein Einsatz in Sonnenpflegeprodukten. Ein Mangel an Proteinen und Aminosäuren kann so Seborrhoe, Dermatitis und einem fahlen Erscheinungsbild der Haut führen.

- Einsatzkonzentration

1–2 %.

- Verarbeitung

In das fertige Endprodukt, Wasserphase.

- Lagerung

12 Monate.

- Tipp

Rohstoff langsam ins fertige Endprodukt einarbeiten, bei zu hoher oder zu schneller Einarbeitung kann sich das fertige Produkt wie Creme wieder verflüssigen. Vithaar nicht mit purem Alkohol vermischen = Wirkungsverlust. In der Formulierung müssen 75 % Wasser sein, wenn Alkohol mit verarbeitet wird. Das Produkt ist mit BioKons vorkonserviert, daher finden Sie in der INCI Parfum.

Walratersatz

- INCI-Bezeichnung

Cetyl Palmitate

- Ursprung

Pflanzlich = Palmkernöl,
Tierisch = Talg.

- Rohtoffbeschreibung:

Weiße, grobe Schuppen.

- Einsatzgebiet / Wirkung

Ein softer Konsistenzgeber für Emulsionen, der dazu neigt, genau wie die Kakaobutter nach ein paar Tagen die Emulsionen nachdicken zu lassen. Je nach gewählter Einsatzkonzentration kann man mit Walratersatz sehr kompakte Cremes herstellen, die sich dann sehr gut als Wind- und Wetterschutzcremes eignen und gleichzeitig noch zusätzlich durch die enthaltenen Fettsäuren pflegen.

- Einsatzkonzentration

Je nach gewünschter Konsistenz zwischen 2–6 %.

- Verarbeitung

Einschmelzung in die Fettphase.

- Lagerung

Unter 30 °C bis zu 36 Monaten.

Weingeist

- INCI-Bezeichnung

Alcohol

- Ursprung

Überwiegend pflanzlich. Weingeist wird unter natürlichen Bedingungen durch biologische Gärung aus Kohlenhydraten, z. B. Zucker, gebildet. Die alkoholische Gärung verläuft durch Hefepilze. Große Mengen Alkohol werden in Deutschland aus Kartoffeln gewonnen. Dieser wird durch Brennen, d. h. Destillation auf Ethanol, und anschließend Reinigung weiterverarbeitet.

- Rohstoffbeschreibung

Weingeist bildet eine farblose, leicht brennbare Flüssigkeit mit typischem Alkoholgeruch, der durch die Reinigung und Mischung neutral sein sollte und keine Rückschlüsse auf die vergorenen Rohprodukte (z. B. Kartoffel) zulässt.

- Einsatzgebiet / Wirkung

Kosmetikprodukte wie Haarspray, Haargele, Reinigungsemulsionen, Parfüms, After-Shaves u. v. m. Hier wird er vor allem wegen seiner Funktion als Lösungsmittel, aber auch wegen seiner desinfizierenden und konservierenden Eigenschaften eingesetzt. Da es sich beim Weingeist auch um Trinkalkohol handelt, findet man auch eine Vielzahl an Lebensmittelrezepten, in denen Weingeist verarbeitet wird (z. B. zur Herstellung von Likören).

- Einsatzkonzentration

0,5–90 %

- Lagerung

Fast unbegrenzt.

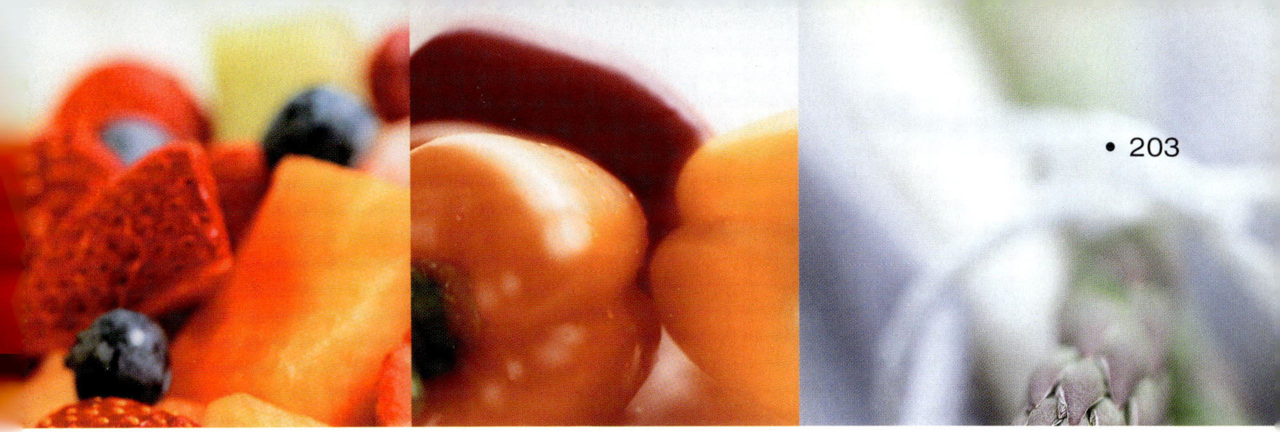

Tipp
Ab einer Einsatzkonzentration von ca. 10 %, z. B. in einer Creme, entwickelt der Weingeist konservierende Eigenschaften.

Weizenkeimöl

INCI-Bezeichnung
Triticum Vulgare

Ursprung
Der Weizenkeim ist das »Herzstück« des Weizenkorns, da er viele lebenswichtige Substanzen enthält. Der Keimenthält ca. 6–10 % natives Weizenkeimöl. Die Herstellung des Öls erfolgt meist mittels spezieller Press- und Reinigungsverfahren (Kaltverfahren, ohne jegliche Wärmezufuhr).

Rohstoffbeschreibung
Das Öl zeichnet sich vor allem durch seine essenziellen Fettsäuren, einen hohen Anteil an natürlichem Vitamin E, Keimlecithin, Sterin u. a. aus.
Es verfügt meistens über eine gelb/bräunliche Färbung mit typischem Eigengeruch.

Einsatzgebiet / Wirkung
Durch den hohen Anteil an essenziellen und ungesättigten Fettsäuren und Vitamin E wird es sehr gerne in Kosmetikprodukte eingearbeitet, die die trockene und empfindliche Haut pflegen.

Einsatzkonzentration
5-80 %

Verarbeitung
Fettphase

Lagerung
Das Öl sollte vor Licht geschützt und nicht über 75 °C erhitzt werden.
Haltbarkeit ca. 24 Monate.

Tipp
Durch den hohen Anteil an essenziellen Fettsäuren ist Weizenkeimöl auch ein sehr wichtiges Öl auf dem Lebensmittelsektor. Damit das Öl nicht ranzig wird, empfiehlt es sich, die Flasche direkt nach dem ersten Öffnen mit ca. 2 % natürlichem Vitamin E als Antioxidanz zu versetzen.

Xanthan

INCI-Bezeichnung
Xanthan Gum

Ursprung
Wird aus Mikroorganismen (Xanthomonas campestris und verwandten Mikroorganismen) hergestellt.

Rohstoffbeschreibung
Feines, helles, leicht gelbliches Pulver

Einsatzgebiet / Wirkung
Es wird als natürlicher Gelbildner für Masken, Packungen usw. eingesetzt. Wir arbeiten Xanthan auch als zusätzliche Stabilisator und Gelbildner in Emulsionen ein.

Einsatzkonzentration
0,1–5 %

Verarbeitung
In warmgerührten Emulsionen am besten in die Fettphase. Bei der Herstellung von wässrigen Gelen am besten ins kalte Wasser einstreuen und dabei rühren und etwas stehen lassen, damit das Xanthan in Ruhe quellen kann, ab und zu etwas umrühren.

Lagerung
Trocken, mindestens 36 Monate.

Tipp
Setzt man Xanthan als zusätzlichen Stabilisator in Emulsionen ein, so erhält man sehr schöne, stabile Emulsionen, die aber eine leicht puddingartige Konsistenz haben. Gute Erfahrungen haben wir mit Xanthan auch beim Andicken von Soßen gemacht.

Zetesol

INCI-Bezeichnung
MIPA-Laureth Sulfate, Cocamidopropyl Betaine

Ursprung
Ausgangsmaterial ist pflanzlich. Es handelt sich hier um ein Monoisopropanolammoniumfettalkoholethersulfat mit Fettsäureamnidoalkylbetain.

Rohstoffbeschreibung
Zähe, klare, viskose, gelbe Flüssigkeit.

Einsatzgebiet / Wirkung
Badepräparate, Haarshampoos und Körperreinigungsmittel.

Einsatzkonzentration
Durch die hohe waschaktive Substanz, die bei ca. 56 % liegt, ist hier eine geringe Einsatzkonzentration möglich. 2–15 %.

Verarbeitung
Bei Emulsionen z. B. Reinigungsmilch, ins fertige Endprodukt. In Tensidformulierungen am besten als letzte Komponente hinzugeben, da es das Endprodukt meist noch etwas verdickt.

Lagerung
Ca. 12 Monate

Tipp
Durch das hohe Schaumbildungsvermögen lassen sich mit Zetesol sehr gut Schaumbäder herstellen.
Vorsicht: Zetesol sorgt für eine erhöhte Viskosität eines Produktes, daher sollte es

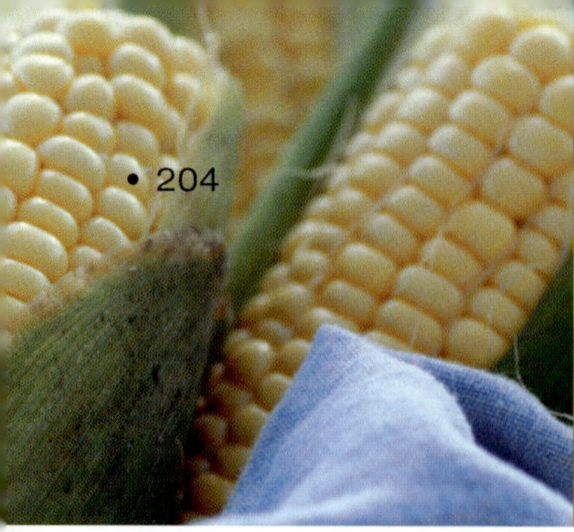
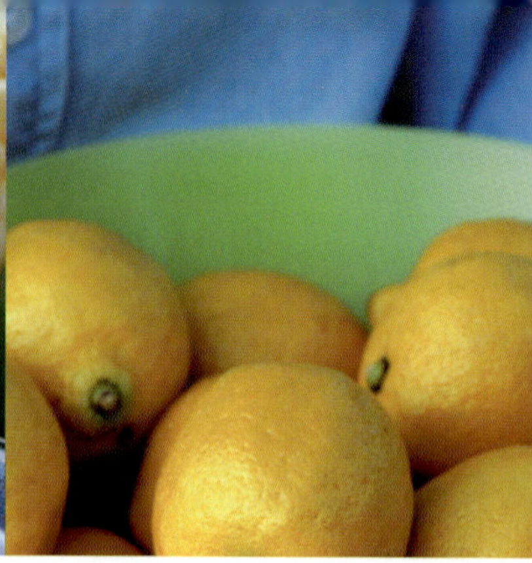
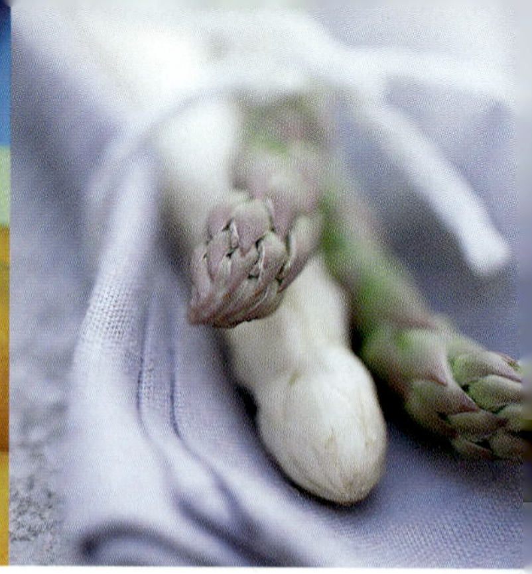

sehr langsam und genau abgemessen eingearbeitet werden.

Zi Cao

- **INCI-Bezeichnung:**
  Caprylic/Capric Triglyceride, Lithospermum officinale (Steinsamenwurzel)
- **Ursprung**
  Zi Cao wird durch die schonende Extraktion von Steinsamenwurzeln mit einem oxidationsstabilen Neutralöl (Carpylic/Caprin Triglycerid) gewonnen. Die Steinsamenwurzel kommt vor allem in Nordchina und Japan vor.
- **Rohstoffbeschreibung**
  Ölige, klare Flüssigkeit, die nach längerem Stehen einen leichten Bodensatz bilden kann. Mit einem leichten Geruch, der an Beeren erinnert.
- **Einsatzgebiet / Wirkung**
  Körper und Haarpflegeprodukte. Die getrockneten Wurzeln sind in der chinesischen Pharmakopoe als Heilpflanze gelistet und werden dort wegen ihrer entzündungswidrigen Eigenschaften und Verbrennungen eingesetzt. In Kosmetikprodukten wird Zi Cao vor allem wegen seiner hautpflegenden Eigenschaften bei sehr empfindlicher, sensibler Haut geschätzt. Die Haut wird in ihrer Schutzfunktion gestärkt. Zi Cao unterstützt die Widerstandsfähigkeit gegenüber Umwelteinflüssen wie Temperaturschwankungen, starke Sonnenbestrahlung und häufigem Waschen. Aber auch bei starken Hautunreinheiten, wie bei Akne, hat sich das Extrakt bewährt.
- **Einsatzkonzentration**
  2–5 %
- **Verarbeitung**
  Wasserphase (bis ca. 55 °C) oder in das fertige Endprodukt.
- **Lagerung**
  Lichtgeschützt lagern, ca. 12 Monate.
- **Tipp**
  Dieses Extrakt zeigt bemerkenswerte Farbeigenschaften. In sauren Lösungen reagiert es mit einer tiefroten Farbe. In neutralen Lösungen violett. Bei schwach alkalischen blauviolett und in stark alkalischen Lösungen mit einer Blaufärbung.

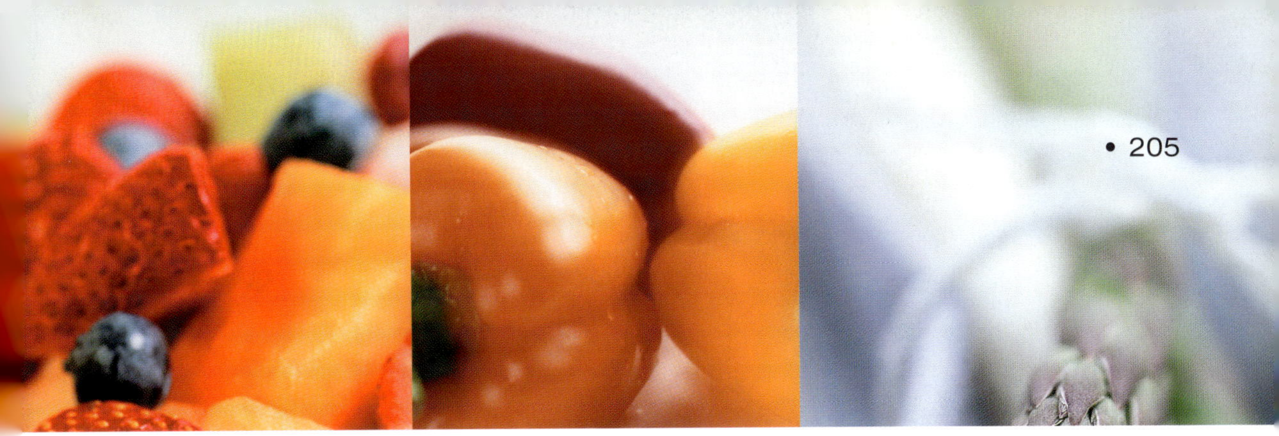

Übersicht

Wirkstoffe für jeden Hauttyp

trockene, feuchtigkeitsarme Haut	sehr trockene Haut	fette Haut	empfindliche, allergische Haut	reife Haut	Couperose	Mischhaut
Aloe vera	Aloe vera	Aloe vera	Hyaluronsäure	Orangenblütenwasser	Aloe vera	Zi Cao
Seidenprotein	Seidenprotein	Kamillenextrakt	Aloe vera	Aloe vera	Hamamelisextrakt	Da Zao
Vitamin A Palmitat	Vitamin A Palmitat	Alpha-Bisabolol	Seidenprotein	Seidenprotein	Da Zao	Echinacea
Vitamin A-Fluid HT	Vitamin A-Fluid HT	Hamamelisextrakt	Kamillenextrakt	Kamillenextrakt	Echinacea	Aloe vera
Vitamin E	Vitamin E	Johanniskrautöl	Alpha-Bisabolol	Alpha-Bisabolol	Grüner Tee flüssig	Rosenwasser
Vitamin E-Fluid HT	Vitamin E-Fluid HT	Vitamin A Palmitat	Calendulaöl	Calendulaöl	Meristemextrakt	D-Panthenol 75%
D-Panthenol 75 %	Sanddornöl	Vitamin A-Fluid HT	Calendulaextrakt	Johanniskrautöl	Seidenprotein	Vitamin E
Allantoin	D-Panthenol 75 %	Lipodermin-konzentrat	Johanniskrautöl	Vitamin E	Zi Cao	Vitamin E-Fluid HT
Algentabletten	Lipodermin-konzentrat	Vitamin E	Vitamin E	Vitamin E-Fluid HT		Harnstoff
Kieselsäure	Carotinöl	Vitamin E-Fluid HT	Vitamin E-Fluid HT	Nachtkerzenöl		Allantoin
Nachtkerzenöl	Allantoin	D-Panthenol 75 %	Nachtkerzenöl	Meristemextrakt		Johanniskrautöl
Apfelessig	Kieselsäure	Arnikaextrakt	Elastinpulver P	D-Panthenol 75 %		Meristemextrakt
Harnstoff	Algentabletten	Propolisextrakt	D-Panthenol 75%	Hagebuttenkernöl		Nachtkerzenöl
Hyaluronsäure	Nachtkerzenöl	Algentabletten	Hagebuttenkernöl	Borretschöl		Plantessenz
Lipodermin-konzentrat	Borretschöl	Apfelessig	Carotinöl	Algentabletten		
Propolisextrakt	Calendulaöl	Grüner Tee flüssig	Apfelessig	Carotinöl		
Vithaar	Calendulaextrakt	Harnstoff	Algentabletten	Zi Cao		
ProVit F	Hagebuttenkernöl	Bioschwefel	Fibrostimulin P	Da Zao		
	Harnstoff	Plantessenz	Gelee Royale	Gelee Royale		
	Hyaluronsäure		Harnstoff	Harnstoff		
	ProVit F		Meristemextrakt	Rosenwasser		
	Vithaar		Zi Cao	Sanddornöl		
	Vitamin ACE-Fluid		DA Zao	Vitamin ACE-Fluid		

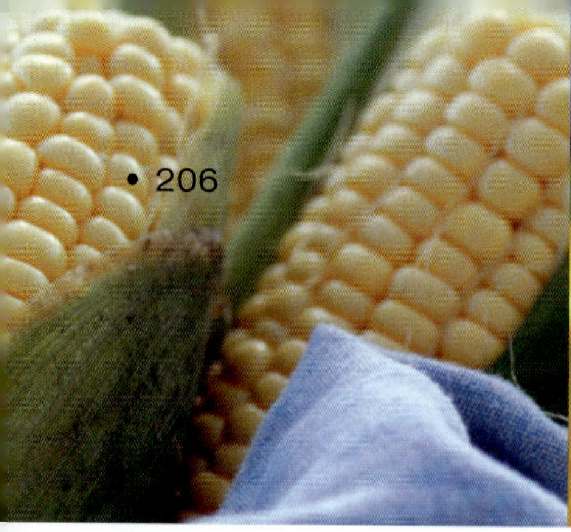

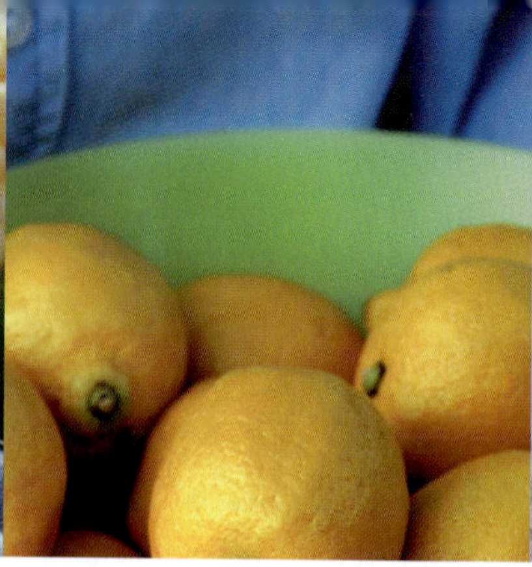
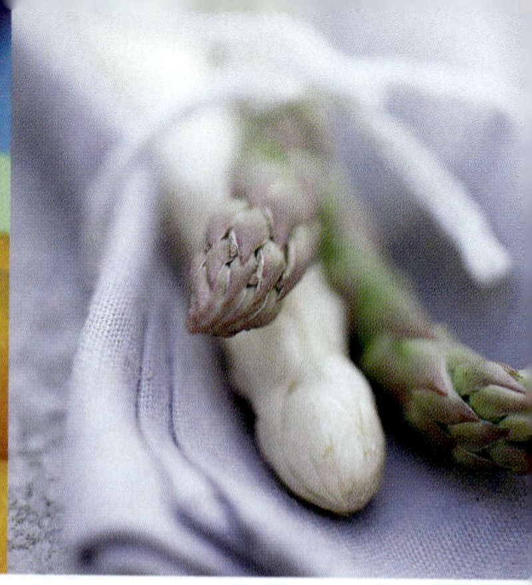

Ätherische Öle

trockene, feuchtigkeits-arme Haut	sehr trockene Haut	fette Haut	empfindliche, allergische Haut	reife Haut	Coupe-rose	Bindegewebs-schwäche	Misch-haut
Geranie	Kamille	Cajeput	Lavendel	Jasmin	Zedernholz	Fenchel	Geranium
Kamille	Rose	Zitrone	Melisse	Melisse	Zypresse	Grapefruit	Palmarosa
Muskatellersalbei	Benzoe	Grapefruit	Rose	Muskateller-	Zitrone	Oregano	Fenchel
Fenchel	Jasmin	Lavendel	Weihrauch	salbei	Cistrose	Eucalyptus-	Rose
Palmarosa	Geranium	Majoran	Marok. Kamille	Orangenblüte	Neroli	citriodora	Lavendel
		Inula	Niaouli	Vetiver		Niaouli	
		Salbei		Strohblume		Lemongrass	
		Rosmarin		Cistrose		Majoran	
		verbenon		Myrte		Orange	
		Eucalyptus		Rosmarin		Limette	
		dives		verbenon		Zypresse	
		Speiklavendel		Weihrauch		Rosmarin	
		Teebaum		Neroli		camphor	
		Marok.		Rose		Atlaszeder	
		Kamille				Zitrone	
		Thymian				Salbei	
		linalol					
		Berganotte					
		Ylang-Ylang					
		Kamille					

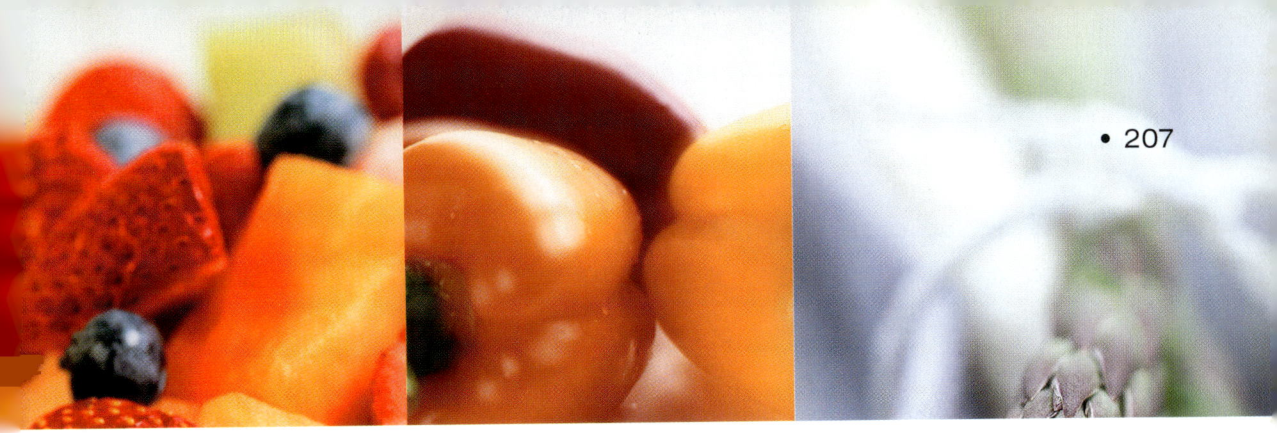

Je nach Hauttyp und Rezept gibt man zum Schluss 1–3 Tropfen des gewählten Öles in die fertile Creme.

Durchblutungsfördernde Öle

Salbei, Eucalyptus radiata, Rosmarin verbenon, Karottensamen, Niaouli, Eisenkraut, Strohblume.

Schuppenflechte

Je nach Hauttyp und Rezept gibt man zum Schluss 1–3 Tropfen des gewählten Öles in die fertige Creme.

Schwangerschaft

Während der Schwangerschaft sollten folgende Öle ganz gemieden werden: Fenchel, Muskatellersalbei, Zedernholzöl, Cistrose, Lemongras.
Während der ersten vier Monate Rosen- und Rosmarinöl nicht verwenden.
Folgende ätherischen Öle und Wirkstoffe nicht in Cremes verwenden, die in der Sonne aufgetragen werden: Johanniskrautöl, Vitamin A Palmitat HT, Bergamotte und alle Citrusöle.

Kleines Glossar

Allergie
eine Überreaktion des Immunsystems

Atopisch
erhöhte Veranlagung zu allergischen Reaktionen

Dermatitis
entzündliche Hauterkrankung

Ekzem
entzündliche, nässende, nicht ansteckende Hautkrankheit

Endogen
etwas, was im Körper selbst entstanden ist und nicht von außen zugeführt wurde (innenliegend)

Enzym
ein Protein (Eiweißstoff), das für eine Beschleunigung bei Stoffwechselvorgängen sorgt

Gene
Träger der Erbanlagen

Immunglobulin E
körpereigener Eiweißstoff des Abwehrsystems, erhöht die Bereitschaft zu einer allergischen Reaktion durch erhöhte Abwehrkörper

Latent
ruhend, verborgen, versteckt

Lymphdrainage
manuelle Massage, die die Lymphflüssigkeit strömen lässt und eventuelle Staus beseitigt

Lymphe
hellgelbe Gewebeflüssigkeit, die aus Lymphplasma und Lymphkörperchen besteht. Sie wird durch das Lymphsystem abgeleitet. In den Lymphknoten befindet sich die Filter- und Entgiftungsstation

Lymphgefäße
dieses System ist für den Stoffaustausch der Gewebe zuständig

Melanin
brauner oder schwarzer Farbstoff der Haut oder der Haare

Melanozyten
Zellen in der Basalschicht der Epidermis, die das Melanin bilden

Ödemisierung
Schwellungen, die durch Ansammlungen wässriger Flüssigkeiten, z. B. der Haut oder der Schleimhäute, gebildet werden

Osmose
Transport eines Lösungsmittels durch eine Membran, die halb durchlässig ist und die gelösten Moleküle zurückhält

Psoriasis
Im Volksmund als Schuppenflechte bezeichnete Hautkrankheit. Erkennbar durch: eine scharfe Begrenzung tritt aber in verschiedenen Größen und Formen auf, die Hautstellen sind mit weißen Schuppen bedeckt und jucken.

Schuppen
Zellverbände, meist abgestorben, die sich von der Haut ablösen

Subkutan
unter der Haut liegend

Symptom
Zeichen einer Krankheit z. B. ein Ekzem bei einer Allergie.

Thrombophlebitis
oberflächliche Venenentzündung

Viskosität
Zähigkeit. Die Viskosität eines Stoffes ist ein Maß für sein Fließverhalten, welches bestimmt wird durch den Widerstand, den der Stoff bei gegebener Temperatur der Verschiebung zweier benachbarter, paralleler Schichten entgegensetzt.

Buchtipps

Barenholz, Yechezkel,
»Handbook 1– 4 of Nonmedical Applications of Liopsomes«,
Springer Verlag, Berlin

Boschisch, Michael,
»Handbuch der Lebensmittel-Tecznologie Nahrungsfette und Öle«,
Ulmer Verlag, 1993

Braun-Falce, O./Korting, C./Maibach, H. I.,
»Liposomen Dermatics«,
Springer Verlag, Berlin, 1992

Dalla Via, Gudrun,
»Gesund und schön durch Algen«,
VGS Verlag, Köln, 1997

Dr. Eckstein, R. A.,
»Biokosmetik«,
Verlag Fritz Majer & Sohn, Ansbach, 1986

Dr. Salzmann, Peter,
»Venenleiden«
Trias Verlag, Stuttgart, 1995

Dr. Boehrses, W./Pütz, Jean,
»Tausendsassa Teebaumöl«,
VGS Verlag, Köln, 1998

Dr. Movács, Heike/ Preuk, Monika,
»Kursbuch Haut«,
Südwest Verlag, München, 1997

Dr. Norton, Ellen,
»Wunderbaum Niem«,
VGS Verlag, Köln 1996

Dr. Schnaubelt, Kurt,
»Neue Aromatherpaie«,
VGS Verlag, Köln, 1995

Dr. Wormer, Eberhard,
»So lindern Sie wirksam Schuppenflechte«,
Mindena Verlag, Augsburg, 1997

Dr. Zittlau, Jörg,
»Grüner Tee«,
Ludwig Verlag, München, 1997

Eggensperger, H.,
»Pflanzliche Wirkstoffe für Kosmetika«,
Melcher Verlag

Heinke, Dagmar,
»Rat und Hilfe bei Zellulite«,
Südwest Verlag, München, 1997

Hellmiss, Margot,
»Apfelessig«,
Ludwig Verlag, München, 1997

Korting, Hans Christian,
»Dermatotherapie «,
Berlin, 1995

Lammert, Heidemarie,
»Die Quelle der Hoffnung/Heilerfolge am Toten Meer bei Hautkrankheiten, Gelenkleiden und Asthma«,
Peter Erd Verlag, München, 1989

Prof. Dr. Borelli, Siegrid/ Dr. Engst, Reinhard,
»Die Schuppenflechte»,
FALKEN Verlag, Niedernhausen, 1995

Pütz, Jean/Niklas, Christine,
»Cremes und sanfte Seifen«,
VGS Verlag, Köln, 1994

Pütz, Jean/Niklas, Christine,
»Die 5-Minuten Kosmetik«,
VGS Verlag, Köln, 1993

Weidemann, Peter,
»Heilerfolge durch das Tote Meer und sein Salz«,
Zwillings Verlag, Pinneberg, 1983

Zeppernich/Langhammer/ Lüdcke,
»Lexikon der offiziellen Arzneipflanzen«,
Verlag WdeG, 1984

Schmutterer, H.,
»The Neem Tree«,
VDH Verlag, Weinheim, 1995

Schmutterer, H.,
»Natural Pesticides from the Neem Tree and other tropical plants«,
GTZ Verlag, Eschborn, 1987

Bezugsadressen

01239 Dresden – Nickern
Kaufpark
Dohnaer Str. 246, im OG, Nähe Media Mark
03 51 / 2 88 20 89

04105 Leipzig – City
DLZ Hauptbahnhof
Willy Brandt Platz 5, Nähe Minimal
03 41 / 9 61 22 05

07545 Gera
Gera Arcaden
Heinrichstr. 30, im OG,
Nähe von Buchhandlung Phönix
03 65 / 8 00 11 25

07743 Jena
Goethe Galerie
im EG, Goethestraße neben HV Jena Optik / FGZ
0 36 41 / 89 09 06

08523 Plauen
«Die Kolonnaden»
Bahnhofstr. 11–15,
0 37 41 / 20 17 84

09111 Chemnitz
Galerie Roter Turm
Neumarkt 2
03 71 / 6 66 18 20

13507 Berlin-Tegel
EHZ, Hallen am Borsigturm
Am Borsigturm 2
0 30 / 43 40 22 70

15745 Wildau
A10 Center an der BAB 10
Abfahrt Königs Wusterhausen, NäheMegaMarkt
03 37 / 5 50 46 96

16303 Schwedt
Oder Center
Landgrabenpark 1, Eingang bei Burger King
0 33 32 / 42 19 42

17033 Neubrandenburg
Marktplatz Center
Marktplatz 2, im OG, gegenüber Media Markt
03 95 / 5 82 35 11

18055 Rostock
Rostocker Hof
Kröpeliner Strasse FGZ, im
OG,gegenüberPressezentrum
03 81 / 4 92 32 81

19053 Schwerin
Schloßpark Center
Marienplatz 5-6, Reiferbahn, gegenüber
Telekom, im EG
03 85 / 5 81 22 55

21335 Lüneburg
Grapengießer Straße 25
gegenüber Sparda Bank, Fußgängerzone
0 41 31 / 40 64 27

22083 Hamburg Barmbek
EKZ Hamburger Strasse
Hamburger Str. 37, im OG,
neben Eingang Schulbehörde
0 40 / 22 73 88 62

22111 Hamburg – Billstedt
Billstedt Center
Billstedter Platz 39, im OG,
gegenüber Runners Point
0 40 / 73 67 98 08

22869 Schenefeld
Stadtcenter Schenefeld
Kiebitzweg 2 / Industriestr.
0 40 / 83 09 90 81

23552 Lübeck
Mühlenstraße 11
Nähe Klingenberg,
schräg gegenüber der BFG Bank
04 51 / 7 06 33 07

24103 Kiel
Holstenstraße 34
Holstenbrücke,Ahlmann Haus,NäheMcDonalds
04 31 / 97 87 28

24534 Neumünster
Marktpassage
Großflecken 51-53, Nähe Rathaus / FGZ
0 43 21 / 4 16 33

24937 Flensburg
Große Str. 3
gegenüber Union Bank / FGZ
04 61 / 1 37 61

26122 Oldenburg
Achternstr. 22
gegenüber Buchhandlung Montanus
04 41 / 2 54 93

26382 Wilhelmshaven
Nordseepassage
Bahnhofsplatz 1, im OG, neben P & C
0 44 21 / 45 53 08

26603 Aurich
Carolinenhof
Fischteichweg 15-19
0 49 41 / 96 43 27

26789 Leer
Ems Park
Nüttermoorer Str. 2
04 91 / 9 92 11 27

27568 Bremerhaven
Bürgermeister Smid Str. 53
Nähe C&A / FGZ
04 71 / 4 42 03

28195 Bremen – City
Obernstraße 67
Bremer Carré, gegenüber Brinkmann / FGZ
04 21 / 1 69 19 32

30159 Hannover – City
Georgstraße 7, neben Mc Donald´s,
gegenüber U-Bahnhof Steintorstraße
05 11 / 7 00 08 15

30823 Garbsen – Mitte
Shopping-Plaza
Havelser- / Berenbostelerstraße, im EG, Nähe Jeans Fritz
0 51 31 / 47 62 53

30853 Langenhagen
City Center
Marktplatz 5
05 11 / 7 24 24 88

31785 Hameln
Bäckerstr. 40
schräg gegenüber MC Donalds, FGZ
0 51 51 / 95 86 06

32052 Herford
Gehrenberg 21
0 52 21 / 52 96 54

32423 Minden
Bäckerstraße 72
schräg gegenüber Karstadt,
Ende Fußgängerzone
05 71 / 8 75 80

32756 Detmold
Lange Str. 36
Nähe Marktplatz, Fußgängerzone
0 52 31 / 3 76 95

33098 Paderborn
EKZ / Königsplatz 12
gegenüber Mc Donalds / FGZ
0 52 51 / 28 17 59

33330 Gütersloh
Münsterstr. 6
neben Parkhaus Münsterstraße
0 52 41 / 23 70 71

33602 Bielefeld
Marktpassage
im EG, Eingang neben H& M, Bahnhofstr. 27a
05 21 / 6 61 52

34117 Kassel
Untere Königstraße 52
neben Idea, Fußgängerzone
05 61 / 1 43 39

35037 Marburg
Wettergasse 12
0 64 21 / 17 67 58

35390 Gießen
Kaplansgasse 2 – 4
gegenüber Horten, FGZ
06 41 / 79 23 93

36037 Fulda
City Haus
Bahnhofstr. 4, Laden 6 Nähe Universitätsplatz
06 61 / 24 06 38

37073 Göttingen
Gronerstr. 57 / 58
Nähe Karstadt, FGZ
05 51 / 4 47 00

38100 Braunschweig – City
Sack 2
Nähe City Point, FGZ,
05 31 / 4 20 32

38440 Wolfsburg
Südkopfcenter
im EG, gegenüber Kunstmuseum
0 53 61 / 1 50 04

39104 Magdeburg – City
City Carré
Kantstr.5a,gegenüber Hauptbahnhof
03 91 / 5 66 67 40

39326 Hermsdorf
EKZ Elbe Park
direkt an der A2 Ausfahrt Irxleben
03 92 06 / 5 22 07

40212 Düsseldorf – City
Schadowstraße 80
gegenüber Karstadt
02 11 / 35 71 05

40597 Düsseldorf
Hauptstr. 9
FGZ
02 11 / 7 18 08 11

40721 Hilden
Bismarckpassage
Zwischen Mittelstr. und Warrington Platz
0 21 03 / 58 19 37

40878 Ratingen
Obernstraße 29
schräg gegenüber Woolworth / FGZ
0 21 02 / 99 38 01

41061 Mönchengladbach / City
Hindenburgstr. 173
Fußgängerzone gegenüber Vituscenter
0 21 61 / 2 27 28

41460 Neuss
Zollstraße 1 – 7
Ecke Oberstraße / gegenüber Horten
0 21 31 / 27 67 08

41539 Dormagen
Rathausgalerie
Kölnerstr. 98, Nähe Mensing, FGZ
0 21 33 / 4 90 45

41747 Viersen
Hauptstraße 85
gegenüber Woolworth / FGZ
0 21 62 / 35 05 49

42551 Velbert
Friedrichstr. 168
schräg gegenüber Woolworth / FGZ
0 20 51 / 5 27 27

42651 Solingen
Hauptstr. 28
neben Bachtor Center / FGZ
02 12 / 20 40 41

42853 Remscheid
Alleestr. 30
schräg gegenüber Sinn Leffers / FGZ
0 21 91 / 42 08 67

44135 Dortmund – City
Bissenkamp 12 / 16
Nähe Neubau Boecker
02 31 / 57 89 36

44532 Lünen
Lange Str. 32
Nähe Deichmann, FGZ,
0 23 06 / 25 81 86

44787 Bochum – City
Kortumstr. 33
Fußgängerzone / Nähe Bermuda Dreieck
02 34 / 6 61 23

45127 Essen – City
City Center
Porscheplatz 21, am Rathaus
02 01 / 22 12 95

45468 Mülheim – City
Forum City
Hans Böckler Platz 10, im UG, am Bus-Hauptbahnhof
02 08 / 3 49 07

45525 Hattingen
Obermarkt 1
Nähe Karstadt, Fußgängerzone
0 23 24 / 5 56 91

45657 Recklinghausen
Kunibertistr. 13
gegenüber Runners Point, Nähe Marktplatz
0 23 61 / 2 41 94

45721 Haltern
Merschstr. 6
Nähe Buttgereit, Kristall & Porzellan
0 23 64 / 92 93 51

45768 Marl – Mitte
EKZ Marler Stern
Obere Ladenstr. 68, Eingang Busbahnhof
0 23 65 / 5 64 29

45879 Gelsenkirchen – City
Bahnhofstr. 55
WEKA Kaufhaus, Ecke Augustastrasse
02 09 / 20 89 63

45899 Gelsenkirchen
Spinnrad Zentrale
Am Bugapark 3, Nordsternpark
02 09 / 17 00 06 80

45964 Gladbeck
Hochstr. 29 / 31
Nähe Karstadt, Fußgängerzone,
schräg gegenüber Tchibo
0 20 43 / 2 12 93

46049 Oberhausen / City
Bero Center 110
Eingang Nord 1, gegenüber Deichmann
02 08 / 2 70 65

46236 Bottrop
Kirchplatz 4
Ecke Hansastraße / Fußgängerzone
0 20 41 / 68 44 84

46535 Dinslaken
Neustraße 31 – 33
neben André Schuhe, Fußgängerzone
0 20 64 / 7 23 28

47051 Duisburg – City
Königstraße 42
gegenüber Sparkasse und Cafe Dobbelstein / FGZ
02 03 / 28 44 97

47441 Moers
Steinstr. 31
neben Tchibo
0 28 41 / 2 37 71

47798 Krefeld – City
Neumarkt 2
gegenüber Galeria Kaufhof
0 21 51 / 2 25 47

48143 Münster
Ludgeristr. 114
gegenüber Galeria Kaufhof, FGZ
02 51 / 4 23 52

48231 Warendorf
Ostwall 37
0 25 81 / 78 77 89

48282 Emsdetten
EKZ Villa Nova
Bahnhofstr. 2 / 8, im EG
0 25 72 / 8 84 47

48431 Rheine
Münsterstr. 6
Nähe Marktplatz / FGZ
0 59 71 / 1 35 48

49074 Osnabrück
Große Str. 84 / 85
Neue Passage / Nähe Deichmann / FGZ
05 41 / 20 13 73

50667 Köln – City
Olivandenhof
Richmodstr. 10, Nähe Karstadt
02 21 / 2 57 94 88

51373 Leverkusen
Hauptstraße 73
Ende der Fußgängerzone
02 14 / 40 31 31

52062 Aachen – City
Rethelstr. 3
Ecke Büchel / Am Markt
02 41 / 2 52 54

52222 Stolberg
Rathausgalerie
Steinweg 83 / 89, FGZ
0 24 02 / 2 12 45

52249 Eschweiler
Grabenstraße 66
neben Fielmann, FGZ
0 24 03 / 1 52 86

52349 Düren
Josef Schregel Str. 48
gegenüber Langemarck Park / ab 01.08.99 FP
0 24 21 / 1 00 82

53111 Bonn – City
Poststraße 4
am Hauptbahnhof
02 28 / 63 66 67

54290 Trier
Fleischstraße 11
gegenüber Kaufhof / FGZ
06 51 / 4 82 37

55116 Mainz – City
Lotharstraße 9
Nähe Woolworth / FGZ
0 61 31 / 23 83 73

56068 Koblenz
Löhrstr. 16 / 20
gegenüber Wehmeyer / FGZ
02 61 / 1 49 25

56564 Neuwied
Langendorfer Str. 111
Nähe Mc Donalds / FGZ
0 26 31 / 35 76 61

58239 Schwerte
Hüsingstr. 22 / 24
gegenüber Schuhhaus Palm, Ihr Platz, FGZ
0 23 04 / 99 02 93

58452 Witten
Bahnhofstraße 38
neben Dresdner Bank / Fußgängerzone
0 23 02 / 27 51 22

58511 Lüdenscheid
EKZ Stern Center
Eingang Altenaer Straße, gegenüber
Verbraucherzentrale
0 23 51 / 2 29 07

58636 Iserlohn
Alter Rathausplatz 7
gegenüber C & A / FGZ
0 23 71 / 2 32 96

58706 Menden
Hauptstr. 47
0 23 73 / 17 03 59

59065 Hamm
Bahnhofstraße 1 c
gegenüber Kaufhalle / FGZ
0 23 81 / 2 02 45

59227 Ahlen
Oststraße 44
Nähe Woolworth / Fußgängerzone
0 23 82 / 80 66 77

60311 Frankfurt – City
Kaiserstraße 11
schräg gegenüber Commerzbank Gebäude
0 69 / 29 14 81

63065 Offenbach
Herrenstraße 37
gegenüber S / Bahnstation Marktplatz / am
Rathaus
0 69 / 82 56 48

63450 Hanau
Nürnberger Str. 26
0 61 81 / 91 90 67

63739 Aschaffenburg
City Galerie
Goldbacherstr. 2, im EG, Nähe Sparkasse
0 60 21 / 1 26 62

64283 Darmstadt
Wilhelminenstraße 2
Ecke Elisabethenstraße / Fußgängerzone
0 61 51 / 29 45 25

65183 Wiesbaden
Langgasse 12
gegenüber Kaufhalle, neben Tchibo
06 11 / 9 01 06 94

65549 Limburg
Bahnhofstr. 4
Nähe Bahnhof
0 64 31 / 2 57 66

66111 Saarbrücken
Bahnhofstr. 20 / 30
neben Sport Scheck
06 81 / 3 90 89 94

66424 Homburg / Saar
Saarpfalz Center
Talstr. 38a, im EG, Eingang Talstraße
0 68 41 / 53 51

66538 Neunkirchen
Saarpark / Center
Stummplatz 2
0 68 21 / 17 76 62

67059 Ludwigshafen
Bismarckstraße 106
Nähe Horten / FGZ
06 21 / 52 66 64

67547 Worms
Obermarkt 12
Ecke Hafergasse, Nähe Tchibo
0 62 41 / 8 86 42

67655 Kaiserslautern
Pirmasenser Str. 8
Fußgängerzone
06 31 / 69 61 14

68159 Mannheim
U 1,2
gegenüber Karstadt FGZ
06 21 / 1 56 04 25

69117 Heidelberg
Hauptstr. 62
Nähe C & A, Telekom
0 62 21 / 61 61 66

70173 Stuttgart – City
Lautenschlager Str. 3
am Hauptbahnhof
07 11 / 29 14 69

71084 Böblingen
Kaufzentrum
Wolfgang-Brumme-Allee, Nähe Hertie / FGZ
0 70 31 / 23 36 64

71638 Ludwigsburg
Marstall Center
im OG gegenüber Karstadt / Ende der Fußgängerzone
0 71 41 / 90 28 79

72070 Tübingen
Kirchgasse 2
zwischen Holzmarkt und Marktplatz
0 70 71 / 5 25 71

72764 Reutlingen
Metzgerstraße 4
Parallelstraße zur Wilhelmstraße / gegenüber HBF
0 71 21 / 32 04 15

73230 Kirchheim / Teck
Teck Center
Stuttgarter Str. 2, im EG, Nähe Reisebüro TUI
0 70 21 / 73 42 70

73430 Aalen
Marktplatz 20
am Marktplatz, neben Kaufring Galerie / FGZ
0 73 61 / 6 65 43

73728 Esslingen – City
Roßmarkt 1
Ecke Pliensaustraße / Fußgängerzone
07 11 / 35 01 99

74072 Heilbronn
Sülmerstraße 34
Fußgängerzone, am Hafermarktturm
0 71 31 / 96 21 38

75172 Pforzheim
Bahnhofstraße 10
neben Mc Donalds
0 72 31 / 35 30 71

76133 Karlsruhe
Kaiserstraße 170
schräg gegenüber Hauptpost
07 21 / 2 48 45

76829 Landau
Rathausplatz 10
direkt am Marktplatz
0 63 41 / 8 58 18

77652 Offenburg
Steinstraße 28
Nähe Karstadt / FGZ
07 81 / 16 65

78224 Singen
Scheffelstraße 9
Nähe Post
0 77 31 / 6 86 42

78462 Konstanz
Hussenstraße 24
gegenüber Hertie, Fußgängerzone
0 75 31 / 1 53 29

78532 Tuttlingen
Hecht Carré
Königstr. 2, FGZ, Marktplatz
0 74 61 / 7 69 61

79098 Freiburg
Rathausgasse 17
gegenüber Nordsee
07 61 / 38 12 13

80331 München – City
Asamhof
Sendlinger Str. 28, Passageneingang
gegenüber Tchibo
0 89 / 26 41 59

83022 Rosenheim
Stadtcenter
Kufsteiner Str. 7/ Brixstrasse, im EG
0 80 31 / 3 35 36

83278 Traunstein
Maxstraße 33
Neben Schiller Apotheke
08 61 / 6 95 06

83395 Freilassing
Hauptstraße 29
gegenüber HL Markt
0 86 54 / 47 87 77

85057 Ingolstadt – West
West Park
im OG, Eingang A / B, Am Westpark 6
08 41 / 8 78 22

86150 Augsburg
Viktoriapassage
im EG, neben P & C, gegenüber Hauptbahnhof,
Bahnhofstr. 26/20
08 21 / 15 54 82

87435 Kempten
Fischersteige 4
50 m von der Fischerstraße entfernt
08 31 / 2 45 03

87700 Memmingen
Kreuzstr. 3
0 83 31 / 92 57 64

88212 Ravensburg
Eisenbahnstraße 8
Nähe Marienplatz / FGZ
07 51 / 1 44 89

89077 Ulm – Weststadt
Blautal Center
Blaubeurer Str. 95, im EG, am Haupteingang
rechts
07 31 / 9 31 41 11

89231 Neu Ulm
Mutschler Center
Borsigstr. 15, Nähe Haupteingang
07 31 / 72 30 23

90402 Nürnberg – City
Pfannenschmidsgasse 1
Nähe Lorenzkirche
09 11 / 2 44 88 34

90762 Fürth
City Center
Alexander Str. 11, im EG,
schräg gegenüber C & A
09 11 / 77 36 63

91054 Erlangen
Hauptstr. 46
gegenüber Altstadtmarkt
0 91 31 / 20 10 43

91126 Schwabach
Königstraße 2
am Marktplatz
0 91 22 / 1 68 49

93047 Regensburg
Maximilianstr. 14
Ecke Königstraße / gegenüber Woolworth
09 41 / 5 11 50

94469 Deggendorf
Einkaufspassage Degg´s
Hans-Krämer-Str. 31, OG
09 91 / 3 79 00 52

95028 Hof
Ludwigstr. 47
gegenüber Modehaus Wöhrl
0 92 81 / 36 41

95326 Kulmach
Einkaufsgalerie «fritz»
Fritz / Hornschuh / Str. 9
0 92 21 / 94 78 70

96052 Bamberg
EKZ Atrium
Ludwigstr.2, im EG, gegenüber Wöhrl
09 51 / 20 25 88

96450 Coburg
Steinweg 24
Nähe Spitaltor / Fußgängerzone
0 95 61 / 9 94 14

97070 Würzburg
Kaiserstraße 18
zwischen Kaiserstr. & Kaiserplatz,
in der Nähe von C&A
09 31 / 1 56 08

97421 Schweinfurt
Markt 19
Eröffnung 05.10.2000
0 97 21 / 53 35 24

98527 Suhl
Lauterbogen Center
Friedrich-König-Str. 21, im OG,
Nähe von Hunkemöller
0 36 81 / 70 85 36

99085 Erfurt – Nord
Thüringen Park
im EG, neben Quelle,an der B 4,
Ausfahrt Thüringen Park
03 61 / 7 46 20 48

Im FALKEN Verlag sind zu den Themen Beauty und Gesundheit bereits zahlreiche Bücher erschienen.
Sie sind überall dort erhältlich, wo es Bücher gibt.

Sie finden uns im Internet: **www.falken.de**

Dieses Buch wurde auf chlorfrei gebleichtem und säurefreiem Papier gedruckt.

Der Text des Buches entspricht den Regeln der neuen deutschen Rechtschreibung.

ISBN 3 8068 2835 0

Umschlaggestaltung: Martina Eisele Grafik-Design, München
Layout: juhu media, Susanne Dölz, Bad Vilbel
Koordination und Textredaktion: Martina Müller, Derya Sahin
Bildredaktion: Sonja Bechly, Ralf Becker
Herstellung: Petra Becker
Fotos: Axel Springer Verlag: 38 (BDF), 65, 66, 78, 98, 106, 116 (JDF); **FALKEN Archiv:** 9, 13, 30, 51, 105, 108, 112, 113, 127 (J. Krzeslack), 23, 55 li, 119, 144, 145, 172 re, 173 re, 174 re, 175 re, 176 re, 177 re, 178 re, 179 re, 180 re, 181 re, 182 re, 183 re, 184 re, 185 re, 186 re, 187 re, 188 re, 189 re, 190 re, 191 re, 192 re, 193 re, 194 re, 195 re, 196 re, 197 re, 198 re, 199 re, 200 re, 201 re, 202 re, 203 re, 204 re, 205 re, 206 re, 207 re (J, Brettschneider), 67 (W. Feiler), 72 (T. Pingel), 77, 85, 92, 101, 136, 169 li (TLC), 166 (A. Leiber), 163 (H. Erhardt); **Freundin:** 28, 46, 93 (R. Hartmann), 59 oben (B. Klembt), 68 li, 70 (M. Leis), 91 (H. Hein); **Jump:** 31, 75, 76, 87, 111, 171 (A. Falck); **Mosaik Archiv:** 22, 44, 45 li, 45 re, 53, 54, 59 zweites v. o., 59 u, 66 zweites v. o., 66 u, 73, 96, 97, 99,100, 128, 147, 149, 150, 153, 160, 168 (M. Ziegler), 52, 139, 158, 159 (H. Stüssel/E. Santi);
Photodisc: alle übrigen
Zeichnungen: W. Makossa, Gelsenkirchen

Satz: juhu media, Susanne Dölz, Bad Vilbel
Reproduktion: Lithotronic, Frankfurt
Druck: aprinta Druck GmbH & Co. KG, Wemding

817 2635 4453 6271